中华中医药学会血液病分会

名老中医诊治血液病经验集

活用经方治疗血液病

——名老中医李铁医案精选

李铁◎主编

全国百佳图书出版单位

中国中医药出版社

·北京·

图书在版编目（CIP）数据

活用经方治疗血液病：名老中医李铁医案精选 / 李
铁主编 . —北京：中国中医药出版社，2024.4
ISBN 978 - 7 - 5132 - 8616 - 9

Ⅰ.①活…　Ⅱ.①李…　Ⅲ.①血液病-中医治疗法-
医案-汇编-中国-现代　Ⅳ.①R259.52

中国国家版本馆 CIP 数据核字（2023）第 251383 号

中国中医药出版社出版

北京经济技术开发区科创十三街 31 号院二区 8 号楼
邮政编码　100176
传真　010 - 64405721
廊坊市佳艺印务有限公司印刷
各地新华书店经销

开本 710×1000　1/16　印张 23.75　字数 325 千字
2024 年 4 月第 1 版　2024 年 4 月第 1 次印刷
书号　ISBN 978 - 7 - 5132 - 8616 - 9

定价　98.00 元
网址　www.cptcm.com

服 务 热 线　010 - 64405510
购 书 热 线　010 - 89535836
维 权 打 假　010 - 64405753

微信服务号　zgzyycbs
微商城网址　https://kdt.im/LIdUGr
官 方 微 博　http://e.weibo.com/cptcm
天猫旗舰店网址　https://zgzyycbs.tmall.com

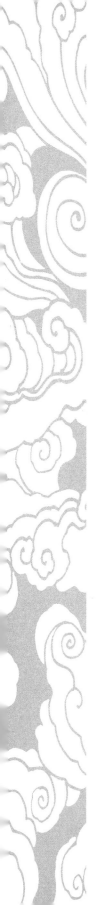

编　委　会

陈序

从远古开始，中医学经历了"巫、道、医"的漫长发展历程。新中国成立后，中医学得到了前所未有的重视与发展，形成了以科学、哲学、智慧医学为一体的"中华医学"体系，并屹然立足于世界医学之林，且已成为人类特别是中华民族祛病疗疾不可替代的重要医学模式。借问：中医学何以能坚忍地延续约五千年？答曰：其传承与发展是首要秘诀，在家传、师承、自学、教育四大中医传承体系中，其精华缘于"医案"，发展重在创新。

我与李铁教授相识二十余载，结缘了兄弟之情，相遇在血液之道，观其悬壶之路，无不为之感慨和自豪。李铁教授毕业于辽宁中医药大学中医系，研学于辽宁中医药大学关庆增教授、国医大师周学文教授，聆听导师讲经论道（经典医籍、行医之道），潜心研究岐黄之理，临证领悟诊疗经验，深得恩师赏识。随后，有幸师承于全国著名中医学家黄世林教授，专心研修血液疾病，助力于治疗急性早幼粒白血病中药新药"复方黄黛片"的研发及其效应机制研究，为推进该疾病的中医药规范化、家庭化治疗进程作出了重要贡献。弹指一挥间，李铁教授在医疗实践中孜孜不倦、奋进向上，取得了令人瞩目的学术成就，实至名归地获得了国家中医药管理局第五、第六批全国老中医药专家学术经验继承工作指导老师，国家中医药管理局名老中医药专家传承工作室指导老师，国家中医药管理局首批全国优秀中医临床人才，以及辽宁省名中医与大连市名中医、大连市领军人才等荣誉称号，并当选为中华中医药学会血液病分会第一、第二届副主任委员。

　　本书是李铁教授在杏林悬壶几十载对医道的领悟，也是李铁教授医德规谏、开不讳之门，耽玩典籍，沉静而著之重要学术成果。他善读经典，博采经方，立足于中，勤奋于西，广交医友，善积良方，引用创新，在中医药有效解决血液疾病，特别是控制血液病相关症状，提高患者生活质量方面形成独特的李氏诊疗风格。

　　我之所以为此籍作序，一是我非常敬重李铁教授的人格魅力和中医学识才华，"良药善医"是其行医风格的真实写照；二是我认真拜读了此部集中医理论、临床实践为一体的《李铁医案》全部内容，增长了很多见识，学到了很多技能，启迪了很多临床与科研思路。雕琢经方，润色医业。恩迈栽成，日用不知。我相信此书的正式出版，对提高广大从事血液病专科医生的中医诊治水平有极大帮助，并能在临床应用中给广大血液病患者带来良好受益。

陈信义

2023 年 4 月 30 日于北京

自序

自三皇经国，五帝治世，辈云上古医书浩瀚无限，然留名存世者，十不足一也。如残世之古医书《五十二病方》《足臂十一脉灸经》《脉法》《阴阳脉死候》《却谷食气》《阴阳十一脉灸经》《导引图》和《胎产书》，皆为世人私藏笃传。后世虽有典藏流出，然年代久远，医之蠹牍，破旧难认。且王启玄曾言："其文简，其意博，其理奥，其趣深。"文过其时，不免有以讹传讹之嫌。历代先贤慧智探究医理者众多，然洞测幽径者罕鲜。"且将升岱岳，非径奚为？欲诣扶桑，无舟莫适。"何去何从，彷徨歧路不乏其人。徐春甫曾谓："造化者，万物之司命；君人者，三才之司命；典校者，文章之司命；将帅者，三军之司命；而医也者，又自天子以至庶人者之司命也。其所关系岂浅鲜哉？"医道源流数脉传承，潜心斯道者，不乏万计，可活人不可以数计矣。

吾于志学之年，留心医道，昼夜孜孜企求于医训，书海泛舟望采于众方。曾誓愿拯黎元于仁寿，济赢劣以获安。醉心医道几十载，而能稍致之矣。今花甲之年方感医之精髓奥窍，非一书几方可备用之。嗣是人殊意异，门径虽多，要不能出乎此。取理法之道于历代先贤之广义，摘方药于验案市井而记之。不求文辞浮华，但见其条分缕析，随论折中。自而立之年，幸得专攻《伤寒杂病论》之机缘，深感其言约方简，耿耿臻臻三十余载，愿耄耋之年能得所思悟。"虽未能尽愈诸病，庶可以见病知源，若能寻余所集，思过半矣。"

故恒数十载如一日，博学而勤勉，乃得斯妙道者也。能咸日新其用，大济蒸人，华叶递荣，声实相副。吾等求医之良方，速效之捷径，久不可得。立医业以医德为先。为医者，当以德为本。非如是，则难为良医。恪遵医圣之勤勉，"勤求古训，博采众方"，谨记药王之德佩，"所以医人不得恃己所长，专心经略财物，但作救苦之心，于冥运道中，自感多福者耳"，是故"积善成德，而神明自得，圣心备焉"。留连于杏林几十载，乐此不疲。晨曦匆匆，踏露而行，方寸之地，三指候诊，勿问风雨寒暑；躬身以行，大医良药，血病沉疴，悬壶济世，何问贫富贵贱。今医风大振，比户皆医，能力挽流俗之日衰，使后学者一心向医，能"穷且益坚，不坠青云之志"，为吾辈之仰勉。使病者信医求医，数十载矢志不移，追随医者，其诚可待，其信可堪。尝见一男患，疹痒之疾缠绵二十余载，反复就医于各家，均未获良效。故迁怒于医，叫嚣乎东西，隳突乎南北。遂沉心问病，晓之以理，三诊后病瘥心安拜谢而去。如是行医，非求孚尹旁达者难以为此也。又治一女患，胃脘痛数月，心焦如焚，求治于中西。得数十元之药三剂。愕而疑求贵药，诺以千金，吾莞尔却之，候其复诊。三日后欣然获效，乃赞技高德厚，始信大医之"简、便、廉、验"，拜谢不已。

师承之道，当先承国之文鼎。中医之源根于经典，不知经史子集，则无异于以管窥天。如《伤寒杂病论》《药性赋》《汤头歌诀》者，非通达原文则无以明古人之心，非邃晓原文而难以解先贤之意。"近来留心斯道者，纷如泥沙。求其具凤根者，卒不可得。"读经循典，国之根基也。不是如此，难悟医道。"古之学者为己，今之学者为人。君子之学也，以美其身；小人之学也，以为禽犊。"学贵以专，业成于苦，逆水行舟，不进则退。治学如登山，危乎高哉，难于上青天。非有路漫漫其矢志不移、求索笃行之恒心，则难有"会当凌绝顶，一览众山小"之喜悦。

医道明理，医者明方，如是则医道流觞，虽千载而不衰，济世悬壶、杏林慈惠之言不复言矣。今幸得门下弟子整理汇得临床医案及心得于此，洋洋万字，不敢妄言经方论治血液诸病，庶可以见源一二，以飨同道。穷心虑志，芜杂之言，自感惶恐。有幸吾友北京中医药大学陈信义教授之助，今得望授梓，在此谢过。医道不孤，是书一出，与诸君共勉。

李妶

壬寅年乙巳月丁亥日夜上

李铁简介

李铁，男，1957年10月出生于辽宁。1982年毕业于辽宁中医学院（现辽宁中医药大学）中医系，主任医师，教授，医学博士，博士研究生导师。曾先后担任辽宁省大连市中医医院和中西医结合医院副院长。第五、第六批全国老中医药专家学术经验继承工作指导老师，国家中医药管理局名老中医药专家传承工作室指导老师，首批全国优秀中医临床人才，辽宁省名中医，大连市名中医。

1977年，考入辽宁中医学院开始学习中医；1986年，考取辽宁中医学院硕士研究生，师从我国著名伤寒学家、辽宁中医药大学关庆增教授攻读伤寒专业硕士学位；1988年，开始跟随我国著名中医血液病专家黄世林教授从事中医血液病临床工作；1991年，入选首批全国老中医药专家学术经验继承人，师从国医名师黄世林教授主攻血液疾病；2000年，师从国医大师周学文教授攻读中医内科学博士学位；2004年，入选首批全国优秀中医临床人才研修项目；2007年，研修结业并获得国家中医药管理局"全国优秀中医临床人才"称号。

自1988年开始从事中医血液病临床工作，在中医药参与血液系统疑难病证的治疗中，秉承"读经典，做临床，跟名师，用经方"，坚持中医经典指导临床，不断积累临证经验，在中医血液病领域攻坚克难，勇于进取。2006年当选中华中医药学会内科血液病专业委员会副主任委员，并从 2014 年开始连续担任第一、第二届中华中医药学会血液病分会副主任委员。自 2012 年始，连续被遴选为第五、第六批全国老中医药专家学术经验继承工作指导老师。2017 年入选辽宁省高层次中医药人才培训项目，继续跟师张琪、邹燕勤国医大师等名家，不断提高临证能力，在中医内科领域不断探索，对血液、肿瘤、免疫系统疾病积累了丰富的经验。2019 年承担国家中医药管理局全国名老中医药专家传承工作室建设项目，在大连市中西医结合医院设立名老中医药专家传承工作室，同时在本地区县设立基层中医工作室，践行中医走基层、进社区，培养了一批研读经典、善用经方的学术传承人。在工作室建设过程中不断总结传承，先后授课于全国经方实战论坛，并在北京、上海、浙江、湖南、陕西、贵州、辽宁等多省市开展学术交流。2019 年受邀担任电视连续剧《老中医》首席中医顾问。

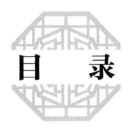

目　录

概　论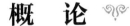

　　血证有广义和狭义之分。广义上，血证是指凡能引起血液质、量，以及在循环途中出现异常变化的临床病证；狭义上，血证是指由火热熏灼或气虚不摄所致的血液不循常道，或上溢于口鼻，或下泄于前后二阴，或渗于肌肤，以出血（非生理性出血）为临床表现的病证。本书回顾个人医案，以经方为基础，承传师学，刻意精研，探微索隐，按血虚证、出血证、血瘀证分证辨治，虽不能尽述诸证，却可窥冰山之一角，临证能识契真要，有目牛无全之意。

　　《内经》对血证的内外之因阐述颇详，需详细审之。本人皓首之年，始悟研经对学医者之重要。非是如此，若一概妄行攻治，犹如"盲人骑瞎马，夜半临深池"，岂不危哉。扁鹊曾言："闻病之阳，论得其阴；闻病之阴，论得其阳。病应见于大表，不出千里，决者至众，不可曲止也。"外邪致病，如《素问·至真要大论》曰"岁太阴在泉，草乃早荣，湿淫所胜"；因湿邪而发病，则"阴病血见，少腹痛肿，不得小便"。如"岁少阳在泉，火淫所胜，则焰明郊野，寒热更至，民病注泄赤白，少腹痛，溺赤，甚则血便"。吴崑注曰："阴病见血者，湿变热而动血，血淋、血泄之类也。相火在下，故阳焰明于郊野……溺赤血便，皆火所为。"如此之类，"少阴司天，热淫所胜"可见"唾血、血泄、鼽衄、嚏呕、溺色变"。《素问·

气交变大论》曰："岁火太过，炎暑流行，金肺受邪。民病疟，少气咳喘，血溢、血泄、注下。"内因则五脏移热，气血乖张。《素问·气厥论》曰："脾移热于肝，则为惊衄……胞移热于膀胱，则癃溺血。"《素问·至真要大论》谓："火气内发，上为口糜、呕逆、血溢、血泄……甚则入肺，咳而血泄。"《素问·厥论》曰："太阳厥逆，僵仆，呕血，善衄……阳明厥逆，喘咳身热，善惊，衄，呕血。"《素问·痿论》曰："悲哀太甚，则胞络绝；胞络绝，则阳气内动。发则心下崩，数溲血也。"《素问·举痛论》云："怒则气逆，甚则呕血。"《素问·生气通天论》云："阳气者，大怒则形气绝，而血菀于上，使人薄厥。"气之凝滞，《灵枢·刺节真邪》曰："故厥在于足，宗气不下，脉中之血凝而留止。"寒凝经脉，《素问·举痛论》云："经脉流行不止，环周不休。寒气入经而稽迟，泣而不行，客于脉外则血少，客于脉中则气不通。"外寒凝滞血脉，《素问·至真要大论》曰："太阳司天，寒淫所胜，则寒气反至，水且冰，血变于中，发为痈疡，民病厥心痛，呕血、血泄、衄衄。"阴盛阳虚血结于阴脉，《素问·阴阳别论》曰："结阴者，便血一升，再结二升，三结三升。"外伤所致血之离经，《灵枢·邪气脏腑病形》云："有所堕坠，恶血留内。"后世医家发挥之言，在此不一一赘言。

第一章　血虚证

一、概述

血虚证是由急性失血，或先天禀赋不足，或后天失养，脾胃虚弱，生化乏源，或久病不愈，思虑过度，伤气耗血，或瘀血阻络，新血不生等原因所致的血量不足或血失濡润，进而导致脏腑失养。清代医家沈金鳌《杂病源流犀烛》曰："诸血，火病也。血生于脾，统于心，藏于肝，宣布于肺，根于肾，灌溉于一身，以入于脉。故曰血者，神气也。其入于脉，少则涩，充则实。生化旺，诸经赖以长养。衰耗竭，百脉由此空虚。"

（一）生理病理

对于血虚证的生理病理，从《内经》开始就有系统的论述。

1. 注重血的生成

如《灵枢·营卫生会》曰："中焦亦并胃中，出上焦之后，此所受气者，泌糟粕，蒸津液，化其精微，上注于肺脉，乃化而为血。"本文指出血的形成，与中焦胃受纳水谷精微之气，以及上焦的肺脉密切相关。《灵枢·邪客》指出，血的形成与营气相关。其言："营气者，泌其津液，注之于脉，化以为血，以荣四末，内注五脏六腑。"《灵枢·痈疽》亦补充血的形成，与津液密不可分。其曰："中焦出气如露，上注溪谷，而渗孙脉，津液和调，变化而赤为血。"

2. 重视血液耗伤

《素问·腹中论》曰："病名血枯。此得之年少时，有所大脱血，若醉入房中，气竭肝伤，故月事衰少不来也。"明代医家陈自明注云："夫藏血受天一之气，以为滋荣者也。其经上贯膈，布胁肋，今脱血失精，肝气已伤,故血枯涸而不荣;胸胁满,经以络所贯然也;妨于食,则以肝病传脾胃。病至则先闻腥臊臭,出清液,则以肝病而肺乘之。先唾血,四肢清,目眩,时时前后血,皆肝病血伤之证也。"文中指出外伤或者经期血量过多,以及酒后房劳气竭肝伤是导致血虚的两个重要因素。再如冲任亏虚,脉道不通,《灵枢·逆顺肥瘦》云:"夫冲脉者,五脏六腑之海也,五脏六腑皆禀焉。其上者,出于颃颡,渗诸阳,灌诸精;其下者,注少阴之大络,出于气街,循阴股内廉,入腘中……其下者,并于少阴之经,渗三阴……渗诸络而温肌肉。"说明冲脉能调节十二经及滋润和温养十二经。王冰注曰:"冲为血海。"妇女以血为本,月经以血为主,冲脉盛,任脉通,月事以时下。若妇人冲任血虚,血海不足,则易引起经水不调、不孕、闭经等问题。

3. 认识到瘀血不去,新血不生

《血证论》说:"离经而未吐出者,是为瘀血。"又说:"经隧之中,既有瘀血踞住,则新血不能安行无恙,终必妄走而吐溢矣,故以去瘀为治血要法。""离经之血便是瘀",说明瘀血阻滞于脉道,致使血液运行不畅,则瘀血导致血瘀证;瘀血内阻,新血无以化生,可导致血虚之证。清代唐容川亦云:"瘀血不去,新血且无生机,况是干血不去,则新血断无生理,故此时虽诸虚毕见,总以去干血为主也。"唐代《仙授理伤续断秘方》用四物汤治疗"跌仆闪挫,伤重肠内有瘀血"。四物汤本为活血化瘀剂,然本着瘀血内阻,新血不生的原则,后世则将其作为补血基本方。

4. 看重虫积、毒伤、放化疗后损伤等

(1)虫体寄生,吮吸精血:虫积于肠道或其他部位,吸食人体精血,可导致精血亏虚而产生血虚证。明代孙文胤《丹台玉案》云:"黄肿之症,则湿热未甚,而多因虫积、食积之为害也。"日本医家丹波元坚《杂病广要》云:"虫病之人,面黄肌瘦,唇白毛竖,容颜不泽,脸多白印……"由此可知,虫积为害,吸食精血,可形成面黄肌瘦、唇白无华、容颜不泽等血虚之证候。《丹台玉案》又云:"人有病黄肿者,不可误以为黄疸。盖黄疸者，遍身如金，眼目俱黄，而无肿状；黄肿之黄，则其色带白，而眼目如故。""黄肿症，多因食积、虫积为害……经久不消，脾胃失运化之权，浊气升腾，故面部黄而且浮、手足皆无血色。"孙氏上述黄肿与黄疸的区别论述，对血虚黄肿的诊治具有十分重要的临床指导意义。中医学所记载的"黄肿病""黄胖病"等与西医学的钩虫病相似。

（2）药毒损伤，生血障碍：现代的一些药物，包括治疗肿瘤和免疫系统疾病的药物等长期应用后，可导致血虚之证。古人也认识到药毒损伤，可以造成血虚之证。如《杂病广要》引《鸡峰普济方》所云："今人才见虚弱疾证，悉用燥热之药，如伏火金石、附子、姜、桂之类，致五脏焦枯，血气干涸。"

药毒损伤导致血虚，主要表现在两个方面：一为药毒直接损伤气血而产生气血亏虚之证候。二是损伤脏腑，引起气血生化不足而导致血虚。如滥用辛香燥热药物，可直接耗血伤液，或妄投苦寒、金石之品，则可败伤脾胃，使血之化生乏源，而产生血虚证。

（3）放、化疗损伤：放疗、化疗是现阶段用于医治癌症较为合理的疗法，特别是中后期癌症出现淋巴转移的状况，能够抑制癌细胞转移的速率。可是放、化疗的副作用也是较大的，一般在放、化疗后，癌症患者可能出现胃肠黏膜损害、免疫力下降、白细胞减少及贫血等病证，最终导致血虚证。

5. 注重病后的恢复

清代医家吴澄在《不居集·病后调治》中提出"病后所致虚损"有三方面的原因：一为病后气血俱虚，饮食不节，起居不时，调理失宜，久病必虚，虚久乃损；二是病后气血俱虚，不慎房劳，荣卫空疏，外邪乘机而入，成虚中夹邪之证；三是病后汤药妄投，前邪未祛尽，后邪又夹杂不清，终至真元耗散，成虚劳缠绵之势。有此三者，则病后难痊，气血亏虚难复，终成劳损之痼疾。

（二）临床表现

1. 血虚轻症

在临床上，血虚证以面色苍白无华或萎黄，唇色淡白，头晕目眩，心悸，失眠，手足麻木，舌质淡，脉细无力，妇女月经量少、延期，甚或经闭等为主要见症。临证亦可见其他症状表现，如《名医类案》所载血虚三案：其一，"杨乘六治许氏妇……脉之，右关弦洪，左关弦数，面色黑瘦，舌色淡黄而干。证乃怒气伤肝经，血少而燥痛也。盖肝居胃左，本藏血者也。血足则其叶软而下垂，血亏则其叶硬而横举，内与胃相磨，外与肌相逼，能不隐而痛乎？"其二，彻夜不寐案："马元仪治陆氏妇，产未一月，因起居微触，便血三日，遂彻夜不寐，此新产去血过多，虚而益虚也。凡有所触，必伤其肝，肝伤而血溢，则气亦不守矣。气虚血弱，心神无养，故目为之不瞑。"其三，腹胀面赤案："许竹溪室人，产后数日，发热自汗，面赤头痛，恶食不眠，恶露虽极少而淡，腹时胀痛，脉则洪大而数。曰：此血虚也，腹胀面赤，其势欲崩，宜峻补。或问故，曰：面赤者，阳上越也；腹胀者，阴下陷也。阳上飞则阴下走，势所必然。"

2. 血虚重症

血虚危重者，为"血脱"之候，出自《灵枢·决气》："血脱者，色白，夭然不泽。"《素问·平人气象论》曰："臂多青脉曰脱血，尺脉缓涩，谓之解㑊，安卧脉盛，谓之脱血。"《类经·色脉类》曰："血脱则气去，气去则寒凝，凝泣则青黑，故臂见青色，言臂则他可知矣。"《杂病源流犀烛·诸血源流》云："脱血，冲脉病也。《灵枢经》曰：冲脉为血之海。血海不足，则身少血色，面无精光，是名血脱。"多因先天禀赋不足，或思虑、劳倦、房室、酒食所伤，或慢性出血后，以致真阴亏损，血海空虚而成。症见面色萎黄无华，头晕目花，四肢清冷，脉空虚，或兼见失血。

（三）治则治法及常用方药

血虚证总的治则参照《血证论》治血四法之"补虚"法。《素问·阴阳应象大论》曰"形不足者，温之以气；精不足者，补之以味"；《素问·至真要大论》云"劳者温之""损者温之"；《素问·三部九候论》云"虚则补之"。承先贤补虚之大法，方得益气、养阴、填髓、化瘀诸法之衍化。是可谓单药用之以简验，药对辅之相佐，单方、复方合之则杂而有序。守住经方，不昧墨守成规，不肆意妄为。涓流之心得，推之有效，书于梨枣而广传之，则与同侪共飨。

1. 益气补血法

气和血之间关系密切，"气为血之帅，血为气之母"。张景岳有言："有形之血不能速生，无形之气所当急固。"血生于无形之气，《温病条辨》卷四曰："善治血者，不求之有形之血，而求之无形之气。"《证治准绳》载："气有神而无形，补之则易充；血有形而无神，补血之药，难收速效。况气阳而血阴，阴从阳，血从气者，理也。故补气不补血，使气盛而充，则血自随而亦盛矣。"治疗血虚证时，常用益气健脾补血法。

常用的益气补血中药有人参、党参、太子参、西洋参、黄芪、炒白术、陈皮、茯苓、甘草、大枣等。常用的配伍有党参配黄芪补脾生血；党参伍当归益气补血；党参配熟地黄滋阴补气；白术伍防风升阳益气、健脾生血；白术配茯苓补气健脾；黄芪伍当归成"当归补血汤"（《内外伤辨惑论》），黄芪补脾肺之气，以益血之源，当归养心肝之血，以补血和营。常用的方剂还有四君子汤（《太平惠民和剂局方》）、八珍汤（《瑞竹堂经验方》）、归脾汤（《济生方》）、补中益气汤（《内外伤辨惑论》）等。

2. 养血补血法

《素问·五脏生成》云："故人卧则血归于肝，肝受血而能视，足受血而能步，掌受血而能握，指受血而能摄。"又如《景岳全书·血证》言："凡为七窍之灵，为四肢之用，为筋骨之和柔，为肌肉之丰盛，以至滋脏腑，安神魂，润颜色，充营卫，津液得以通行，二阴得以调畅。凡形质所在，无非血之用也。"故凡血虚之处，则必随所在而各见其偏废之病。《难经·二十二难》云："血主濡之。"血虚机体失养则出现头晕目眩，面色萎黄无华，唇爪色淡，心悸失眠，妇人月经量少色淡，舌淡脉细等，治以养血补血为要。故在血虚证的治疗上，常用养血补血之法。

常用的养血补血中药有熟地黄、当归、白芍、阿胶、何首乌、鸡血藤、龙眼肉等。其中当归是最常用的养血补血药之一，其用药特色是与他药配组成药对，药简力专，补血效果尤佳。常用的配伍有当归配黄芪补气养血、当归配熟地黄滋阴补血、当归配太子参补气养血、当归配党参补气养血、当归配黄精滋阴补血、当归配白芍养血柔肝止痛、当归配鸡血藤活血补血、当归配阿胶补血止血等。常用的方剂有四物汤（《仙授理伤续断秘方》）、养血四物汤（《古今医鉴》）、胶艾汤（《金匮要略》）、芍药六和汤（《保命集》）、当归黄芪汤（《济阴纲目》）、参胶补血汤（《陈素庵妇科补解》）、当归建中汤（《千金翼方》）等。

3. 填精补血法

血的化生，有赖于肾精的气化作用，肾精又赖于血的滋养，所以精能生血，血能生精，精血同源。肝藏血，肾藏精，故有"肝肾同源"的说法，肝血与肾精之间相互资生，相互转化。填精补血法为治疗血虚证的根本大法。

常用的填精补血中药有何首乌、熟地黄、淫羊藿、巴戟天、锁阳、肉苁蓉、菟丝子、枸杞子、补骨脂、桑寄生、黄精、紫河车、蛤蚧、当归、炒白芍、阿胶、鹿茸、鹿角胶等。常用的配伍有熟地黄配黄芪补气养阴、熟地黄配生地黄滋阴补血、熟地黄配菟丝子填精补血、熟地黄配人参养阴补气、熟地黄配鹿茸阴阳双补、熟地黄配紫河车滋阴补肾、熟地黄配黄精滋阴补肾等；何首乌配当归滋阴补血、何首乌配怀牛膝填精补血、何首乌配桑椹滋补肾阴、何首乌配菟丝子滋阴补阳、阿胶配白芍滋阴补血、阿胶配当归滋补阴血、阿胶配生地黄清热养阴补血、阿胶配桑寄生滋阴补肾、熟地黄配菟丝子滋阴补阳、白芍配阿胶补血养阴等。常用的方剂有当归地黄饮（《景岳全书》）、左归丸（《景岳全书》）、右归丸（《景岳全书》）、寿胎丸（《医学衷中参西录》）、补肾地黄汤（《陈素庵妇科补解》）、四物鹿胶汤（《不知医必要》）、滋水补肝汤（《慎斋遗书》）、肾肝同补汤（《石室秘录》）等。

4. 化瘀补血法

在唐容川所著的《血证论》中，有这样一段话："经隧之中，既有瘀血踞住，则新血不能安行无恙，终必妄走而吐溢矣，故以去瘀为治血要法。"从这段话中，我们可以理解为在血管之中有瘀血存在，新生成的血就不能在脉管中正常运行，必然会溢于脉外，再次出血。瘀血不去，则新血难生，故在治疗血虚证伴有瘀血时，切忌在瘀邪未清的情况下骤用补法，而使余邪留滞。纯补之法，务在邪尽之后方可应用，或只宜调补而勿施纯补。久虚必致瘀，气血虚弱，推动无力，则血液不能正常运行，血行迟滞形成血瘀证，故血虚证的治疗应补血兼顾活血祛瘀之法，常用活血祛瘀生血法。

常用的化瘀补血中药有当归、川芎、何首乌、鸡血藤、丹参、赤芍、怀牛膝、益母草、三棱、莪术、桃仁、红花、三七、藕节、焦山楂等。常用的配伍有牛膝配红花活血化瘀、牛膝配鸡血藤活血补血、当归配三七补血活血止血、当归配牛膝补血活血等。常用的方剂有桃红四物汤（《医宗金鉴》）、生化汤（《傅青主女科》）、血府逐瘀汤（《医林改错》）、化瘀汤（《罗氏会约医镜》）、膈下逐瘀汤（《医林改错》）等。

二、缺铁性贫血

医案 1：崩漏并发贫血伴心悸

贺某，女，20 岁。初诊：2020 年 4 月 7 日（清明）。病案号：21324。

主诉：月经量多 6 年，加重伴面色萎黄、心悸 1 年。

现病史：患者自 2014 年月经初潮开始行经量多，近 1 年来因学习压力大、熬夜后经量渐增，伴面色萎黄，时有心悸，活动后加重，就诊于大连市多家医院。查心电图等心脏相关检查均无异常，血常规、血清铁（Fe）检查符合"缺铁性贫血"诊断，间断补充铁剂，实验室检查指标无明显改善，心慌症状时有发作。现症见面色萎黄，心悸时作，神疲乏力，手足不温，行经量多，食少纳呆，夜寐不安，大小便正常。舌质淡暗、舌体颤，有热瘀点，苔薄白、微腻，脉濡细小数。

月经史：14 岁初潮，月经规律，周期 28～30 天，行经 7 天，量多、色暗，有血块，痛经。上次月经：2020 年 3 月 23～29 日。

辅助检查：血常规示白细胞计数（WBC）6.22×10⁹/L，红细胞计数（RBC）4.39×10¹²/L，血红蛋白（Hb）85g/L，平均红细胞体积（MCV）67.7fL，血小板计数（PLT）300×10⁹/L，网织红细胞百分比（RC%）1.08%。

西医诊断：缺铁性贫血；功能性子宫出血。

中医诊断：萎黄病（心脾两虚）。

治法：益气健脾，养血和营，养阴生津。

处方：归脾汤加减。

党参 25g	黄芪 25g	炒白术 15g	炒白芍 15g
当归 15g	川芎 10g	生地黄 15g	熟地黄 15g
陈皮 15g	升麻 10g	制首乌 15g	鸡血藤 15g
麦冬 15g	五味子 15g	炒枣仁 15g	乌梅 15g
炙甘草 10g	大枣 10g		

6 剂，水煎服，每日 1 剂，早晚饭后 30 分钟温服。

西药处方：复方硫酸亚铁叶酸片，每次 4 片，日 3 次，口服。

二诊：2020 年 4 月 14 日。服药后心悸、倦怠乏力减轻；仍纳呆，入睡困难，四肢不温，少腹尤甚，舌质淡暗、舌体颤，有热瘀点，苔薄白、微腻，脉濡细小数。适其月经量多及痛经病史，月经前一周在前方基础上，配伍当归四逆汤，加艾叶、小茴香温经散寒，再服 7 剂，嘱月经后复诊。

党参 25g	黄芪 15g	炒白术 15g	茯苓 15g
当归 15g	炒白芍 15g	桂枝 15g	细辛 3g

陈皮 15g	升麻 10g	艾叶 5g	小茴香 5g
麦冬 25g	五味子 15g	炒枣仁 25g	乌梅 15g
炙甘草 10g	大枣 10g		

7 剂，水煎服，每日 1 剂，早晚饭后 30 分钟温服。

三诊：2020 年 4 月 28 日。本次月经 4 月 21～26 日来潮，经量正常，痛经减轻，经期无肢体不温，心悸减轻，入睡改善；仍有面色萎黄，神疲乏力，纳少，舌质淡暗，有热瘀点，苔薄白、微腻，脉濡细小数。予补中益气汤合生脉饮加减，继续巩固治疗 3 周，月经后复诊。

党参 25g	黄芪 25g	炒白术 15g	炒白芍 15g
当归 15g	川芎 10g	生地黄 15g	熟地黄 15g
陈皮 15g	升麻 10g	制首乌 15g	鸡血藤 15g
麦冬 15g	五味子 15g	炒麦芽 15g	炒谷芽 15g
炒枣仁 15g	乌梅 15g	炙甘草 10g	大枣 10g

20 剂，水煎服，每日 1 剂，早晚饭后 30 分钟温服。

四诊：2020 年 5 月 26 日。本次月经 5 月 19～24 日来潮，已无痛经，心悸乏力、食少纳呆等贫血诸症消失，睡眠好转。血常规示 WBC 5.96 × 10^9/L，RBC 4.27 × 10^{12}/L，Hb 125g/L，MCV 85fL，PLT 325 × 10^9/L。

继服上方 7 剂后，嘱其停药观察。3 个月后随访，月经规律，量、色、质正常，复查血常规未见异常。

【诊疗心得】 贫血是指人体外周血红细胞容量减少，低于正常范围下限的一种常见的临床症状，以面色苍白无华或萎黄，唇色淡白，头晕目眩，心悸，失眠，手足发麻，舌质淡，脉细无力；妇女月经量少、延期，甚或经闭等为主要见症。《素问·阴阳应象大论》云："形不足者，温之以气；精不足者，补之以味。"这为贫血的用药提出了总的原则。本病案为月经量多所致贫血，常采用经前及经后分期治疗的方法。临证中，我们喜用归脾汤加减治疗。

归脾汤是治疗缺铁性贫血的经典方剂，首载于宋代严用和《济生方》，由人参、白术、黄芪、茯苓、酸枣仁、木香、龙眼肉、甘草组成，主治"思虑过度，劳伤心脾，健忘怔忡"。元代危亦林《世医得效方》增补了脾不统血所致吐血、下血。明代薛立斋《校注妇人良方》在原方中加了当归、远志两味药。因取其补气摄血之功，故《正体类要》称其可治"血上下妄行"。患者突出症状是心悸不适，不能自主，不能耐受。心悸是贫血的主要症状，心血不足，血不养心，或气滞血瘀或痰饮阻滞，致心神失养或心神受扰，出现心中悸动不安，甚则不能自主。病情较轻者为惊悸，病情较重者为怔忡。心悸既可以是临床症状，亦可以是单独的一种疾病，李铁教授临床治疗时多以经方为主，常用的经方有以下几类：桂枝类温补心阳止悸（桂枝加桂汤、桂枝甘草汤、桂甘龙牡汤、苓桂术甘汤），四物汤类补气养心止悸（四物汤、桃红四物汤、八珍汤、当归补血汤、归脾汤、四君子汤、天王补心丹），血府逐瘀汤类理气通络止悸（血府逐瘀汤、活络效灵丹、丹参饮），柴胡类理气安神止悸（小柴胡汤、柴胡加龙骨牡蛎汤、柴胡桂枝干姜汤），瓜蒌薤白汤类温阳化饮止悸（瓜蒌薤白白酒汤、瓜蒌薤白半夏汤、枳实薤白桂枝汤），炙甘草汤类养阴复脉（真武汤、小建中汤、生脉饮、麻黄附子细辛汤）等。心虚胆怯较甚者，多用龙骨、牡蛎、炒酸枣仁、远志、茯神等养心安神之品；心气虚较甚者，重用人参、党参、太子参、黄芪等补益心气之品；心阳不足较甚者，多用桂枝、肉桂、麻黄、附子、细辛等温通心阳之品；心阴血不足较甚者，多用麦冬、五味子、丹参、玄参、炒酸枣仁、柏子仁、玉竹、生地黄等滋阴清热之品。

关于舌诊的运用，我们对舌质瘀点与郁点比较重视。舌诊是四诊最重要的组成部分，除舌体的舌质、舌形、舌色、舌态，舌苔的苔质、苔色、厚薄、剥脱等变化外，舌质的瘀点瘀斑在血液疾病辨证中尤为重要。我们发现，除瘀血证出现的血瘀瘀点外，多数患者出现气机郁滞所形成的气郁郁点、热毒炽盛出现的热郁瘀点、湿浊蕴结出现的湿郁郁点、热深毒蕴或放化疗后出现的毒瘀瘀点。这些都是人体气血阴阳、寒热虚实变化表现在舌面的外在表现。仔细观察其颜色、大小、形态、位置等，有助于判断患者血瘀、气郁、夹湿、蕴热、药毒、脾虚等致病因素，分别描述为血瘀点、气郁点、湿郁点、热瘀点、毒瘀点，在血液病治疗实践中较为实用。

其中血瘀点表现为颜色紫暗，呈针尖样，多为气虚血亏，脉道空乏，或脾肾阳虚，寒凝经脉，摄运失司，或饮食、情志、药物等多种因素使湿热内蕴，灼伤脉道，而致血瘀内生。瘀斑较血瘀点略大，呈斑片状，多为瘀血深伏血分，是临证中较重的血瘀情况。气郁点表现为颜色淡红，呈空心铜钱样，略大，散在于舌面，多为气血亏虚，脾失健运，或湿食内积，胃失和降，或情志不舒，肝郁气滞所致。湿郁点表现为颜色暗红或老红，较热瘀点略大，呈小米粒状，边缘清晰，多为脾肾阳虚，运化水湿不利，阳郁湿困，或由饮食劳倦所累，痰浊内生，湿蕴三焦所致，常伴舌质淡、体胖大、有齿痕，苔白水滑等舌象出现。热瘀点表现为颜色鲜红，呈针尖样，多出现于舌尖，为情志抑郁化火，或火热之邪内侵，或过食辛辣、温补之品，久郁化火，内炽于心所致。毒瘀点表现为颜色暗淡，密布舌面，较湿郁点大，边缘不清，多在血液疾病、肿瘤疾病、风湿免疫疾病久病或后期出现。所谓"毒"，指的是病源之毒、攻邪药物之毒、外感或内生湿毒这三种致病毒邪。这类疾病的患者，素体脏腑虚弱，风热外邪易攻，湿热内邪易生，并在长期药物治疗过程中（如化疗药物、免疫抑制剂、激素等），药毒邪气化燥生风，耗阴伤阳，终使邪毒化瘀内伏脏腑经络、三焦百骸。

清代唐容川在《血证论》中提出："怔忡，俗名心跳。心为火脏，无血以养之，则火气冲动，是以心跳，安神丸清之，归脾汤加麦冬、五味子以补之。凡思虑过度及失血家去血过多者，乃有此虚证。否则多夹痰瘀，宜细辨之。"明确指出怔忡心跳是失血导致的，心血虚，神气失守，是以心悸跳动不安，从而引起心悸。气虚营血运行不畅，为本病的常见原因。首诊时，患者表现心悸、乏力、面色萎黄、少腹不温诸症，给予补中益气汤合生脉饮加减益气健脾，养血和营，养阴生津止悸。经前一周应用补中益气汤合当归四逆汤益气健脾，温阳通脉。脾胃和，诸药可纳，水谷腐熟，气血得生。临床治疗不可见血补血、见血止血，要注重扶正固本，调理中焦脾胃，顾护胃气，则诸病可治。

医案整理：周正国

医案2：崩漏并发贫血

丁某，女，26岁。初诊：2021年5月11日（立夏）。病案号：30142。

主诉：周身乏力、月经淋漓反复发作3年，加重伴经量增多1个月。

现病史：患者既往月经周期规律，色量正常。自2018年始，无明显诱因出现月经量多、淋漓不尽，就诊于大连市某医院。彩超提示"多囊卵巢综合征"，因子宫内膜增厚（19mm）行刮宫术治疗，术后口服己烯雌酚片等治疗20天，病情无改善，3年来反复发作。本次月经5月2日来潮，淋漓至今，劳累后经量大增伴血块。现症见面色苍白，周身乏力，头晕自汗，食少纳呆，口干口渴，月经量多，无明显腹痛，睡眠尚可，小便量少，大便黏滞不爽。舌质淡暗，苔薄白，脉细弱。

既往史：多囊卵巢综合征、甲状腺弥漫性病变3年。

辅助检查：血常规示 WBC 4.72×10^9/L，RBC 2.34×10^{12}/L，Hb 68g/L，MCV 75.3fL，PLT 187×10^9/L，RC% 2.33%。

西医诊断：缺铁性贫血；多囊卵巢综合征；功能性子宫出血。

中医诊断：萎黄病（脾气虚弱）。

治法：补脾益气，收敛止血。

处方：补中益气汤加减。

党参30g	生黄芪50g	炒白术30g	茯苓30g
醋柴胡10g	升麻10g	煅龙骨30g	煅牡蛎30g
茜草根30g	白茅根30g	生藕节25g	棕榈炭15g
芡实15g	五味子15g	艾叶10g	炮姜5g
乌梅15g	炙甘草10g	大枣10g	

5 剂，水煎服，每日 1 剂，早晚饭后 30 分钟温服。

西药处方：复方硫酸亚铁叶酸片，每次 4 片，日 3 次，口服。

二诊：2021 年 5 月 18 日。服药 4 剂后，经血停止，阴道少量黄褐色分泌物，余症未变。舌质淡暗、舌尖微赤，苔薄白，脉细弱。前方去升麻，加用黄芩以清肝热。《直指方》云："柴胡退热，不及黄芩。盖亦不知柴胡之退热，乃苦以发之，散火之标也；黄芩之退热，乃寒能胜热，折火之本也。"

党参 30g	生黄芪 50g	炒白术 30g	茯苓 30g
茜草根 30g	白茅根 30g	生藕节 25g	棕榈炭 15g
醋柴胡 10g	黄芩 10g	煅龙骨 30g	煅牡蛎 30g
芡实 15g	五味子 15g	艾叶 10g	炮姜 5g
乌梅 25g	炙甘草 10g	大枣 10g	

7 剂，水煎服，每日 1 剂，早晚饭后 30 分钟温服。

三诊：2021 年 5 月 25 日。服药后头晕自汗减轻，面色淡红；仍觉乏力，活动后心悸、夜卧不宁。舌质淡暗，苔薄白，脉细弱。血常规示 WBC 5.6×10^9/L，RBC 4.75×10^{12}/L，Hb 129g/L，MCV 82.8fL，PLT 193×10^9/L；彩超示子宫内膜增厚（15mm）。予补肾固本汤（自拟方）合补中益气汤加减。

川续断 10g	桑寄生 10g	怀牛膝 15g	盐杜仲 15g
沙参 15g	玉竹 15g	酒黄精 15g	菟丝子 15g
党参 15g	炙黄芪 25g	炒白术 15g	茯苓 15g
当归 15g	川芎 15g	生地黄 15g	熟地黄 15g
炙甘草 10g	大枣 10g		

14 剂，水煎服，每日 1 剂，早晚饭后 30 分钟温服。

患者服药后无明显不适，心悸好转，继服上方 14 剂。6 月 22 日月经来潮，经量正常，行经 4 天，无血块及痛经，乏力明显减轻。6 月 29 日血常规示 WBC 4.2×10^9/L，RBC 4.62×10^{12}/L，Hb 117g/L，MCV 86.4fL，

PLT 167×10^9/L。患者未再来诊。

【诊疗心得】 本案为多囊卵巢综合征合并功能性子宫出血导致贫血。功能性子宫出血，中医病名为"崩漏"。患者曾行刮宫术、激素等治疗无果，究其病因为脾肺气虚，统摄失司，冲任不固，致使血行于脉外，脉道空虚，瘀血阻滞，新血不生。病患迁延 3 年之久，月经淋漓不尽，气随血脱，依"急则治其标，缓则治其本"的原则，急当止血。用补中益气汤补益脾气，固摄止血。补中益气汤出自《内外伤辨惑论》，方由黄芪、白术、陈皮、升麻、柴胡、人参、甘草、当归组成，轻薄之众味可引胃气上腾，复其本位，阳浮则万物行生长之令矣，故能补中益气、升阳举陷。罗美《古今名医方论》赞其"补中之剂，得发表之品而中自安；益气之剂，赖清气之品而气益倍。此用药有相须之妙也"。方中黄芪味甘、性微温，入脾、肺经，补中益气，升阳固表，必须重用。党参、茯苓、炒白术补气健脾。柴胡、升麻升阳举陷，助黄芪以升提下陷之中气。煅龙骨、煅牡蛎安中，健脾补肾，《日华子本草》述煅龙骨"健脾，涩肠胃，止泻痢，渴疾，怀孕漏胎，肠风下血，崩中带下，鼻洪，吐血，止汗"，《药性论》述煅牡蛎"主治女子崩中，止盗汗，除风热，止痛，治疟疾"。《临证指南医案》云："暴崩暴漏，宜温宜补；久漏久崩，宜清宜通。"再加茜草根、白茅根，此两味药性味苦寒，凉血行瘀而通经。生藕节、棕榈炭、芡实、五味子、乌梅收敛止血。艾叶、炮姜温阳补气。

服药后月经即止，但仍有少量白带混浊，舌尖微红，加黄芩以清解肝经之热，使血不溢于脉外，续服 7 剂。

再诊时患者头晕、自汗得到改善，面色红润，仍有乏力、心悸、夜卧不宁。复查血常规已恢复正常，用补肾固本汤补肾精、温肾阳，合补中益气汤补中气、健脾胃。患者持续服药 1 个月后，心悸、乏力好转，月经恢复正常。

2017～2019 年，李铁教授与诸弟子对孟河医派学术传承进行了一次系统的整理学习。其间又跟随孟河医家邹云先的传人邹燕勤国医大师学习，颇多感悟，补肾固本汤即创立于此时，是强肾固本汤系列方剂之一。肾者，蛰虫所居，封藏精本之处也。先天充盈则生化无穷，后天济济则泉源不竭。万病不治之根，故治病必求于本，本乎阴阳，无外肾之元阴元阳也。以平补阴阳为治疗大法，具体而言：强肾固本汤以川续断、桑寄生、怀牛膝、盐杜仲肾四味补益肾精；仙茅、淫羊藿、补骨脂、巴戟天补肾阳；女贞子、旱莲草、酒黄精、熟地黄补肾阴。在此基础上，女子补阴，辅助以沙参、玉竹、酒黄精、菟丝子；补血，加当归、白芍、生地黄、熟地黄；疏肝调经，加柴胡、黄芩、香附、枳壳。故本方名为"补肾固本汤"。

纵观全方，以健脾摄血治其标，补肾生血固其本，使冲任气血得以时下，体现了塞流、澄源、复旧三法。

医案整理：刘思莹

医案3：更年期崩漏并发贫血

王某，女，47岁。初诊：2020年8月13日（立秋）。病案号：21835。

主诉：乏力、月经周期紊乱3个月，加重伴月经淋漓10天。

现病史：患者既往月经规律，色、量可。自2020年5月以来，无明显诱因出现月经紊乱，周期22～40天，行经5天，伴周身乏力。本次月经8月1日来潮（距上次月经24天），因经期搬家过于劳累，月经淋漓至今。现症见月经淋漓2周，色暗有块，周身乏力，肩背疼痛，活动后加重，心烦难寐，潮热烘汗，饮食尚可，大小便正常。舌质紫暗，苔白腻，脉和缓。

既往史：高血压4年；甲状腺癌术后2年，未化疗；乳腺乳管内乳头状瘤术后1年；左肺结节；多发子宫肌瘤。

辅助检查：血常规示WBC 4.77×10^9/L，RBC 4.29×10^{12}/L，Hb 88g/L，MCV 69.5fL，平均血红蛋白浓度（MCHC）259g/L，PLT 245×10^9/L，RC% 1.43%。

西医诊断：缺铁性贫血；功能性子宫出血。

中医诊断：萎黄病（肾虚肝郁，冲任不固）。

治法：疏肝行气，补肾培元。

处方：柴胡加龙骨牡蛎汤合滋肾固本汤（自拟方）加减。

醋柴胡 10g	黄芩 10g	清半夏 10g	生晒参 10g
桂枝 15g	防风 5g	生龙骨 25g	生牡蛎 25g
川续断 15g	桑寄生 15g	怀牛膝 15g	盐杜仲 15g
沙参 15g	玉竹 15g	酒黄精 15g	菟丝子 15g
炒枣仁 15g	炒麦芽 25g	浮小麦 25g	乌梅 15g
炙甘草 10g	大枣 10g		

6 剂，水煎服，每日 1 剂，早晚饭后 30 分钟温服。

西药处方：复方硫酸亚铁叶酸片，每次 4 片，日 3 次，口服。

二诊：2020 年 8 月 20 日。服药 4 剂后，经血停止。现肩背疼痛减轻，睡眠改善；仍觉乏力心悸，烦躁烘汗。舌质紫暗，苔白腻，脉和缓。原方再服 14 剂。

三诊：2020 年 9 月 3 日。患者无肩背痛，乏力减轻，偶有心悸、烘汗。舌质淡暗，苔白微腻，脉和缓。上方去生龙骨，加天花粉，成栝楼牡蛎散养阴生津。

醋柴胡 10g	黄芩 10g	清半夏 10g	厚朴 10g
桂枝 15g	防风 5g	天花粉 15g	生牡蛎 25g
川续断 15g	桑寄生 15g	怀牛膝 15g	盐杜仲 15g
沙参 15g	玉竹 15g	酒黄精 15g	菟丝子 15g
炒麦芽 25g	浮小麦 25g	炙甘草 10g	

14 剂，水煎服，每日 1 剂，早晚饭后 30 分钟温服。

四诊：2020 年 9 月 17 日。患者本次月经 9 月 5 日，行经 5 天，量、色正常。心悸、烘汗明显改善，乏力减轻，心情舒畅。舌质淡暗，苔薄白，脉和缓。血常规示 WBC 4.56×10^9/L，RBC 4.23×10^{12}/L，Hb 110g/L，MCV 86.5fL，MCHC 320g/L，PLT 267×10^9/L。继服 14 剂，随诊。

【诊疗心得】本例患者年近"七七"之变，素有甲状腺癌术后、乳腺乳管内乳头状瘤术后等沉疴所致荣血不足，今有肾精衰少，肝气郁结，脾虚不运加之，合而发病。从肝论治，以疏助补。治以疏肝行气、补肾培元之法，方用柴胡加龙骨牡蛎汤合滋肾固本汤加减。

柴胡加龙骨牡蛎汤原方是《伤寒论》中治疗邪入少阳，弥漫全身，胸满烦惊，小便不利，一身尽重的柴胡类方。李铁教授在临床应用时，长叹仲圣方剂配伍之妙，喜其左安心神，右解肝郁，上清肺热，下固肾元，中和脾胃。临床但见表里俱虚、虚实互见、升降失司均可用之。方中用柴胡疏肝解郁，畅顺气血，并升达清阳，以利降浊；黄芩清肝，解半表半里之郁热；清半夏健脾理气，化痰降浊，一清一降，通利血脉；血无气则不行，用人参大补元气，生津补血；另有怀牛膝引血下行，以利祛血府瘀热；生龙骨、生牡蛎镇心安神，虽用生品，取"神安则脱固"之意，岂煅品收涩固脱一言而盖之可比；甘麦大枣汤养心安神；炒枣仁、乌梅收敛阴液；桂枝、防风升举阳气、固护阳气；炒麦芽、浮小麦固摄升阳。二诊去生龙骨，加天花粉，成栝楼牡蛎散清热止渴。全方用滋肾固本汤补肾填精，固本培元，与柴胡加龙骨牡蛎汤气血兼顾，肝肾互补，升降同用，升清降浊，使瘀浊得逐，不再为患；又攻中有补，祛瘀而不伤正；可使气机升降有常，出入有序，气血流畅，祛瘀生血。

滋肾固本汤从肾论治，"万病不治求之于肾"，守住先天肾之根本，挽留后天脾胃之源，病证必然应手而瘥。川续断、桑寄生、怀牛膝、盐杜仲四药入肝、肾经，药性平和，温而不燥，润而不腻。益肾精，鼓肾气，温阳无桂、附之弊，滋阴无熟地之弊。阴中有阳，阳中有阴，用沙参、玉竹、酒黄精、菟丝子填补肾精，合乎景岳公"善补阳者，须从阴中求阳，则阳得阴助而源泉不竭；善补阴者，须从阳中求阴，则阴得阳升而生化无穷"之妙。守住经方，传承效药，非沉心医道，耕植临床，则难矣！

医案整理：周正国

医案 4：缺铁性贫血（营血亏虚）

杨某，女，50 岁。初诊：2021 年 12 月 25 日（冬至）。病案号：30229。

主诉：头晕乏力 5 年，加重伴失眠、心悸 1 年。

现病史：患者自 2016 年 3 月开始无明显诱因出现头晕、乏力，活动后加重，未予诊治，其后症状反复发作。2020 年 10 月上症加重，伴失眠、心悸，于大连市某医院查血常规、血清铁等，确诊"缺铁性贫血"，因服用铁剂后胃部不适，自行停药。现症见面色萎黄，头晕乏力，心悸气短，平素月经量少色淡；伴腰酸痛经，食欲不振，失眠多梦，大小便正常。舌质淡暗、舌体颤，有湿郁点，苔白腻、两边剥脱，脉沉细。

既往史：子宫腺肌症 11 年；肺结节 3 年。

月经史：月经周期规律，量少色淡，伴有痛经，需服去痛片缓解。上次月经 2021 年 12 月 1 日。

辅助检查：血常规示 WBC 6.31×10^9/L，RBC 4.02×10^{12}/L，Hb 102g/L，MCV 80.2fL，PLT 394×10^9/L，RC% 0.67%。

西医诊断：缺铁性贫血。

中医诊断：萎黄病（营血亏虚，血行不畅）。

治法：健脾益肾，补血和血。

处方：四物汤加减。

当归 15g	川芎 10g	生地黄 15g	熟地黄 15g
桂枝 15g	炒白芍 15g	茯苓 25g	生薏苡仁 25g
制首乌 15g	鸡血藤 15g	炙甘草 10g	大枣 10g

7 剂，水煎服，每日 1 剂，早晚饭后 30 分钟温服。

西药处方：复方硫酸亚铁叶酸片，每次 4 片，日 3 次，口服。

二诊：2022 年 1 月 4 日。服药后无不适，自觉头晕乏力、心悸失眠较前改善。1 月 1 日月经来潮，量、色、质较前无变化，仍有痛经。舌质淡暗、舌体颤，有湿郁点，苔白腻、两边剥脱，脉沉细。继续服用上方 7 剂。

三诊：2022 年 1 月 11 日。头晕乏力、心悸气短、失眠明显好转；仍有食欲不振。舌质淡暗、舌体颤，有湿郁点，苔白腻、两边剥脱，脉沉细。血常规示 WBC 6.54×10^9/L，RBC 5.62×10^{12}/L，Hb 110g/L，MCV 80.5fL，PLT 356×10^9/L，RC% 0.78%。上方加陈皮、砂仁健脾除湿，改善纳差症状。

当归 15g	川芎 15g	生地黄 15g	熟地黄 15g
桂枝 15g	炒白芍 15g	茯苓 25g	生薏苡仁 25g
制首乌 15g	鸡血藤 15g	陈皮 15g	砂仁 10g
炙甘草 10g	大枣 10g		

14 剂，水煎服，每日 1 剂，早晚饭后 30 分钟温服。

四诊：2022 年 1 月 25 日。食欲不振明显好转，面色红润。舌质淡暗，苔白腻、两边剥脱，脉沉细。血常规示 WBC 7.35×10^9/L，RBC 4.36×10^{12}/L，Hb 130g/L，MCV 86.1fL，PLT 378×10^9/L，RC% 0.87%。继服中药汤剂，随诊。

【诊疗心得】本例患者因"缺铁性贫血"既往口服铁剂效果不佳，寻求中医治疗而来诊。患者正值更年期，"任脉虚，太冲脉衰少，天癸竭，地道不通"，肾气始衰，无力蒸化及温养脾脏，以致脾脏运化水谷能力衰退，加之先天所藏之肾精减少，后天生成血液化源不足，故而出现面色萎黄、头晕乏力、失眠多梦、心悸气短等明显血虚症状。肾精亏虚，以致冲任虚衰，血海不按时满溢，故而月经量少；因虚致瘀，不通则痛，不荣则痛，故而痛经。选用四物汤为基础方，原方中当归、川芎、炒白芍、熟地黄四味药各取等分，意在补血调血并行。后世多以四物汤为补血剂，重用熟地黄以增强滋补营血之功；少用川芎，取其活血化瘀，意在补而不滞。本方中当归味辛、性温，主入血分，力能补血，又补中有行，《本草纲目》谓其"和血"。熟地黄甘温滋腻，善能滋补营血；芍药味酸性寒，养血敛阴，柔肝和营；川芎辛温走窜，擅活血行气，祛瘀止痛，配于熟地黄、炒白芍、当归之滋补药中，可使补而不滞；生地黄甘寒，偏于清热养阴、凉血，与熟地黄同用，既可中和熟地黄之温腻，亦可增强补血之功，滋阴生津。制首乌、鸡血藤为常用补血药对，对于肾精亏虚所致血虚尤为见效。制首乌苦甘涩、微温，具有补益精血、固肾乌须、养肝安神之功，用于血虚而见头昏目眩、心悸失眠健忘、萎黄乏力，或肝肾精血亏虚所致的眩晕耳鸣、腰膝酸软等症。鸡血藤味苦微甘、性温，色赤入血，质润行散，具有补肝肾、益精壮阳、活血舒筋、养血调经的功效。桂枝与茯苓常以药对出现，二者相须，可增强健脾安神、助阳行气、温通经脉之效，有效缓解患者失眠、经少、痛经等症。炙甘草、大枣为公认的补血养血良药。其中炙甘草又有益气补中之功，可令药力直达中焦病位，健脾助运，《本经疏证》云其能"缓中补虚、止渴、宜炙用"，《药品化义》云其"炙用温而补中，主脾虚滑泄……此甘温助脾之功也"。患者舌苔白腻，上方中多为补益滋腻之品，恐有湿阻气机，脾失健运之嫌，故加入薏苡仁健脾利湿。薏苡仁味甘、淡，取其健脾阴、益肠胃之效，平调诸药。

治疗中需明确病因，辨证施治，以经方为本的同时，注意药物性味归经，平衡其阴阳属性，使方中各药均能发挥其最大功效，方可取得明显疗效。

医案整理：王婵妮

医案 5：缺铁性贫血（心脾两虚）

姜某，女，39 岁。初诊：2020 年 7 月 7 日（小暑）。病案号：21723。

主诉：倦怠乏力伴心悸反复发作 3 个月。

现病史：患者 2020 年 4 月无明显诱因出现倦怠乏力伴心悸，活动后加重，就诊于我院，查血常规示 RBC 4.33×10^{12}/L、Hb 88g/L、MCV 72fL、Fe 8.3μmol/L，诊断为"缺铁性贫血"，予生血宝颗粒、复方硫酸亚铁叶酸片治疗，患者未持续用药，心悸时作。现症见倦怠乏力，心悸气短，食少纳呆，失眠多梦，大小便正常。舌质淡红，苔薄白，脉沉细。

辅助检查：血常规示 WBC 7.2×10^9/L，RBC 4.08×10^{12}/L，Hb 94g/L，MCV 79fL，PLT 287×10^9/L，RC% 1.83%。

西医诊断：缺铁性贫血。

中医诊断：萎黄病（心脾两虚）。

治法：补益气血，健脾养心。

处方：归脾汤加减。

党参 25g	黄芪 15g	炒白术 15g	茯苓 15g
当归 15g	炒白芍 15g	生地黄 15g	熟地黄 15g
陈皮 15g	升麻 10g	砂仁 10g	木香 10g
淫羊藿 15g	巴戟天 15g	菟丝子 15g	山萸肉 15g
炙甘草 10g	生姜 10g	大枣 10g	

14 剂，水煎服，每日 1 剂，早晚饭后 30 分钟温服。

西药处方：复方硫酸亚铁叶酸片，每次 4 片，日 3 次，口服。

二诊：2020 年 7 月 21 日。服中药 2 周，活动后心悸、气短、乏力症状较前好转，饮食正常。舌质淡红，苔薄白，脉沉细。本次月经 7 月 20 日来潮，月经量较前减少，无痛经，无血块。血常规示 WBC 7.12×10^9/L，RBC 4.12×10^{12}/L，Hb 98g/L，MCV 82fL，PLT 302×10^9/L。经后养阴补血，前方加沙参、玉竹易陈皮、升麻。

党参 25g	黄芪 15g	炒白术 15g	茯苓 15g
当归 15g	炒白芍 15g	生地黄 15g	熟地黄 15g
沙参 15g	玉竹 10g	砂仁 10g	木香 10g
淫羊藿 15g	巴戟天 15g	菟丝子 15g	山萸肉 15g
炙甘草 10g	生姜 10g	大枣 10g	

14 剂，水煎服，每日 1 剂，早晚饭后 30 分钟温服。

三诊：2020 年 8 月 4 日。无活动后心悸、气短，乏力症状好转，饮食正常，睡眠可。舌质淡红，苔薄白，脉细。血常规示 WBC 6.78×10^9/L，RBC 4.86×10^{12}/L，Hb 121g/L，MCV 89.7fL，PLT 234×10^9/L。前方续服 14 剂，嘱经后来诊。

四诊：2020 年 8 月 20 日。中药治疗 6 周，本次月经 8 月 16 日来潮，经量正常，无痛经及血块。血常规示 WBC 7.63×10^9/L，RBC 4.24×10^{12}/L，Hb 126g/L，MCV 94.5fL，PLT 323×10^9/L，随诊中。

【诊疗心得】归脾汤首载于宋代严用和《济生方》，主治"思虑过度，劳伤心脾，健忘怔忡"。现代研究表明，归脾汤可增加血液中红细胞、血红蛋白等有形成分，其药物中含有维生素、糖类，以及钙、铁、磷等物质，可以抑制部分细菌的生存，减少不良反应的发生。

本案中患者见倦怠乏力，心悸动则尤甚，食少，面色萎黄，月经量多，舌淡苔薄，脉弱等症。证属萎黄，心脾两虚证。脾胃虚弱，生化乏源，脾虚不能统血而使月经量多，加重血虚，导致贫血。故用归脾汤加减以益气养血，健脾养心。方中黄芪、党参、炒白术、茯苓补脾益气，生血统血，脾气健运，则气血生化有源，气旺则血生，气行则血行；同时脾气充足，亦能统摄血行脉中而不引起出血病变。当归、炒白芍补血养血；生地黄、熟地黄滋阴养血；陈皮、升麻健运脾胃、升举阳气；砂仁、木香行气醒脾，可防大量益气补血药滋腻滞气，影响脾胃运化功能，使补而不滞；淫羊藿、巴戟天补肾助阳；菟丝子健脾益肾，山萸肉酸涩收敛，补元气、固经止血，二药相合则滋补肾阴，正如唐容川所提倡的补血当以"滋肾之阴""温肾之阳"。

二诊时，患者活动后的心悸气短、乏力症状较前好转，饮食正常。来诊时正值月经期，此次月经量较前减少，治疗上予以经后养阴补血，在前方基础上加沙参，玉竹易陈皮、升麻。三诊时患者已无活动后心悸、气短，乏力症状好转，饮食正常，睡眠可。复查血常规在正常范围内，继服前方，嘱其经后复诊。四诊时，患者无不适症状，当月月经来潮，月经量正常，血常规检查正常。

医案整理：牛新萍

医案 6：缺铁性贫血（脾虚痰浊）

潘某，男，60 岁。初诊：2011 年 12 月 15 日（大雪）。病案号：01353。

主诉：乏力伴头晕、心悸反复发作 8 个月。

现病史：患者 2011 年 4 月因反复头晕、心悸于解放军某医院住院，查血常规提示 Hb 80g/L，随后血红蛋白逐渐下降，复查血常规示 RBC 3.63×10^{12}/L、Hb 67g/L、MCV 76.4fL，Fe 4.5μmol/L、铁蛋白（FER）11.72ng/mL，诊断为"缺铁性贫血"，给予铁剂及叶酸等口服，病情好转。因口服改善心肌供血类活血中成药，痔疮反复发作，时有便血，渐致周身倦怠，头晕、心悸加重。现症见面色萎黄，周身倦怠，头晕心悸，脘腹胀满，食少纳呆，偶有下肢水肿，小便正常，大便黏滞。舌质淡暗、体胖大，苔白腻，脉沉弱。

既往史：痔疮史 30 年。

辅助检查：血常规示 WBC 5.1×10^9/L，RBC 3.63×10^{12}/L，Hb 90g/L，MCV 81.4fL，PLT 108×10^9/L，RC% 1.87%。

西医诊断：缺铁性贫血。

中医诊断：萎黄病（脾胃气虚，痰湿内停）。

治法：健脾和胃，疏利三焦。

处方：三仁汤加减。

砂仁 15g	杏仁 10g	生薏苡仁 25g	白蔻仁 10g
清半夏 10g	陈皮 15g	枳实 15g	厚朴 15g
猪苓 15g	茯苓 30g	滑石 30g	通草 10g
生甘草 10g	生姜 10g	大枣 10g	

14 剂，水煎服，每日 1 剂，早晚饭后 30 分钟温服。

西药处方：复方硫酸亚铁叶酸片，每次 4 片，日 3 次，口服。

二诊：2011 年 12 月 29 日。自觉乏力减轻，食欲改善，大便成形，下肢水肿消失；仍有腹胀，尤以进食后明显。舌质淡暗、体胖大，苔白腻，脉沉。上方去枳实、厚朴、猪苓，加用青皮、大腹皮行气除胀满，加泽泻、桑白皮化湿利水，通利小便。

砂仁 15g	杏仁 15g	生薏苡仁 25g	白蔻仁 15g

清半夏 10g	陈皮 15g	青皮 15g	大腹皮 15g
茯苓 30g	泽泻 15g	桑白皮 10g	通草 10g
草果 15g	生甘草 10g		

14 剂，水煎服，每日 1 剂，早晚饭后 30 分钟温服。

三诊：2012 年 1 月 12 日。患者劳累后偶有乏力，腹胀感消失。来诊当天自行停服铁剂。舌质淡红、体胖大，苔白微腻，脉沉。血常规示 WBC 5.6×10^9/L，RBC 5.11×10^{12}/L，Hb 119g/L，MCV 85.2fL，PLT 248×10^9/L。前方加党参益气健脾，白芍养血，再服 14 剂。

党参 20g	茯苓 30g	炒白术 15g	生白芍 25g
砂仁 15g	杏仁 10g	生薏苡仁 25g	白蔻仁 10g
清半夏 10g	陈皮 15g	枳实 15g	厚朴 15g
生甘草 10g	生姜 10g	大枣 10g	

14 剂，水煎服，每日 1 剂，早晚饭后 30 分钟温服。

半年后追访，患者诸症好转，复查血常规正常。

【诊疗心得】 在缺铁性贫血的病例中，除脾胃气虚，化生无源病例外，还有部分病例伴有痰湿内停，湿困脾阳，见"舌白不渴，面色淡黄，则非伤暑之偏于火者矣。胸闷不饥，湿闭清阳道路也"。究其原委，"湿为阴邪，自长夏而来，其来有渐，且其性氤氲黏腻，非若寒邪之一汗而解，温热之一凉则退，故难速已"。选用三仁汤宣畅气机，清热利湿。

本病例的特点是脾虚不运，痰湿内生，影响肺、脾、肾三脏的功能，致使痰饮停滞，阻遏三焦气机。三焦主司气化，是水液代谢的通道。首诊遣方三仁汤清利湿热，使湿从三焦分而利之，湿去脾醒，从而恢复脾的运化功能。方中杏仁苦温，宣利上焦肺气，气行则湿化；白蔻仁芳香化湿，行气宽中，畅中焦之脾气；生薏苡仁甘淡性寒，渗湿利水而健脾，使湿热从下焦而去。三仁合用，三焦分消，祛湿而不助热。辅以清半夏、陈皮、枳实、厚朴畅中理气除湿；猪苓、茯苓、泽泻化湿利水；滑石、通草甘寒淡渗，导湿热下行；青皮、大腹皮行气消胀。经过两次复诊的进一步化湿醒脾之后，重用党参，因湿浊胶固难化，气足则气血运行通畅，湿浊分消事半功倍。

关于湿病的治疗，临床还常常辨证选用霍朴夏苓汤化湿醒脾、除湿胃苓汤燥湿健脾、黄芩滑石汤利湿清热。

医案整理：丁丽

医案7：缺铁性贫血（气虚血瘀）

孙某，女，45 岁。初诊：2013 年 11 月 5 日（霜降）。病案号：02893。

主诉：乏力 3 年余，加重伴头晕 1 周。

现病史：患者 2010 年无诱因出现乏力、心慌，体检时发现贫血，未行相关检查及治疗。2013 年 4 月就诊于大连市某医院，查血常规示 RBC 5. 22 ×10^{12}/L，Hb 83g/L，MCV 81. 5fL；FER 9. 84ng/L。口服铁剂 1 个月后，自行停药。近 1 周上述症状加重，伴有头晕。现症见面色萎黄，倦怠乏力，头晕背痛，畏寒肢冷，入睡困难，食少纳呆，大小便正常。舌质淡暗、体胖大，舌边有齿痕、瘀斑，苔薄白，脉沉弱。

既往史：子宫肌瘤 3 年。

月经史：月经规律，周期 30 天，行经 5～7 天，量多，有大血块，痛经。上次月经 2013 年 10 月 12 日。

辅助检查：血常规示 WBC 7. 68 ×10^9/L，RBC 4. 8 ×10^{12}/L，Hb 88g/L，MCV 80. 6fL，PLT 225 ×10^9/L，RC% 0. 43%。

西医诊断：缺铁性贫血。

中医诊断：萎黄病（气虚血瘀）。

治法：补血活血，化瘀止血。

处方：血府逐瘀汤加减。

当归 15g	川芎 10g	红花 10g	枳壳 10g
生地黄 15g	熟地黄 15g	赤芍 15g	炒白芍 15g
莪术 15g	没药 10g	肉桂 10g	生甘草 10g

5 剂，水煎服，每日 1 剂，早晚饭后 30 分钟温服。

西药处方：复方硫酸亚铁叶酸片，每次 4 片，日 3 次，口服。

二诊：2013 年 11 月 12 日。服药后月经 11 月 10 日来潮，量仍多，色黑，但痛经有所减轻。舌质淡暗、体胖大，舌边有齿痕、血瘀点，苔薄白，脉沉弱。患者月经量仍多，目前正值经期，治以补气温阳摄血。

党参 25g	黄芪 15g	陈皮 15g	升麻 10g
仙茅 15g	淫羊藿 15g	覆盆子 15g	巴戟天 15g
女贞子 15g	旱莲草 15g	桑椹子 15g	菟丝子 15g
炮姜 5g	艾叶 15g	生甘草 10g	

7 剂，水煎服，每日 1 剂，早晚饭后 30 分钟温服。

三诊：2013 年 11 月 19 日。服药后乏力、倦怠、头晕、畏寒肢冷、失眠有所改善。舌质淡暗、体胖大，舌边有齿痕、血瘀点，苔薄白，脉沉弱。血常规示 WBC 6.56×10^9/L，RBC 4.1×10^{12}/L，Hb 91g/L，MCV 84.4fL，PLT 228×10^9/L。患者本次经期已结束，故在一诊的方剂中去枳壳，加桃仁活血化瘀，陈皮、升麻健脾生血。

当归 15g	川芎 10g	桃仁 10g	红花 10g
生地黄 15g	熟地黄 15g	赤芍 15g	炒白芍 15g
陈皮 15g	升麻 10g	莪术 15g	没药 10g
肉桂 10g	生甘草 10g		

7 剂，水煎服，每日 1 剂，早晚饭后 30 分钟温服。

患者再服药 7 剂后，症状明显改善。待下一个月经周期前再予通经方治疗。

【诊疗心得】本案患者存在两个问题，第一是贫血，第二是月经量多、血块多、痛经。结合患者的症状及舌脉表现，考虑本则病例的病因起于经水量大不止，慢性失血形成血虚，导致贫血；同时冲任瘀滞，血不循经，久则血虚，血瘀是本，贫血是标，予以活血止血补血的治疗原则。从治疗上来看，调理月经的量、色、质是其根本。

患者平素月经周期基本规律，就诊时恰逢月经来潮前一周，故首诊给予血府逐瘀汤5剂，以通其经血，化其瘀滞。患者服药5剂后月经来潮，此次月经色黑，痛经有所减轻，已达活血目的。二诊时，患者正值月经期，不宜再通，应宜补宜止，故选用大量温补之药。方中党参、黄芪、陈皮、升麻补气健脾生血；仙茅、淫羊藿、覆盆子、巴戟天温补肾阳；女贞子、旱莲草、桑椹子、菟丝子温补肾阴；艾叶、炮姜温经止血以减少经量。三诊时，患者经期已结束，血瘀是其致病的根本，故此时治疗仍以活血为主，同时兼以生血。方中当归、川芎、桃仁、红花、莪术、没药活血化瘀为主；生地黄、熟地黄、炒白芍补血生血养阴；陈皮、升麻、甘草健脾生血；肉桂温阳活血。同时嘱患者连续口服硫酸亚铁叶酸片。综观三诊，体现因人制宜的思想，即在女性月经前期、月经期、经后期不同的用药原则。

月经期失血过多是造成中年妇女贫血的主要原因，最终导致血虚证，其病机兼有血热、血瘀、气郁、气虚、气滞等。这里要强调两点：一是要认识血瘀出血，因瘀而失血；二是要认识经水过多的治疗法则，即经前宜化瘀、经中宜补气、经后宜补肾。对血少的患者，要同时注意补气生血。总之，在运用中药治疗贫血时，要学会掌握标本，择期用药，谨记脾肾为本，贯彻始终。

医案整理：李国林

医案8：缺铁性贫血合并荨麻疹

杨某，女，44岁。初诊：2020年10月20日（寒露）。病案号：22092。

主诉：乏力伴皮肤风团疹反复发作10个月。

现病史：2020年初，患者因乏力伴皮肤风团疹，就诊于大连市某医院，查血常规示Hb 83g/L，后经进一步检查，诊断为"缺铁性贫血、荨麻疹"，住院期间予胸腺五肽注射液、复方甘草酸苷片、氯雷他定等药物调节免疫、脱敏治疗，未针对贫血用药，荨麻疹反复发作。现症见面色萎黄，倦怠乏力，周身皮肤片状风团疹，伴瘙痒，平素手足不温，口干口苦，口角溃烂，心烦少寐，纳可，小便正常，大便溏薄。舌质紫暗、舌体颤，有气郁点，苔白浊，脉沉弦。

辅助检查：血常规示 WBC 7.61×10^9/L，RBC 4.37×10^{12}/L，Hb 76g/L，MCV 80.4fL，PLT 284×10^9/L，RC% 1.98%。

西医诊断：缺铁性贫血；荨麻疹。

中医诊断：萎黄病（少阳病兼湿毒内蕴）。

治法：温化少阳，祛风止痒。

处方：柴胡桂枝干姜汤加减。

柴胡 10g	黄芩 10g	桂枝 10g	干姜 5g
当归 15g	炒白芍 15g	炒枣仁 25g	生牡蛎 25g
白茅根 25g	芦根 25g	白僵蚕 10g	蝉蜕 10g
白鲜皮 15g	地肤子 15g	猫爪草 15g	刺蒺藜 15g
浮萍 10g	生甘草 10g		

7 剂，水煎服，每日 1 剂，早晚饭后 30 分钟温服。

西药处方：复方硫酸亚铁叶酸片，每次 4 片，日 3 次，口服。

二诊：2020 年 10 月 27 日。服药后诸症缓解，前述乏力、口角溃烂、口干口苦、皮肤瘙痒都有所改善；仍有手足不温。舌质紫暗、舌体颤，有气郁点，苔白浊，脉沉弦。血常规示 WBC 7.52×10^9/L，RBC 4.63×10^{12}/L，Hb 93g/L，MCV 82.4fL，PLT 243×10^9/L。上方去炒枣仁，加防风升阳疏风。

柴胡 10g	黄芩 10g	桂枝 10g	干姜 5g
当归 15g	炒白芍 15g	防风 10g	生牡蛎 25g
白茅根 25g	芦根 25g	白僵蚕 10g	蝉蜕 10g
白鲜皮 15g	地肤子 15g	猫爪草 15g	刺蒺藜 15g
浮萍 10g	生甘草 10g		

7 剂，水煎服，每日 1 剂，早晚饭后 30 分钟温服。

三诊至四诊：症状缓解，守上方继续治疗。

五诊：2020 年 11 月 17 日。服药后乏力、口角溃烂、口干口苦、皮肤瘙痒等均明显减轻，纳可，大便成形；补述夜卧不宁，早醒。舌质紫暗，有气郁点，苔白浊，脉沉弦。血常规示 WBC 7.3×10^9/L，RBC 5.35×10^{12}/L，Hb 132g/L，MCV 86fL，PLT 260×10^9/L。予柴胡桂枝干姜汤合四物汤加减。

柴胡 10g	黄芩 15g	桂枝 15g	干姜 10g
当归 15g	炒白芍 15g	生地黄 15g	熟地黄 15g
菟丝子 25g	夜交藤 15g	炒枣仁 25g	生牡蛎 25g
胆南星 10g	川芎 15g	乌梅 15g	生甘草 10g

14 剂，水煎服，每日 1 剂，早晚饭后 30 分钟温服。

【诊疗心得】缺铁性贫血是由于铁摄入不足、需求增多或丢失过多，导致体内贮存铁被耗尽，影响血红蛋白合成而引起的小细胞低色素性贫血。荨麻疹是皮肤、黏膜小血管扩张及渗透性增加而出现的一种局限性水肿反应，可由多种致病因素引发，但通常与免疫力低下有关。

本例患者因肝郁脾虚，运化无力，久则血虚生风，气机不畅，肝肾失司，以致寒热不调，口干口苦、口角溃烂等"上热"之征突显，然仍有手足不温，舌质紫暗，苔白浊，脉沉弦等"寒"证胶着。气机不畅，肝"郁"其中。其病因有三：一为肝"郁"气机不达；二为血虚生风；三为脾肾阳虚，寒伏于中下，肾水不能上济，火热上炎，且热不达四末。本虚标亦虚，故慎用苦寒之剂，"热因热用"，故选用柴胡桂枝干姜汤。首先调畅气机，疏泄肝胆，使脾升胃降，调节生化气血功能，而非重用治血药物；其次，温脾阳，补肾阳，以热治热，引火归原。柴胡桂枝干姜汤见于《伤寒论》第 147 条："伤寒五六日，已发汗而复下之，胸胁满微结，小便不利，渴而不呕，但头汗出，往来寒热，心烦者，此为未解也，柴胡桂枝干姜汤主之。"方中柴胡、黄芩同用，能和解少阳之"郁"邪，清利肝胆；以干姜、炙甘草温脾阳，补肾阳；桂枝辛温，温经散寒，温通血脉，有交通寒热阴阳的作用；生牡蛎软坚散结解毒；白茅根、芦根利水养阴，化湿解毒；白僵蚕、蝉蜕、白鲜皮、地肤子、猫爪草、刺蒺藜、浮萍祛风止痒。宋代陈自明《妇人良方》云："治风先治血，血行风自灭。"后世医家进一步提出"治血先治风，风去血自通"，其风已不拘泥于风痹一证。本案贫血之证，先从风治，旨在透邪外出，辅以当归、炒白芍。当归能行血，炒白芍能敛阴，二药相配，养血而有理血的功效，标本兼治。当归、炒白芍（血中血药）为阴柔补血之品，与川芎（血中气药）相配，动静结合，补血而不滞血，活血而不伤血。全方温阳与散寒并用，养血与通脉兼施，温而不燥，补而不滞。治病辨证准确，则效果显著。临证气血寒热错杂之证，治之最难。朱丹溪《格致余论》言："见痰休治痰，见血休治血，见汗不发汗，有热莫攻热；喘气毋耗气，精遗勿涩泄，明得个中趣，方是医中杰。"言之凿凿，悟之坚坚。

本病例重点强调针对病机的治疗，通过荨麻疹等并发症，找到症结所在，疏肝理脾，调整脏腑功能，各司其职。若脏腑功能尚未恢复，盲目应用滋腻进补药品，恐更加阻碍气机，适得其反。

医案整理：周正国

医案9：缺铁性贫血合并艾迪生病

姜某，女，45岁。初诊：2015年7月7日（小暑）。病案号：04479。

主诉：确诊艾迪生病3年，加重伴乏力、恶心1个月。

现病史：患者2012年因乏力就诊于北京市某医院，诊断为"缺铁性贫血"，间断补铁治疗。2015年6月劳累过度后，出现胸闷心悸、乏力、气短，于大连市某医院查Hb 85g/L，心电图示室性早搏，未行治疗。现症见面色黧黑，形体消瘦，倦怠乏力，胸闷气短，纳呆恶心，睡眠欠佳，夜尿频数，大便正常。舌质淡红、舌尖赤，有瘀斑，苔白，脉弦细。

既往史：胸腺瘤术后10年；强直性脊柱炎4年；艾迪生病3年，长期口服地塞米松 5mg，日 2 次，病情平稳；子宫肌瘤 1 年。

家族史：母亲患强直性脊柱炎，外祖母患类风湿关节炎。

辅助检查：血常规示 WBC 11.91×10^9/L，RBC 4.37×10^{12}/L，Hb 80g/L，MCV 86.1fL，PLT 514×10^9/L，RC% 0.32%；FER 8μmol/L。

西医诊断：缺铁性贫血；艾迪生病。

中医诊断：萎黄病（气血两虚）。

治法：益气养血。

处方：八珍汤加减。

太子参 25g	茯苓 25g	炒白术 15g	炒白芍 15g
当归 15g	川芎 15g	生地黄 15g	熟地黄 15g
法半夏 10g	厚朴 10g	竹茹 10g	枳实 10g
沙参 15g	麦冬 15g	莪术 15g	生薏苡仁 25g
生甘草 10g	大枣 10g		

7 剂，水煎服，每日 1 剂，早晚饭后 30 分钟温服。

西药处方：患者因口服铁剂后恶心呕吐明显，故一直未用。

二诊：2015 年 7 月 14 日。服药后无恶心、呕吐等症状，能少量进食；心悸、乏力等症状改善不明显。舌质淡红、舌尖赤，有瘀斑，苔白，脉弦细。继续服上方 14 剂。

三诊：2015 年 7 月 28 日。服药后已无恶心，饮食较前明显好转，乏力、胸闷气短有所缓解；仍有心悸，睡眠欠佳。舌质淡红、舌尖赤，有瘀点，苔白，脉弦细。血常规示 WBC 8.92×10^9/L，RBC 4.34×10^{12}/L，Hb 95g/L，MCV 90.7fL，PLT 432×10^9/L。上方去竹茹、枳实，加炒枣仁、远志养心安神。

太子参 25g	茯苓 25g	炒白术 15g	炒白芍 15g
当归 15g	川芎 15g	生地黄 15g	熟地黄 15g
法半夏 10g	厚朴 10g	炒枣仁 15g	远志 15g
沙参 15g	麦冬 15g	莪术 25g	生薏苡仁 25g

生甘草10g　　　大枣10g

14剂，水煎服，每日1剂，早晚饭后30分钟温服。

以此方反复加减治疗二十余诊，2015年10月中旬停用地塞米松片。2015年11月1日复查血常规示WBC 7.83×10^9/L，RBC 4.54×10^{12}/L，Hb 115g/L，MCV 88.3fL，PLT 382×10^9/L。患者一直于我处随诊，目前病情平稳。

【诊疗心得】 本案患者为艾迪生病合并缺铁性贫血，病情比较复杂。缺铁性贫血临床比较常见，但艾迪生病很少见，治疗经验也不多。慢性肾上腺皮质功能减退症（又称"艾迪生病"）是由结核、自身免疫等原因破坏双侧肾上腺的绝大部分，致肾上腺皮质激素分泌不足而引起的疾病。色素沉着为其临床特征，其次为乏力、体重减轻、胃肠道紊乱、血压降低、低血糖表现、严重视力模糊、神经症状表情淡漠等，严重的可引起休克、昏迷。本病的最基本疗法除病因治疗外，还需长期皮质激素的替代补充。此为李铁教授临证首次接诊艾迪生病，本应运用中西医的理论探讨治疗，但考虑患者病情较重，必须谨慎行之。本案可以从药毒致病分析，紧扣生理病理主题，患者因患病长期口服糖皮质激素，此类药物在中医药性上属大辛大热有毒之品，长期口服可致人五脏焦枯，血气干涸，脏腑功能失调，湿毒蕴生。毒热日久，煎熬血液，可致面色黧黑，湿毒弥漫全身，脾脏运化水谷功能减弱，久则出现形体消瘦、倦怠乏力、纳呆恶心等症。肺主治节，三焦水道不利，肺气宣发、肃降功能失司，故可见胸闷气短；毒热扰心，故可见失眠少寐等。本案患者久病体虚，恐不能耐受攻伐之法，急需固本护胃，同时配合化湿解毒，以达标本兼治。第一，不改变现行的激素用量；第二，暂不考虑助阳，以防虚阳浮越，导致肾上腺素危象的发生；第三，在补阴的基础上，探索化湿解毒，以调和阴阳，改善免疫功能。选方八珍汤加减，通过益气养血改善免疫以治其本。同时在纷乱交杂的病证中，还先要解决患者的吃饭问题，因患者频发恶心、呕吐、食不下，故需调胃气，养胃阴，加用竹茹、枳实、法半夏、厚朴和胃降逆止呕，治疗胸闷、呕恶等症状；沙参、麦冬益气养胃阴、心阴；莪术、生薏苡仁活血化湿，解毒增效。

人体后天所需的气血，主要源于饮食物中的营养（精微），所以古人称"胃为水谷之海，气血之源"，即一身气血皆从胃中谷气化生而来，对维持人体生命有至关重要的作用，所以说"胃者，人之根本也；胃气壮，则五脏六腑皆壮"。我们可以通过观察"胃气"的强弱、有无来判断病情的预后，称"有胃气则生，无胃气则死"。如果食欲尚好，消化功能正常，即使来诊时表现的病情很重，一般预后也较好；如果食欲差甚至毫无食欲，而且难于恢复者，往往预示后果不良。二诊患者恶心、呕吐症状好转，可少量进食，说明患者消化功能已恢复正常。同时脾胃乃气血生化之源，只有气血生化充足，贫血症状才能缓解，正气才能充足，免疫功能才能恢复正常，诸病得除。三诊患者仍存在睡眠欠佳，一方面考虑为血虚心神失养所致，另一方面多为长期口服激素所致，故加用炒酸枣仁、远志养心安神，同时保护心阴，防止激素对心脏的损害，起到未病先防之作用。

医案整理：李国林

三、巨幼细胞性贫血

医案 10：巨幼细胞性贫血

刘某，女，67 岁。初诊：2012 年 9 月 11 日（白露）。病案号：02016。

主诉：反复食少纳呆 20 年，加重半个月。

现病史：患者自 1992 年开始无明显诱因出现食少纳呆，时轻时重，未系统诊治。2000 年 5 月因乏力就诊于大连市某医院，经检查确诊为"巨幼细胞性贫血"，间断口服叶酸片、维生素 B_{12} 片，血红蛋白维持在 60g/L 左右，上述症状时有反复。近半个月面色萎黄，消瘦明显，故而来诊。现症见面色萎黄，形体消瘦，倦怠乏力，头晕心悸，面部及双下肢略肿，口干咽燥，心烦少寐，脘腹胀痛，食少纳呆，时有畏风，小便正常，大便秘结。舌质红，苔剥脱、水滑，脉弦细。

辅助检查：血常规示 WBC 6.71×10^9/L，RBC 1.34×10^{12}/L，Hb 61g/L，MCV 133fL，PLT 209×10^9/L。

西医诊断：巨幼细胞性贫血。

中医诊断：黄胖病（肝郁脾虚，胃阴不足）。

治法：调和肝脾，养阴益胃。

处方：四逆散合益胃汤加减。

醋柴胡 10g	延胡索 15g	法半夏 10g	厚朴 15g
枳实 15g	炒白芍 25g	石斛 15g	玉竹 15g
沙参 10g	生地黄 10g	生姜 10g	大枣 10g
生甘草 10g			

7剂，水煎服，每日1剂，早晚饭后30分钟温服。

西药处方：叶酸片，每次 10mg，日1次，口服；维生素 B_{12} 片，每次 50μg，日1次，口服。

二诊：2012年9月18日。服药后，头晕心悸、胃痛口干、畏风较前减轻，仍纳呆、少寐，药后便溏。舌质红，苔剥脱、水滑，脉弦细。考虑患者大便偏溏，去行气除满的枳实、厚朴两味药。

醋柴胡 10g	延胡索 15g	法半夏 10g	炒白芍 25g
石斛 15g	玉竹 15g	生地黄 10g	麦冬 15g
生姜 10g	生甘草 10g	大枣 10g	

7剂，水煎服，每日1剂，早晚饭后30分钟温服。

三诊：2012年9月27日。服药后，无便溏，头晕心悸、口干改善；偶有胃痛，乏力、纳呆、失眠改善不明显。舌质红减退，苔剥脱，脉弦细。血常规示 WBC 5.16×10^9/L，RBC 2.36×10^{12}/L，Hb 71g/L，PLT 234×10^9/L。上方加沙参、玄参以养阴益胃。

醋柴胡 10g	延胡索 15g	法半夏 10g	炒白芍 25g
沙参 10g	麦冬 15g	石斛 15g	玉竹 15g

生地黄 10g　　　　玄参 10g　　　　生姜 10g　　　　生甘草 10g

大枣 10g

14 剂，水煎服，每日 1 剂，早晚饭后 30 分钟温服。

四诊：2012 年 10 月 9 日。胃痛、纳呆明显改善，无头晕、心悸及口干，乏力及睡眠略有缓解。舌质淡红，苔薄白、水滑，脉弦细。血常规示 WBC 4.76×10^9/L，RBC 2.64×10^{12}/L，Hb 85g/L，MCV 106fL，PLT 282×10^9/L。续服上方 14 剂，随诊。

【诊疗心得】巨幼细胞性贫血，简称"巨幼贫"，是由于脱氧核糖核酸（DNA）合成障碍所引起的一种贫血，因缺乏维生素 B_{12} 和（或）叶酸所致。这种贫血的特点是骨髓幼稚红细胞量多，红细胞核发育不良，成为特殊的巨幼红细胞。因此，西医用补充维生素 B_{12} 或甲基维生素 B_{12} 治疗已经成为常规，大部分贫血能够改善。但随着病程持久，难以根治，反复出现倦怠乏力、头晕心悸、食少纳呆、失眠少寐等症状。

这个病例的特点是年老体虚，久病 20 年不愈，以食少纳呆为主要表现；伴有形体消瘦，倦怠乏力，口干咽燥，心烦少寐，脘腹胀痛，大便秘结，舌质红，苔水滑，脉细。辨证为脾气阴两虚，虚热内蕴，兼有湿浊。脉弦为肝气不疏之征象。鉴于患者年老久病体虚，瘦人多火，多阴血不足，且素有贫血病史，阴血不足，津液枯竭，治疗上需要补益阴液；至虚之人，不能峻补，所以要平补中焦。患者以食少纳呆为主要表现，主要病机是脾胃运化失司。治脾胃病多从肝脾入手，再辨虚实寒热，辨证用药。肝与脾胃关系密切，生理上制中有生，相反相成。土得木而达，木得土则荣；病理上相互影响，一病俱病，木旺易乘土，土壅则木郁。正如"见肝之病，知肝传脾，当先实脾"，脾主运化，胃主受纳，二者互为表里，生理上相互为用，病理上互相影响，故治胃病亦可从肝论治，使肝调而胃病可愈，方用四逆散加减。方中柴胡升阳，可疏肝解郁；炒白芍敛阴，能养血柔肝。二者合用，意在补肝养血，条达肝气。枳实理气解郁，行气导滞，配柴胡以助升清降浊，配炒白芍以助理气和血。延胡索首载于《开宝本草》，其味辛苦、性温，为活血化瘀、行气止痛之妙品，李时珍在《本草纲目》述其"能行血中气滞，气中血滞，故专治一身上下诸痛"。在原方中加延胡索15g，与白芍相伍，用以柔肝阴，缓胃痛，理气滞。

同时患者有消瘦乏力、纳呆口干、苔剥脱等胃阴不足的表现，故合用益胃汤，常用沙参、麦冬、玉竹、石斛、玄参、生地黄、百合等药以顾护胃阴。治疗脾胃病，李铁教授常以四逆散为基本方，根据不同病因及病证，配合不同的方药。若兼有胃寒者，常用高良姜、香附、吴茱萸等；若兼有中焦气滞者，常用砂仁、木香、苏梗、藿梗等；若兼有湿热中阻者，常用苍术、厚朴、陈皮等；若兼有饮食停滞者，常用神曲、白豆蔻、佩兰等；若兼有气滞血瘀者，常用丹参、乳香、没药、蒲黄等；若兼有脾胃虚寒者，常用干姜、桂枝等；若兼有脾虚气滞者，常用白术、茯苓、陈皮、砂仁、木香等。

医案整理：王冬梅

四、再生障碍性贫血

医案11：重型再生障碍性贫血1

孙某，男，18岁。初诊：2019年11月21日（立冬）。病案号：20933。

主诉：周身乏力1年余。

现病史：2018年7月无明显诱因出现周身乏力，伴反复鼻衄，未予重视。2019年2月因乏力加重，于大连市某医院确诊为"重型再生障碍性贫血"，先后予大剂量激素冲击、司坦唑醇片、丙种球蛋白等对症治疗。出院后，续服司坦唑醇片6～12mg/d，半个月前改服达那唑胶囊、吗替麦考酚酯胶囊治疗。现症见周身乏力，面色苍白，多汗，活动后心悸明显，形体肥胖，面如满月，皮肤多毛、泛发痤疮，腰中寒凉。舌质紫暗、体胖大，苔白浊、厚腻，脉弦缓。

辅助检查：血常规示 WBC 4.6×10^9/L，RBC 2.17×10^{12}/L，Hb 64g/L，

PLT 13×10^9/L；肝功能示谷氨酰转肽酶（GGT）52U/L；肾功能示肌酐（Cr）46.6μmol/L。

西医诊断：重型再生障碍性贫血。

中医诊断：髓劳病－急髓劳（脾肾阳虚，气血不足）。

治法：温肾健脾，益气养血。

处方：八珍汤合二仙汤加减。

太子参30g	黄芪25g	炒白术25g	炒白芍15g
当归15g	川芎10g	生地黄15g	熟地黄15g
陈皮15g	升麻10g	制首乌15g	鸡血藤15g
仙茅15g	淫羊藿15g	菟丝子15g	巴戟天15g
阿胶15g	生甘草10g		

7剂，水煎服，每日1剂，早晚饭后30分钟温服。

西药处方：达那唑胶囊，每次0.1g，日2次，口服；吗替麦考酚酯胶囊，每次0.5g，日2次，口服。

中成药处方：益血生胶囊，每次4粒，日3次，口服。

二诊：2019年11月28日。患者仍有乏力、多汗、活动后心悸，腰凉明显。舌质紫暗、体胖大，苔白浊、厚腻，脉弦缓。上方加酒黄精以益精补血。

太子参30g	黄芪25g	炒白术25g	炒白芍15g
当归15g	川芎10g	生地黄15g	熟地黄15g
陈皮15g	升麻10g	制首乌15g	鸡血藤15g
仙茅15g	淫羊藿15g	菟丝子15g	巴戟天15g
酒黄精15g	阿胶15g	生甘草10g	

7剂，水煎服，每日1剂，早晚饭后30分钟温服。

三诊至六诊：患者乏力、多汗、活动后心悸明显症状有所缓解。舌质紫暗、体胖大，苔白浊、微腻，脉弦缓。守原方为基础加减治疗。

七诊：2020年1月8日。服药后心悸症状改善，活动后仍乏力。舌质淡暗、体胖大，苔白微腻，脉弦缓。复查血常规示 WBC 5.2×10^9/L，RBC 3.71×10^{12}/L，Hb 72g/L，PLT 28×10^9/L；肝功能示 GGT 37U/L；肾功能示 Cr 38.5μmol/L。予八珍汤合四草四根汤加减治疗。

太子参 30g	黄芪 25g	炒白术 25g	防风 15g
当归 15g	炒白芍 15g	生地黄 15g	熟地黄 15g
陈皮 15g	五味子 15g	制首乌 15g	鸡血藤 15g
仙鹤草 30g	茜草根 30g	紫草 15g	旱莲草 25g
酒黄精 15g	鹿角霜 15g	阿胶 15g	炙甘草 10g
大枣 10g			

20 剂，水煎服，每日 1 剂，早晚饭后 30 分钟温服。

患者服药后，病情稳定，给予持续中药辨证施治至今，每 3～4 个月复查。2022 年 3 月 8 日血常规示 WBC 2.62×10^9/L，RBC 4.04×10^{12}/L，Hb 125g/L，PLT 86×10^9/L，肝肾功能正常。

【诊疗心得】再生障碍性贫血，简称"再障"，是由多种病因引起的骨髓造血功能衰竭，导致以骨髓有核细胞增生低下，红骨髓容量减少，脂肪组织增多，全血细胞减少为临床表现的一组综合征。中华医学会血液学分会再生障碍性贫血协作组将再障统一分为普通型、重型Ⅰ和重型Ⅱ三种类型。其中重型再生障碍性贫血是一组病情急速恶化，贫血呈进行性加剧，常伴有严重感染与出血，死亡率较高的疾病。1993 年，李铁教授于首批全国名老中医师承学习结业，系统总结国医名师黄世林治疗再障的学术思想，将其归纳为"辨标本缓急论治重型再障"的理论体系。重型再障来势凶猛，病变急速，病势危重，虽以肾阴、肾阳不足为本，但高热、出血势急乃其要害。此为本虚标实之证，当遵"急则治标，缓则治本"的治疗大法，于水火之中救急，当危殆之际拯危。根据其脉证、血象、骨髓象分为急进期、稳定期、缓解期。本病在中医学属"虚劳""虚损""血证"等范畴，《中医血液病学》（陈信义、杨文华主编，中国中医药出版社于 2019 年出版）将本病命名为"髓劳病"。其中慢性起病者称"慢髓劳"，急性起病者称"急髓劳"。

这个病例是在急进期治疗基础上，病情获得稳定，临床上无明显感染症状，不输血则血红蛋白仍稳定在 50g/L 以上，但巨核细胞再生不良，血小板减少严重。症见周身乏力，面色苍白，多汗，活动后心悸明显，形体肥胖，面如满月，皮肤多毛、泛发痤疮，腰中寒凉。舌质紫暗、体胖大，苔白浊、厚腻，脉弦缓。经过多年的临证实践我们发现，再生障碍性贫血多数为虚性疾病。本例患者发病已 1 年有余，长期应用西药辛热燥烈之品，以致症状上出现虚实夹杂的表现。患者周身乏力，面色苍白，活动后心悸，脉弦细，提示气血极度亏虚；长期口服糖皮质激素、雄激素以致毒热滋生，出现面如满月，皮肤多毛、泛发痤疮，舌质紫暗、体大，苔白浊、厚腻等症。因本病以气血俱虚为本，故用八珍汤健脾以补后天之本，二仙汤温肾以强先天之本，逐渐替代西药，以减轻其毒副作用。同时，此期肾脏阴阳被劫耗殆尽，气血阴阳俱虚于内，髓枯血槁，正气衰败，当合以补肾填髓、健脾摄血之法。其基本处方：太子参 15～30g，黄芪 20～30g，炒白术 15～25g，茯苓 10～20g，当归 10～20g，炒白芍 15～25g，生地黄 15～25g，熟地黄 15～20g，制首乌 15～20g，鸡血藤 20～30g，阿胶 10～20g，甘草 5～10g。这一时期，一般病程较长，要循急进期取得的治疗经验，恪守"效不更方"古训，仍以原方为基础，重用补肾阳的二仙汤。二仙汤温肾阳、补肾精，取阴阳双补之意。其中淫羊藿为李铁教授临床常用药物，特别是在再障患者及撤减激素过程中运用的比较多。淫羊藿是使用最为悠久及药用来源种类最多的中药之一，最早记载于《神农本草经》。《神农本草经》记载其"主阴痿绝伤，益气力，强志"；《日华子本草》载其"治一切冷风劳气，补腰膝，强心力，丈夫绝阳不起，女子绝阴无子，筋骨挛急，四肢不任，老人昏耄，中年健忘"；《药性论》云其"亦可单用，味甘，平。主坚筋益骨"；《开宝本草》云其"味辛，寒，无毒，坚筋骨，消瘰疬，赤痈、下部有疮洗出虫"；《本草纲目》载其有"益精气，坚筋骨，补腰膝，强心力"之功效；《中国药典》载其"辛、甘、温，归肝、肾经，具有补肾阳、强筋骨、祛风湿之功效，多用于阳痿遗精，筋骨痿软，风湿痹痛，麻木拘挛，更年期高血压等"。

补肾阴的生地黄、熟地黄、制首乌、阿胶、菟丝子，意在救护肾阴、肾阳。阴阳互助，肾精充盈则肾气乃旺，气血化源得充。妙用茯苓，贵在健脾补中，防诸补药滋腻之性；加入当归、川芎、鸡血藤三味活血之品，目的在于改善在少阴肾经骨髓内热毒瘀滞，祛瘀生新。同时在中药汤剂基础上，继续服用司坦唑醇片 6～12mg/d，用中西医结合之法治疗急性再障。

医案整理：周正国

医案 12：重型再生障碍性贫血 2

刘某，女，44 岁。初诊：2017 年 2 月 16 日（立春）。病案号：06920。

主诉：周身乏力伴双下肢皮肤瘀点瘀斑 1 年余。

现病史：2016 年 1 月无诱因出现周身乏力伴双下肢皮肤瘀点瘀斑，就诊于大连市某医院，经骨髓穿刺，诊断为"重型再生障碍性贫血"，先后住院 5 次。住院期间，给予输血、丙种球蛋白等治疗。出院后，间断输血，对症治疗，上次输血时间为 2017 年 2 月 8 日。因视物模糊就诊于眼科，考虑为再生障碍性贫血所致的眼底出血。现症见倦怠乏力，视物模糊，齿龈出血，口干盗汗，时有心悸，五心烦热，夜卧不宁，食少纳呆，足趾麻木，大小便正常。舌质淡，苔白，脉沉细弱。

辅助检查：血常规示 WBC 1.58×10^9/L，RBC 1.61×10^{12}/L，Hb 55g/L，PLT 15×10^9/L。

西医诊断：重型再生障碍性贫血。

中医诊断：髓劳病 - 急髓劳（气虚亏虚，肾阴不足，气不摄血）。

治法：健脾益气，滋补肾阴，补血摄血。

处方：八珍汤合二至丸加减。

| 生晒参 15g | 茯苓 15g | 炒白术 30g | 炒白芍 15g |

当归 15g	川芎 10g	生地黄 15g	熟地黄 15g
仙鹤草 15g	茜草 15g	女贞子 15g	旱莲草 15g
白茅根 30g	小蓟 15g	木贼花 15g	密蒙花 15g
菟丝子 15g	枸杞子 15g	鹿角霜 15g	阿胶 15g
炙甘草 10g			

7 剂，水煎服，每日 1 剂，早晚饭后 30 分钟温服。

西药处方：司坦唑醇片，每次 2mg，日 1 次，口服；环孢素软胶囊，每次 50mg，日 2 次，口服。

中成药处方：云南白药胶囊，每次 1 粒，日 4 次，口服。

二诊：2017 年 2 月 23 日。服药后乏力、心悸、口干、足趾麻木、纳少明显好转，双眼视物有改善，睡眠略改善，齿龈无出血；仍有盗汗、五心烦热。舌质淡，苔白，脉沉细弱。眼科复诊示双眼眼底无新的出血。血常规示 WBC 2.52×10^9/L，RBC 1.68×10^{12}/L，Hb 57g/L，PLT 18×10^9/L。上方去白茅根、小蓟，加仙茅、淫羊藿温补肾阳。

生晒参 10g	茯苓 15g	炒白术 30g	炒白芍 15g
当归 15g	川芎 10g	生地黄 15g	熟地黄 15g
仙鹤草 15g	茜草 15g	女贞子 15g	旱莲草 15g
仙茅 15g	淫羊藿 15g	木贼花 15g	密蒙花 15g
菟丝子 15g	枸杞子 15g	鹿角霜 15g	阿胶 15g
炙甘草 10g			

14 剂，水煎服，每日 1 剂，早晚饭后 30 分钟温服。

三诊：2017 年 3 月 9 日。服药后乏力、足趾麻木、纳少明显好转，五心烦热、睡眠改善，盗汗减轻。舌质淡，苔白，脉沉细弱，一直未再输血。血常规示 WBC 2.58×10^9/L，RBC 2.65×10^{12}/L，Hb 66g/L，PLT 35×10^9/L。予八珍汤合生脉饮加减。

生晒参 10g	茯苓 10g	炒白术 10g	炒白芍 10g
当归 10g	川芎 15g	生地黄 10g	熟地黄 15g

桂枝 10g	升麻 5g	麦冬 15g	五味子 10g
仙鹤草 30g	制首乌 10g	鸡血藤 15g	鹿角霜 10g
炙甘草 10g	大枣 10g		

14 剂，水煎服，每日 1 剂，早晚饭后 30 分钟温服。

患者服药后，病情稳定，不需输血。持续中药辨证治疗一年半，每 3~4 个月复查。2018 年 9 月 4 日血常规示 WBC $3.29 \times 10^9/L$，RBC $3.86 \times 10^{12}/L$，Hb 125g/L，PLT $122 \times 10^9/L$，肝肾功能正常。

【诊疗心得】本例患者重型再障治疗一年，来诊时三系重度减少，贫血、出血症状严重，需依靠输血维持。急当健脾益气，滋补肾阴，补血摄血，拟八珍汤合二至丸加减治疗。八珍汤益气补血，重用人参回阳救逆，大补元气。二至丸方中以女贞子为君药，味甘苦、性凉，补中有清，可滋肾养肝、益精血、乌须发；臣以旱莲草，味甘酸、性寒，既能滋补肝肾之阴，又可凉血止血。二药配合，补益肝肾，滋阴止血，药少、力专、性平，补而不滞，为平补肝肾之剂，共奏补益肝肾、滋阴止血之功。仙鹤草、茜草、白茅根、小蓟清热养阴，凉血止血；木贼花、密蒙花清肝明目；菟丝子、枸杞子滋补肾阴，同二至丸进一步滋补肝肾；鹿角霜、阿胶补血。二诊时，患者眼底出血及牙龈出血好转，去白茅根、小蓟，加仙茅、淫羊藿温补肾阳，旨在阳中求阴。三诊时，患者仍有心悸，盗汗，五心烦热，舌淡，苔白，脉沉细弱，予八珍汤合生脉饮加减。后病情稳定，给予中药持续辨证治疗。

重型再障急进期热毒炽盛，燔炽气血，严重消耗肾阴肾阳。经过急进期、稳定期辨证论治后，虽然邪热毒火消退，脉证、血象、骨髓象等均有所改善，但正气尚未尽复，肾阴、肾阳虚极难返，故不可终止治疗。从西医学的角度分析，此期骨髓造血功能很不稳定，部分病例尚未恢复到正常的造血能力，若终止治疗，势必重新加重骨髓的负担而导致复发。回顾众多复发的重型再障，无不因忽视甚或放弃了此期的治疗所致。重视缓解期的治疗，以固护肾脏、双补阴阳尤为重要，常以八珍汤合二仙汤、二至丸或者生脉饮双补气血，补肾固本，填精续髓。维持治疗需在半年以上，方可达到预期目的。

医案整理：汪莉

医案13：重型再生障碍性贫血3

徐某，女，69岁。初诊：2021年12月16日（大雪）。病案号：23555。

主诉：周身乏力，加重伴皮肤散在瘀斑2个月。

现病史：2020年3月患者出现周身乏力伴牙龈出血，查PLT 82×10⁹/L，未诊治。2021年10月因周身乏力加重，伴有皮肤多处瘀斑，于大连市某医院住院，查血常规示 WBC 1.81×10⁹/L，RBC 1.21×10¹²/L，Hb 61g/L，PLT 5×10⁹/L，RC% 2.95%，后经骨髓细胞学、骨髓流式细胞学等多项检查，诊断为"重型再生障碍性贫血"，建议艾曲泊帕乙醇胺片治疗，患者未同意，先后予环孢素软胶囊［谷丙转氨酶（ALT）>700U/L］、西罗莫司片、输注血小板等治疗，出院时PLT 35×10⁹/L。12月14日复查血常规，提示全血细胞减少，其中血小板低至8×10⁹/L，口服艾曲泊帕乙醇胺片治疗。现症见倦怠乏力，面色苍白，心悸气短，长期失眠，焦虑恐惧，口干咽燥，五心烦热，鼻衄、齿衄，多发皮肤瘀点瘀斑，腰膝酸软，大小便正常。舌质淡暗，苔黄燥，脉弦滑数。

既往史：高血压20年，规律服用降压药物治疗。

辅助检查：血常规示 WBC 2.80×10⁹/L，RBC 2.62×10¹²/L，Hb 78g/L，PLT 8×10⁹/L。

西医诊断：重型再生障碍性贫血。

中医诊断：髓劳病-急髓劳（气血亏虚，阴虚火旺）。

治法：补益气血，滋阴凉血。

处方：八珍汤合四草四根汤（自拟方）加减。

太子参25g	黄芪15g	炒白术15g	茯苓15g
当归15g	炒白芍15g	生地黄15g	熟地黄15g

仙鹤草 25g	旱莲草 25g	茜草根 30g	白茅根 30g
紫草 10g	荷叶 10g	制首乌 15g	鸡血藤 15g
炙甘草 10g			

7 剂，水煎服，每日 1 剂，早晚饭后 30 分钟温服。

西药处方：艾曲泊帕乙醇胺片，每次 25mg，日 1 次，口服。

二诊：2022 年 1 月 4 日。服药后无不适，无鼻衄、齿衄，皮肤瘀点瘀斑略有减退；仍倦怠乏力，心悸失眠，口干烦热，腰膝酸软，大小便正常。舌质淡暗，苔黄燥，脉弦滑数。血常规示 WBC 2.67×10^9/L，RBC 2.12×10^{12}/L，Hb 63g/L，PLT 16×10^9/L。在前方基础上增加太子参量至 30g，易制首乌为酒黄精。

太子参 30g	黄芪 15g	炒白术 25g	茯苓 15g
当归 15g	炒白芍 15g	生地黄 15g	熟地黄 15g
仙鹤草 25g	旱莲草 25g	茜草根 30g	白茅根 30g
紫草 10g	荷叶 10g	酒黄精 15g	鸡血藤 15g
炙甘草 10g			

7 剂，水煎服，每日 1 剂，早晚饭后 30 分钟温服。

三诊：2022 年 1 月 11 日。无鼻衄、齿衄，皮肤瘀点瘀斑明显减退，无新发瘀点，心悸及口干减轻，睡眠尚可；仍有乏力腰酸。舌质淡暗，苔白，脉弦细。血常规示 WBC 3.12×10^9/L，RBC 3.18×10^{12}/L，Hb 70g/L，PLT 30×10^9/L。续服前方 14 剂，巩固治疗。

患者服药后乏力、口干减轻，无心悸，面色恢复，情志调畅。此后以上方为基础方，配合补肾、健脾、生津等治疗，持续复诊 2 个月，无鼻衄、齿衄及皮肤瘀点，病情稳定。2022 年 3 月 10 日血常规示 WBC 3.34×10^9/L，RBC 3.45×10^{12}/L，Hb 75g/L，PLT 35×10^9/L，肝肾功能正常。

【诊疗心得】本案患者首发症状是出血，包括牙龈出血，逐渐出现鼻出血，周身散发瘀点，最后全身瘀点瘀斑。这个时候往往血小板计数已经很低了，要特别警惕脏器出血及颅内出血。患者首诊见面色苍白、倦怠乏力、心悸气短、长期失眠、焦虑恐惧为脾气虚弱，气血乏源之象。五心烦热、口干咽燥、鼻衄、齿衄、全身瘀点瘀斑、腰膝酸软乃阴虚火旺，迫血妄行之征。舌质淡暗、苔黄燥、脉弦滑数亦是气阴两虚，虚热内生的表现。纵观病程，止血为当务之急。《济生方》载："夫血之妄行也，未有不因热之所发，盖血得热则淖溢。"《血证论》云："脾统血，血之运行上下，全赖乎于脾。"可见，脾虚气弱无以统血可致出血；肾阴精亏耗，日久则虚热自生，热伤血络可致出血；终则血行异常，错行脉外。方用八珍汤补益气血，配以四草四根汤滋阴凉血之品。八珍汤原方之参乃人参，大补元气之品，味甘微苦、性温，是治疗元气虚脱、虚劳内伤的第一要药，能复脉固脱、补脾益肺、生津安神。本患以气阴两虚为主，予清补佳品之太子参，味甘苦、性微寒，能补脾气，又可以养胃阴。《本草再新》载太子参"治气虚肺燥，补脾土，消水肿，化痰止渴"。患者鼻衄、齿衄，全身瘀点瘀斑，用四草四根汤加减。

自1991年起，李铁教授师承黄世林国医名师已30余年，最大的收获就是总结了"四草四根汤"。其基本药物为仙鹤草、旱莲草、茜草、紫草、板蓝根、山豆根、白茅根、芦根等。仙鹤草涩平，收敛止血，凉血益胃；旱莲草滋补肝肾，滋阴填精，降火止血，凉血止血；茜草凉血行血止血，通经活络；紫草凉血散瘀，透疹消斑；茜草根凉血行血止血，通经活络；板蓝根清热解毒凉血；山豆根清热解毒，消肿止痛；白茅根凉血止血，清热生津；芦根甘淡清热，养阴生津，以通为补。诸药合用，使阴血得养，血热得除，瘀血得散而新血得生，有滋阴凉血、降火止血之功效。本案方中仙鹤草配伍旱莲草、紫草配伍荷叶、茜草根配伍白茅根，三组药对养阴补虚，凉血止血。仙鹤草味苦涩、性平，功能止血，善于收敛；旱莲草性寒，滋补肝肾，凉血止血；紫草气寒、甘咸，质滑色紫，血之物，遇寒则凉，遇咸则降，遇滑则通，遇紫则入，善入血分，凉血消斑；荷叶多入肝分，除妄热，平气血；白茅根味甘、性寒，入血分，能清血分之热而凉血止血；茜草味苦、性寒，清血热、走血分，兼活血行血，为治疗血热诸症之要药。二诊时，易制首乌为酒黄精，加强补气养阴、健脾益肾之力，服药后皮肤紫癜逐渐消退。至三诊时，心悸、口干等阴虚症状减轻。持续应用中药调理 2 个月，血小板维持在 30×10^9/L 以上，无新发出血，病情稳定。

医案整理：刘通强

医案 14：慢性再生障碍性贫血

王某，男，58 岁。初诊：2021 年 8 月 10 日（立秋）。病案号：23199。

主诉：周身乏力 3 个月。

现病史：2021 年 5 月患者因长期乏力就诊于沈阳市某医院，确诊为"慢性再生障碍性贫血"，予输血及丙种球蛋白治疗。平素易感冒，反复发热，贫血症状较重，间隔 20 天需输血治疗一次。现症见周身乏力，面白无华，头晕心悸，动后尤甚，语声低微，气短，食少纳呆，睡眠欠佳，畏寒肢冷，下肢尤甚，小便正常，大便溏薄。舌质淡暗、体胖大，有纵深裂纹，苔白腻、中部黄腻，脉沉细。

既往史：2 型糖尿病 15 年。

辅助检查：血常规示 WBC 3.62×10^9/L，RBC 1.69×10^{12}/L，Hb 64g/L，PLT 18×10^9/L。

西医诊断：慢性再生障碍性贫血。

中医诊断：髓劳病 - 慢髓劳（气血不足，阴阳两虚）。

治法：益气养血，阴阳双补。

处方：八珍汤合四草四根汤（自拟方）加减。

太子参 25g	黄芪 15g	炒白术 15g	茯苓 15g
当归 15g	炒白芍 15g	生地黄 15g	熟地黄 15g
砂仁 10g	生薏苡仁 25g	炒麦芽 25g	炒谷芽 25g
仙鹤草 15g	旱莲草 15g	茜草根 25g	白茅根 25g

阿胶 10g　　　　炙甘草 10g　　　　大枣 10g

7 剂，水煎服，每日 1 剂，早晚饭后 30 分钟温服。

二诊至六诊：患者服药后仍有面白无华，乏力气短，头晕心悸，动则尤甚，语声低微，食少纳呆，畏寒肢冷等症。舌质淡暗、体胖大，有纵深裂纹，苔白腻、中部黄腻，脉沉细。守原方为基础，加减治疗。输血间隔延长到 40 天左右。

七诊：2021 年 12 月 4 日。头晕减轻，心悸症状改善；活动后仍乏力、少痰，偶有腹泻。舌质淡暗、体胖大，有纵深裂纹，苔白腻，脉沉细。患者自 10 月 6 日输血至今 2 个月，未再输血。复查血常规示 WBC 3.7×10^9/L，RBC 1.81×10^{12}/L，Hb 72g/L，PLT 30×10^9/L。

太子参 30g　　　黄芪 25g　　　　炒白术 25g　　　防风 15g

当归 15g　　　　炒白芍 15g　　　生地黄 15g　　　熟地黄 15g

陈皮 10g　　　　升麻 10g　　　　砂仁 10g　　　　木香 10g

仙鹤草 25g　　　紫草 15g　　　　茜草根 30g　　　白茅根 25g

香橼 15g　　　　佛手 15g　　　　阿胶 10g　　　　炙甘草 10g

大枣 10g

14 剂，水煎服，每日 1 剂，早晚饭后 30 分钟温服。

目前随诊，输血间隔时间延长到 2 个月以上。2021 年 12 月 31 日血常规示 WBC 3.95×10^9/L，RBC 2.25×10^{12}/L，Hb 74g/L，PLT 32×10^9/L。

【诊疗心得】 本患为慢性再障，属气血不足、阴阳两虚之证。心主血，肝藏血，心肝血虚，不能上行，头面失于滋养，见面色淡白无华、头晕乏力；心血虚见心悸，活动后尤甚；脾主运化而化生气血，脾气虚则语声低微、气短，脾虚湿困故纳呆；舌体大，苔白腻、中部黄腻亦是湿邪内蕴之征；肾阳不足，故畏寒肢冷、下肢尤甚；肾阴亏虚，见舌有纵深裂纹，脉象沉细。予八珍汤加减，益气与养血并重。吴崑《医方考》云："血气俱虚者，此方主之。人之身，气血而已。气者百骸之父，血者百骸之母，不可使其失养者也。"补脾生血是本病例的重中之重，以八珍汤合四物汤益气补血，砂仁、生薏苡仁、炒麦芽、炒谷芽醒脾化湿，疏肝和胃，共助脾胃气血生化之源。四草四根汤为李铁教授临床常用治疗血液病的经验方。仙鹤草味微苦涩，收敛而性平，归肺、肝、脾经，为强身补虚之佳品、凉血止血之良药。旱莲草气味俱阴，入走肝肾，善补肝肾之阴，主骨生髓，《新修本草》载其"主血痢。针灸疮发，洪血不可止者，敷之立已，汁涂发眉，生速而繁"；《本草纲目》载其能"乌髭发，益肾阴"；《本草从新》认为其"功善益血凉血"。茜草根苦寒，归肝经，功能凉血而和阴，行血瘀而通经；白茅根甘寒，入血分，归肺、胃、膀胱经，性寒但不碍胃，味甘但不腻膈，利水但不伤阴，善清血分之热。《本草正义》中记载："白茅根，寒凉而味甚甘，能清血分之热，而不伤于燥，又不黏腻，故凉血而不虑其积瘀。"阿胶甘平，归肺、肝、肾经，能养血补血、滋阴润肺，《本草纲目》言其可"和血滋阴，除风润燥，化痰清肺"。

七诊时，患者诉疫情期间身体状态较好，自10月6日输血治疗后，至今未再输血。头晕减轻，心悸症状改善，活动后仍乏力，偶有腹泻。重型再障，往往存在肾阳的不足，采用补气生血、补阳益阴、填精益髓、化生精血的方法，取得了一定效果。这例患者肝木乘脾，脾虚生痰泄泻。予陈皮理气健脾，燥湿化痰，陈皮同补药则补、泻药则泻、升药则升、降药则降，为脾、肺气分之药；升麻入肺、脾、胃经，引甘温之药上行，升阳止泻；香橼、佛手被称为"果中仙品"，根、茎、叶、花、果均可入药，两药性温、味辛，不暴不烈，入肝、脾、胃经，有谦谦君子之风，既能舒畅肝气，又不会引起气血逆流。气血同补，脾肾互充，补不碍滞，是调理血虚的基础。

医案整理：刘通强

医案 15：全血细胞减少

王某，女，45 岁。初诊：2021 年 7 月 29 日（大暑）。病案号：23177。

主诉：周身乏力伴月经淋漓不尽 3 个月。

现病史：2021 年 4 月初无诱因出现周身乏力。4 月 30 日月经来潮，经量多，淋漓不尽 13 日，服汤药 10 剂后血量减少。5 月末因面部红肿，就诊于大连市某医院，诊断为"重度贫血，白细胞减少，血小板减少，阴道异常流血"。6 月末因月经量多出现"失血性休克"，于医院治疗期间，行骨髓穿刺术 4 次，未明确诊断，7 月中旬予"曼月乐环"治疗。现症见面色萎黄，乏力气短，月经量多，淋漓不尽，平素手足不温，食少纳呆，睡眠轻浅，大小便正常。舌质淡暗，有气郁点，苔薄白腻，脉沉细涩无力。

月经史：既往月经规律，周期 30 天，行经 5 天。近 3 次月经的经期为 13～15 天，量多、色淡，有血块，上次月经 6 月 29 日来潮。

既往史：鼻炎 10 余年；甲减 2 年，长期口服左甲状腺素钠片。

辅助检查：2021 年 5 月 21 日血常规示 WBC 1.34×10^9/L，RBC 2.9×10^{12}/L，Hb 55g/L，PLT 41×10^9/L；2021 年 6 月 30 日血常规示 WBC 0.73×10^9/L，RBC 3.0×10^{12}/L，Hb 19g/L，PLT 9.0×10^9/L；就诊时血常规示 WBC 2.7×10^9/L，RBC 3.2×10^{12}/L，Hb 81g/L，PLT 39×10^9/L。

西医诊断：全血细胞减少；功能性子宫出血。

中医诊断：髓劳病（气虚血瘀）。

治法：补气生血，温经止血。

处方：八珍汤合四草四根汤（自拟方）加减。

太子参 30g	黄芪 25g	炒白术 25g	炒白芍 15g
当归 15g	川芎 10g	生地黄 15g	熟地黄 15g
仙鹤草 15g	旱莲草 15g	茜草根 25g	白茅根 25g
紫草 10g	炙甘草 10g	大枣 10g	

7 剂，水煎服，每日 1 剂，早晚饭后 30 分钟温服。

西药处方：环孢素软胶囊，每次 75mg，日 2 次，口服；双环醇片，每次 25～50mg，日 3 次，口服；氨肽素片，每次 1.0g，日 3 次，口服。

中成药处方：益血生胶囊，每次 4 粒，日 3 次，口服。

二诊：2021 年 8 月 5 日。月经 7 月 30 日来潮，经量较上月减少，仍淋漓不尽伴少量血块；气短乏力明显，纳差。舌质淡暗，有气郁点，苔薄白腻，脉沉细涩无力。气盛则摄血安内，血凉则无燥热妄动之弊，故增加太子参、黄芪用量，加用芦根、荷叶凉血养阴。

太子参 30g	黄芪 25g	炒白术 25g	炒白芍 15g
当归 15g	川芎 10g	生地黄 15g	熟地黄 15g
仙鹤草 25g	旱莲草 25g	茜草根 30g	白茅根 30g
芦根 30g	荷叶 15g	紫草 15g	防风 15g
阿胶 15g	炙甘草 10g	大枣 10g	

7 剂，水煎服，每日 1 剂，早晚饭后 30 分钟温服。

三诊：2021 年 8 月 12 日。服药 2 剂后月经停止，气虚乏力略有减轻，食欲改善。舌质淡暗，有气郁点，苔薄白腻，脉沉细涩无力。血常规示 WBC 3.3×10^9/L，RBC 2.8×10^{12}/L，Hb 78g/L，PLT 42×10^9/L；肝功能正常；肾功能示尿酸（UA）455μmol/L。继服前方 14 剂，巩固治疗。

患者服药后乏力减轻，月经 8 月 28 日来潮，行经 9 天，量、色尚可，无血块。此后以上方为基础方加减治疗。

七诊：2021 年 9 月 23 日。服药后无不适，面部新发粟粒大小丘疹，色红、无瘙痒，伴晨僵，手足不温。舌质淡暗，有气郁点，苔薄白腻，脉沉细涩无力。血常规示 WBC 3.42×10^9/L，RBC 3.14×10^{12}/L，Hb 105g/L，PLT 52×10^9/L。患者上热下寒，加当归四逆汤温补而平调阴阳，引火归原。下寒驱散，则上热自清。

党参 30g	黄芪 25g	炒白术 25g	茯苓 25g
当归 15g	炒白芍 15g	桂枝 15g	细辛 3g
仙鹤草 25g	旱莲草 25g	茜草根 30g	白茅根 30g
芦根 30g	荷叶 15g	紫草 15g	防风 10g
野菊花 15g	半枝莲 15g	阿胶 15g	炙甘草 10g

5 剂，水煎服，每日 1 剂，早晚饭后 30 分钟温服。

患者目前随诊中，病情平稳，月经基本规律，行经 7～8 天，无明显不适。2021 年 11 月 4 日血常规示 WBC $4.56 \times 10^9/L$，RBC $5.23 \times 10^{12}/L$，Hb 115g/L，PLT $110 \times 10^9/L$。

【诊疗心得】患者久病崩中漏下不止，失血过多，气随血脱，甚至出现"失血性休克"。治疗应根据病情的缓急轻重、出血的久暂，辨证运用塞流、澄源、复旧三法，方以八珍汤合四草四根汤加减。

四草四根汤是李铁教授总结的血证专方，即仙鹤草、旱莲草、茜草、紫草、板蓝根、山豆根、白茅根、芦根。原方中仙鹤草补虚凉血止血；旱莲草即墨旱莲，补阴凉血，养阴凉血散血；茜草凉血和阴，行血瘀而通经；紫草凉血活血，解毒透疹；板蓝根清热解毒凉血；山豆根清热解毒，消肿止痛；白茅根凉血止血而不留瘀；芦根清热生津。诸药合用，可使血热得除，阴血得生，瘀血得散，则新血生，具有清热凉血、解毒化瘀之功效，临证化裁用于血证治疗。若风热明显者，可加金银花、连翘、荷叶、薄荷等；若热毒明显者，可配伍野菊花、半枝莲、紫花地丁、白花蛇舌草等；若血热明显者，可加生地黄、牡丹皮、栀子、水牛角等；若阴虚火旺明显者，可加生地黄、玄参等；若伴有血尿、蛋白尿者，可配伍小蓟、五味子、石榴皮等；若伴有关节疼痛明显者，可配伍补骨脂、透骨草、骨碎补、威灵仙等；若伴有腹胀、腹痛明显者，可加川楝子、大腹皮、醋延胡索、炒白芍等；若在减停激素过程中，可加补骨脂、巴戟天、仙茅、淫羊藿等。诸药合用，以八珍汤治疗气虚之本，健脾胃，升补中气，四草四根汤清客邪之虚热，养久亏之阴液，阴阳平调，诸症可愈。

医案整理：周正国

医案 16：慢性再生障碍性贫血伴干燥综合征

徐某，女，61 岁。初诊：2019 年 9 月 5 日（处暑）。病案号：20721。

主诉：周身乏力 17 年余，口眼干燥 4 年。

现病史：患者 2002 年因乏力伴血红蛋白减少，在解放军某医院确诊为"慢性再生障碍性贫血"。曾服用醋酸泼尼松片 10 余年，停用激素后改用硫酸羟氯喹片、白芍总苷胶囊口服至今。现症见面色萎黄，周身乏力，口干眼干，关节疼痛；伴有晨僵，饮食尚可，睡眠欠佳，大小便正常。舌质紫暗，中有瘀点瘀斑、边有齿痕，少津，脉濡细。

既往史：干燥综合征4年。

辅助检查：血常规示 WBC 2.53×10^9/L，RBC 3.52×10^{12}/L，Hb 107g/L，PLT 157×10^9/L。

西医诊断：慢性再生障碍性贫血；干燥综合征。

中医诊断：髓劳病–慢髓劳（阴虚血热）。

治法：益气补血，养阴清热。

处方：养阴八珍汤（自拟方）加减。

太子参15g	黄芪10g	炒白术15g	茯苓15g
当归10g	川芎15g	生地黄15g	熟地黄15g
沙参15g	玄参10g	天冬15g	麦冬15g
野菊花10g	半枝莲10g	怀牛膝15g	盐杜仲15g
生甘草10g			

7剂，水煎服，每日1剂，早晚饭后30分钟温服。

西药处方：硫酸羟氯喹片，每次0.4g，日3次，口服；白芍总苷胶囊，每次0.3g，日2次，口服。

二诊：2019年9月12日。服药后无不适，仍有面色萎黄，神疲乏力，口干眼干，手指晨僵，关节疼痛。舌质紫暗，中有瘀点瘀斑、边有齿痕，少津，脉濡细。血常规示 WBC 2.53×10^9/L，RBC 3.64×10^{12}/L，Hb 110g/L，PLT 137×10^9/L。守原方24剂。

三诊：2019年10月10日。服药后自觉乏力减轻，睡眠好转；仍觉口干，关节疼痛，晨僵。舌质紫暗，中有瘀点瘀斑、边有齿痕，少津，脉濡细。血常规示 WBC 3.22×10^9/L，RBC 4.13×10^{12}/L，Hb 105g/L，PLT 133×10^9/L。调整前方用药。

太子参25g	黄芪15g	炒白术15g	茯苓15g

沙参 25g	玄参 15g	天冬 25g	麦冬 25g
川续断 10g	桑寄生 15g	怀牛膝 15g	盐杜仲 15g
野菊花 15g	半枝莲 15g	胆南星 10g	鸡血藤 15g
桂枝 15g	炒白芍 15g	乌梅 15g	炙甘草 10g

20 剂，水煎服，每日 1 剂，早晚饭后 30 分钟温服。

此后患者每月按时来诊，坚持服药。乏力减轻，口干、时有汗出、晨僵改善，偶有关节疼痛。舌质紫暗、中有瘀点、边有齿痕，少津，脉濡细。2019 年 12 月 19 日血常规示 WBC 3.93×10^9/L，RBC 4.81×10^{12}/L，Hb 118g/L，PLT 130×10^9/L。

【诊疗心得】本例患者患慢性再生障碍性贫血 17 年，病程长，病情重，以贫血为主。其病因病机考虑为久病失治，机体失调，缓慢耗血伤阴，累及心、脾、肝三脏。心主血，肝藏血，心肝血虚，脾不运化而无法化生气血，致使燥毒内生。继发干燥综合征 4 年，其病因病机为"燥毒为其本，阴虚为其标"，无论外燥还是内燥，日久均可进一步煎灼津液，内陷营血，燔灼营阴，伤津耗液，导致气血运行不畅，生痰生瘀，痰瘀交阻，伤津化燥等，蕴结为燥毒。燥毒侵袭肌表、脏腑，从而引起一系列临床表现。故选用养阴八珍汤，既治疗慢性再生障碍性贫血，又治疗干燥综合征。方中太子参与黄芪相配，益气养血，共为君药。炒白术、茯苓健脾渗湿，助太子参益气补脾，当归益气养血，助熟地黄滋养心肝；川芎活血行气，使地、归、芍补而不滞，均为臣药。生地黄甘寒，清热凉血，养阴生津；沙参、麦冬清养肺胃。天冬禀少阴水精而上通于太阳，味苦、气寒，清金降火，益水之上源，故能下通肾气；麦冬禀水精而上通于阳明，入胃生津解渴，阴得其养，清心降火。天冬之用，外感不厌其早，内伤不厌其迟。加怀牛膝、盐杜仲温补肝肾，野菊花、半枝莲清热解毒，均为佐。用姜、枣为引，调和脾胃，以资生化气血，亦为佐使之用。

李铁教授治疗血证喜用玄参，因其味甘苦咸，性微寒，既可凉血滋阴，又能泻火解毒。《本草正义》云："玄参，禀至阴之性，专主热病，味苦则泄降下行，故能治脏腑热结等证。味又辛而微咸，故直走血分而通血瘀。亦能外行于经隧，而消散热结之痈肿。……寒而不峻，润而不腻，性情与知、柏、生地近似，而较为和缓，流弊差轻。……玄参赋禀阴寒，能退邪热，而究非滋益之品。"

二诊患者诸症有所改善，但久病耗伤，气阴两虚，适量加大太子参、天冬、麦冬用量，以加滋阴增液之力。三诊乏力、失眠明显改善，出现口干、关节疼痛、晨僵，加胆南星、鸡血藤、炒白芍温阳通络，活血止痛；乌梅酸甘养阴。患者久病、病重，不可操之过急，应循序渐进，温养其阳，滋养其阴。夯实基础，日久可见其稳固的疗效，虽有变证出现，适当加减，病情逐渐改善。

医案整理：周正国

医案 17：慢性再生障碍性贫血

王某，男，45 岁。初诊：2021 年 12 月 30 日（冬至）。病案号：23612。

主诉：周身乏力，心悸气短 2 个月。

现病史：患者 2021 年 11 月体检时血常规示 WBC 2.69×10^9/L，RBC 1.32×10^{12}/L，Hb 115g/L，PLT 73×10^9/L，未予诊治。1 个月后因周身乏力，心悸气短逐渐加重，就诊于大连市某医院，经骨髓细胞学等相关检查，诊断为"慢性再生障碍性贫血"，住院期间予环孢素软胶囊、司坦唑醇片治疗，12 月 28 日出院。现症见面色淡白无华，周身乏力，头晕心悸，活动后尤甚，语声低微，腰膝酸软，畏寒肢冷，下肢尤甚，食少纳呆，小便正常，大便稀溏。舌质青淡、体胖大，有裂纹，苔白腻，脉沉细。

辅助检查：血常规示 WBC 3.82×10^9/L，RBC 1.83×10^{12}/L，Hb 104g/L，PLT 79×10^9/L，RC% 2.26%。

西医诊断：慢性再生障碍性贫血。

中医诊断：髓劳病 - 慢髓劳（脾肾阳虚）。

治法：益气补血，健脾温肾。

处方：归脾汤加减。

党参 25g	黄芪 25g	炒白术 15g	炒白芍 15g
当归 15g	川芎 10g	生地黄 15g	熟地黄 15g
陈皮 15g	升麻 5g	酒黄精 15g	鸡血藤 15g
仙鹤草 15g	茜草根 25g	紫草 15g	旱莲草 15g
炙甘草 10g	大枣 10g		

6 剂，水煎服，每日 1 剂，早晚饭后 30 分钟温服。

西药处方：环孢素软胶囊，每次 50mg，日 2 次，口服；司坦唑醇片，每次 2mg，日 2 次，口服。

二诊：2022 年 1 月 6 日。服药无不适，乏力、头晕、腰膝酸软、畏寒肢冷减轻，大便稀溏改善；仍有面白无华，心悸气短，活动后尤甚；偶有胃胀纳少。舌质青淡、体胖大，有裂纹，苔白腻，脉沉细。复查血常规示 WBC 2.77×10^9/L，RBC 2.87×10^{12}/L，Hb 103g/L，PLT 80×10^9/L；RC% 2.36%。续服前方 7 剂。

三诊：2022 年 1 月 13 日。乏力、头晕、腰膝酸软、畏寒肢冷明显减轻，心悸稍改善，大便正常；仍有胃胀纳少。舌质青淡、体胖大，有裂纹，苔白腻，脉沉细。效不更方，再服前方 14 剂。

四诊：2022 年 1 月 27 日。近日疲劳，面色淡白，乏力，心悸气短略加重，纳可，腰膝酸软，大便可。舌质青淡、体胖大，有裂纹，苔白腻，脉沉细。复查血常规示 WBC 2.40×10^9/L，RBC 2.98×10^{12}/L，Hb 102g/L，PLT 64×10^9/L。在前方基础上，增加炒白术及茜草根药量，加阿胶补血养血。

党参 25g	黄芪 25g	炒白术 25g	炒白芍 15g
当归 15g	川芎 10g	生地黄 15g	熟地黄 15g
陈皮 15g	升麻 10g	酒黄精 15g	鸡血藤 15g
仙鹤草 15g	旱莲草 15g	茜草根 30g	紫草 15g

阿胶 10g　　　　炙甘草 10g　　　　大枣 10g

14 剂，水煎服，每日 1 剂，早晚饭后 30 分钟温服。

【诊疗心得】患者首诊见面白无华，周身乏力，头晕心悸，活动后尤甚，语声低微，食少纳呆，腰膝酸软，畏寒肢冷，下肢尤甚，大便稀溏。舌质青淡乃阳虚之极；舌体胖大、苔白腻均为脾虚无以运化水湿；脉沉因阳虚不能鼓动气血，脉细乃气血不足之征。辨证为脾肾阳虚。《类证治裁》记载："凡虚损起于脾胃，劳多起于肾经。经言：精气夺则虚。凡营虚卫虚，上损下损，不外精与气而已。精气内夺，则积虚成损，积损成劳，甚而为瘵，乃精与气虚愈之极也。"可见脾肾亏虚在虚劳中占有主要地位。

治以益气补血、健脾温肾，方用归脾汤加减。党参、黄芪、炒白术、炙甘草甘温补脾益气；当归、川芎、生地黄、熟地黄药味醇厚，滋养精血；酒黄精、鸡血藤滋阴补血，补肾益精。《素问·阴阳应象大论》云："形不足者，温之以气；精不足者，补之以味。"气血并补，但重在补气，意即"气为血之帅"，气旺血自生，陈皮、升麻香散而理气醒脾，与大量益气健脾药配伍，以复中焦运化之功，又防大量益气补血药滋腻碍胃，使补而不滞，滋而不腻。肾阳者，一身阳气之根本。患者畏寒肢冷，下肢尤甚，为阳损及肾，加淫羊藿、巴戟天温肾助阳。

方中加入四草四根汤之仙鹤草、茜草、紫草、旱莲草，健脾统血之中加入凉血养阴而摄血止血。仙鹤草凉血涩血健胃；旱莲草滋补肝肾，凉血止血；茜草为凉血之要药也，能行血止血，通经活络；紫草凉血，活血，解毒。四诊加阿胶，养血补血，滋阴润肺，《本草纲目》言其能"和血滋阴"。

《医宗必读》曰："夫人之虚，不属于气，即属于血，五脏六腑莫能外焉。而独举脾肾者，水为万物之源，土为万物之母，两脏安和，一身皆治，百疾不生。"肾为先天之本，脾为后天之本，气血生化之源。慢性再障，虚劳之患，气血不足，补脾益肾，尤为重要。

医案整理：刘通强

医案18：胸腺瘤继发纯红细胞再生障碍性贫血

吕某，女，64 岁。初诊：2019 年 8 月 1 日（大暑）。病案号：20571。

主诉：周身乏力 10 个多月。

现病史：2018 年 10 月因乏力在当地医院查血常规提示 RBC 3.15 × 10^{12}/L，Hb 55g/L，诊断为"贫血"，未行骨髓穿刺。自服阿胶补血口服液，间断复查血常规，略有改善。2019 年 5 月行胸腺瘤手术，术后查血常规示 WBC 7.37 × 10^9/L，RBC 1.96 × 10^{12}/L，Hb 55g/L，PLT 213 × 10^9/L，进一步行骨髓穿刺检查，诊断为"纯红细胞再生障碍性贫血"。予环孢素软胶囊，每次 75mg，日 2 次口服至今，仍觉周身乏力。现症见面色萎黄，周身乏力，头晕倦怠，畏寒肢冷，心悸少寐，食少纳呆，大便溏薄。舌质紫暗、泛发小裂纹，无苔，脉濡细缓。

辅助检查：血常规示 WBC 6.31 × 10^9/L，RBC 2.15 × 10^{12}/L，Hb 65g/L，PLT 134 × 10^9/L；血清铁 4338μmol/L。

西医诊断：胸腺瘤术后；继发纯红细胞再生障碍性贫血。

中医诊断：髓劳病（脾肾阳虚，寒凝血滞）。

治法：温肾健脾，活血养血。

处方：补中益气汤合龟鹿二仙丹加减。

太子参 15g	黄芪 15g	炒白术 15g	炒白芍 15g
当归 15g	川芎 15g	生地黄 15g	熟地黄 15g
陈皮 15g	升麻 5g	制首乌 15g	鸡血藤 15g
仙茅 15g	淫羊藿 15g	菟丝子 15g	巴戟天 15g
鹿角霜 10g	阿胶 10g	炙甘草 10g	大枣 10g

7 剂，水煎服，每日 1 剂，早晚饭后 30 分钟温服。

西药处方：环孢素软胶囊，每次 75mg，日 2 次，口服。

二诊：2019 年 8 月 8 日。服药后无不适，头晕减轻；仍面色萎黄，倦怠乏力，心悸，口干，畏寒，纳呆，寐差，便溏。舌质紫暗，泛发小裂纹，无苔，脉濡细缓。血常规示 WBC 5.32 × 10^9/L，RBC 2.33 × 10^{12}/L，

Hb 86g/L，PLT 112×10^9/L。续用温阳之法，以资助脾胃化气生血，服前方1个月。

五诊：2019年9月24日。服药后乏力口干、纳呆畏寒减轻，睡眠改善，大便正常。舌质淡暗，泛发小裂纹，少苔，脉濡缓。血常规示 WBC 6.35×10^9/L，RBC 3.87×10^{12}/L，Hb 108g/L，PLT 136×10^9/L。

生晒参5g	黄芪15g	炒白术15g	炒白芍15g
当归15g	川芎15g	生地黄15g	熟地黄15g
陈皮15g	升麻5g	制首乌15g	鸡血藤15g
茯苓25g	怀山药15g	阿胶10g	生甘草10g

24剂，水煎服，每日1剂，早晚饭后30分钟温服。

患者随访中病情平稳，复查血常规正常，无明显不适。

【诊疗心得】 纯红细胞再生障碍性贫血（纯红再障，PRCA）是指因骨髓中红系细胞显著减少或缺如所致的一种贫血。它和自身免疫和胸腺肿瘤有密切的关系，分为先天性和获得性两种。本证考虑由饮食劳倦，损伤脾胃致气虚，脾肾阳虚，清阳下陷所致，故选用补中益气汤合龟鹿二仙丹治疗。脾胃为气血生化之源，脾胃气虚，纳运乏力，故见纳呆、乏力、大便稀溏。方中黄芪味甘、性微温，入脾、肺经，补中益气，升阳固表，故为君药。配伍太子参、炙甘草、炒白术，补气健脾，为臣药。制首乌、鸡血藤、阿胶、当归养血和营，协太子参、黄芪补气养血；陈皮理气和胃，使诸药补而不滞，共为佐药。生地黄、熟地黄滋阴补肾，仙茅、淫羊藿、巴戟天温补肾阳，菟丝子、制首乌、鸡血藤、鹿角霜、阿胶滋阴填精补血；少量升麻升阳举陷，协助君药以升提下陷之中气，共为佐使。二诊时，患者服药后效果明显，续用温阳之法，以助脾胃化气生血。五诊时，去太子参，改用生晒参以大补元气，振奋中州。用补中益气汤以求补离散之阳，挽败绝之阴，清虚中之火，升下陷之气，不温不火，不轻不重。如果用药过于猛烈，则虚不受补，容易加重病情，只有以温和之药，才可能有四两拨千斤，起死回生之功。

医案整理：周正国

五、溶血性贫血

医案 19：溶血性贫血 1

宋某，男，46 岁。初诊：2019 年 5 月 7 日（立夏）。病案号：04853。

主诉：乏力伴小便黄 3 年，加重 2 天。

现病史：2016 年 2 月出现酱油色尿，巩膜黄染，未介意。同年 4 月因周身乏力、尿黄于大连市某医院住院，血常规示 Hb 67g/L，血清总胆红素升高，尿常规示尿胆原（+），进一步行骨髓穿刺及溶血试验，诊断为"溶血性贫血"，给予激素治疗，症状稳定后出院。出院后，间断口服醋酸泼尼松片 15～30mg/d；2017 年 7 月，改用甲泼尼龙片 8mg/d，维持口服减至 4mg/d。2 天前，感冒后乏力及黄疸加重。现症见倦怠乏力，面色及巩膜轻度黄染，小便呈酱油色，全身皮肤萎黄，周身疼痛，自汗心悸，脘腹胀满，口干微苦，食少纳呆，夜卧不宁；自述排尿困难，淋漓涩痛，大便黏滞不爽。舌质淡红、舌尖赤，苔黄厚腻，六脉弦涩、两关弦滑、尺脉沉涩。

既往史：高血压 1 年，规律口服降压药物，血压控制尚可。

辅助检查：血常规示 WBC 4.2×10^9/L，RBC 3.34×10^{12}/L，Hb 85g/L，PLT 166×10^9/L，RC% 3.1%；尿常规示尿蛋白（-），潜血（+），尿胆原（++）。

西医诊断：溶血性贫血。

中医诊断：血疸病（脾虚湿盛）。

治法：益气健脾，化湿利水。

处方：四君子汤合茵陈五苓散加减。

太子参 30g	生黄芪 25g	生白术 25g	茯苓 25g
野菊花 15g	半枝莲 15g	紫苏叶 10g	蝉蜕 10g
滑石 25g	虎杖 10g	茵陈 15g	泽泻 15g
金钱草 25g	车前草 25g	王不留行 15g	路路通 15g
淡竹叶 15g	生甘草 10g	生姜 5g	

7剂，水煎服，每日1剂，早晚饭后30分钟温服。

西药处方：甲泼尼龙片，每日4mg，晨起顿服。

二诊：2019年5月14日。服药3剂后，尿量大增，排尿通畅，仍呈酱油色尿。倦怠乏力及脘腹胀满有所改善，余症无明显变化。舌淡红、舌尖赤，苔黄，脉弦涩。血常规示 WBC 4.25×10^9/L，RBC 3.34×10^{12}/L，Hb 87g/L，PLT 223×10^9/L；尿常规示尿蛋白（－），尿胆原（＋＋），潜血（－），继服上方14剂。

三诊：2019年5月28日。排尿颜色较前变淡，排尿通畅，尿量正常，食欲改善，夜眠尚可，无明显乏力，无周身疼痛；偶有心悸，口干微苦，大便黏滞，日2～3次。舌质红绛，苔黄少津，脉弦细涩。血常规示 WBC 4.43×10^9/L，RBC 3.2×10^{12}/L，Hb 90g/L，PLT 206×10^9/L；尿常规示尿胆原（＋＋）。患者体质壮实，舌质由淡红、舌尖赤，变为舌质红绛，苔黄少津。说明湿热入血，改为犀角地黄汤加减，清热利湿退黄。

生栀子25g	水牛角25g	赤芍15g	牡丹皮15g
滑石30g	虎杖15g	通草10g	泽泻10g
紫草15g	紫苏叶15g	防风15g	蝉蜕10g
穿山龙25g	地肤子15g	白僵蚕10g	草薢15g
野菊花15g	半枝莲15g	土茯苓15g	白花蛇舌草15g
车前子15g	半边莲25g	生甘草10g	

14剂，水煎服，每日1剂，早晚饭后30分钟温服。

此后，以上为基本方持续服用，2019年8月11日停用甲泼尼龙片。

三十五诊：2019年9月3日。停用激素1个月，自述无头晕乏力，无口干口苦，皮肤黏膜无黄染，饮食及睡眠均改善，大小便正常。舌质淡红，苔薄黄，脉沉弦。复查血常规示 WBC 4.15×10^9/L，RBC 4.05×10^{12}/L，Hb 131g/L，PLT 187×10^9/L，RC% 0.052%；尿常规示尿蛋白（－），潜血（－），尿胆原（＋）。予犀角地黄汤合当归补血汤加减。

生栀子30g	水牛角30g	生地黄15g	牡丹皮15g

茵陈 30g	虎杖 15g	通草 10g	泽泻 10g
紫草 15g	紫苏叶 15g	防风 15g	蝉蜕 10g
穿山龙 25g	地肤子 15g	白僵蚕 10g	草薢 15g
生黄芪 50g	当归 15g	生白术 25g	茯苓 25g
生甘草 10g			

20 剂，水煎服，每日 1 剂，早晚饭后 30 分钟温服。

三十六诊至四十六诊略。

四十七诊：2020 年 11 月 12 日。患者乏力明显好转，未再服用激素。舌质淡红，苔薄白，脉弦细。血常规示 WBC 4.34×10^9/L，RBC 4.67×10^{12}/L，Hb 139g/L，PLT 198×10^9/L，RC% 0.702%；尿常规示尿蛋白（-），潜血（-），尿胆原（-），停药观察。

【诊疗心得】自身免疫性溶血性贫血是以贫血、黄疸、网织红细胞增多、直接抗人球蛋白试验阳性为临床特点，病情多反复，缠绵难愈，大多迁延，为慢性反复发作性疾病，每因外感"邪毒"诱发或加重溶血。本病属于本虚标实、虚实夹杂之证，虚在脾肾、气血，实在热毒，或湿浊，或痰湿，或瘀血阻滞。慢性期多见虚证，重在调理脾肾、双补气血；急性发作期多为实证，重在清热凉血、祛湿退黄。本患者发病是因脾胃虚弱，运化无力，气血不足，加之复感外邪，或因内伤、饮食、情志，致使脾虚运化失常，清阳不升，浊阴不降，聚而成湿，迫使脾色外露，故见面色萎黄无华、食欲不振、食后腹胀、乏力、心慌等症状。因血疸病以脾肾气血亏虚为本，宜扶正为主，慎用泻、汗之法。正如清代唐容川《血证论》所言："血家最忌感冒，以阴血受伤，不可发汗故也。"此患者虽有外感症状但未给予发汗之麻黄、桂枝等药物正是缘于此。首诊治疗上益气健脾、化湿利水，方用四君子汤合茵陈五苓散加减。四君子汤补气健脾以扶正固本；茵陈五苓散化湿利水退黄；野菊花、半枝莲化湿解毒；紫苏叶解表散寒，行气和胃而治感冒；滑石、虎杖、金钱草、淡竹叶四药，化湿利水退黄，清热解毒，散瘀止痛，治疗尿黄、黄疸；王不留行、路路通活血化瘀，通络退黄。三诊后，患者正气有所恢复，故在扶正的基础上用犀角地黄汤加减以清热解毒，化湿退黄，治其热毒、湿浊、瘀血阻滞等标实之证。用生栀子、水牛角、赤芍、牡丹皮清热凉血；滑石、虎杖、通草、泽泻利湿退黄；紫草、紫苏叶、防风、蝉蜕凉血祛风；穿山龙、地肤子、白僵蚕、萆薢化湿解毒祛风；野菊花、半枝莲、土茯苓、白花蛇舌草解毒化湿；车前子、半边莲利水通利小便。患者停用激素后病情稳定，治疗方案为犀角地黄汤合当归补血汤，祛邪与扶正同用，攻补兼施。

医案整理：李国林

医案 20：溶血性贫血 2

于某，女，46 岁。初诊：2013 年 9 月 26 日（秋分）。病案号：02482。

主诉：周身乏力伴反复黄染 4 年，加重 7 个月。

现病史：2009 年 12 月初自觉周身乏力，未予注意。2010 年 12 月因乏力加重伴发热、头晕，呈贫血貌，巩膜略黄染，于大连市某医院住院。查血常规示 WBC 2.6×10^9/L，中性粒细胞百分比（NE%）71.5%，淋巴细胞百分比（LY%）21.1%，RBC 3.8×10^{12}/L，Hb 51g/L，PLT 203×10^9/L，RC% 1.88%；尿常规、肝肾功能、电解质检查正常。诊断为"自身免疫性溶血性贫血"，口服醋酸泼尼松片 50mg/d，逐渐减维持量至 5mg/d。近半年来贫血及黄疸症状加重，激素加量至 10mg/d。现症见周身乏力，面色萎黄，两目暗滞，皮肤干燥，腹胀呕恶，咳痰量多，小便正常，大便溏薄。舌质红、体胖大，苔白微腻，脉沉迟。

辅助检查：血常规示 WBC 4.09×10^9/L，RBC 3.92×10^{12}/L，Hb 124g/L，PLT 150×10^9/L，RC% 1.8%。

西医诊断：溶血性贫血。

中医诊断：血疸病（脾虚发黄）。

治法：健脾益气，解毒化瘀。

处方：解毒八珍汤（自拟方）加减。

太子参30g	茯苓25g	炒白术25g	炒白芍25g
当归15g	川芎10g	生地黄15g	熟地黄15g
野菊花15g	半枝莲10g	土茯苓15g	白花蛇舌草15g
莪术15g	生薏苡仁30g	紫草15g	紫苏叶30g
生甘草10g			

14剂，水煎服，每日半剂，早晚饭后30分钟温服。

西药处方：醋酸泼尼松片，每日10mg或7.5mg，交替顿服。

二诊：2013年10月24日。自觉乏力减轻，大便不爽；仍有轻度黄疸。舌质红、体胖大，苔白微腻，脉沉迟。血常规示 WBC 4.81×10^9/L，RBC 4.04×10^{12}/L，Hb 131g/L，PLT 193×10^9/L，RC% 2.11%。加入虎杖利湿退黄。

太子参30g	茯苓25g	炒白术25g	炒白芍25g
当归15g	川芎10g	生地黄15g	熟地黄15g
野菊花15g	半枝莲15g	土茯苓25g	白花蛇舌草25g
莪术15g	生薏苡仁30g	紫草15g	紫苏叶30g
虎杖25g	生甘草10g		

14剂，水煎服，每日半剂，早晚饭后30分钟温服。

三诊至五诊：病情较平稳，激素逐渐减至5mg/d。守方继续治疗。

六诊：2014年4月15日。面色萎黄、肢体倦怠、食后呕恶、皮肤干燥等症状好转。血常规示 WBC 5.69×10^9/L，RBC 4.22×10^{12}/L，Hb 133g/L，PLT 172×10^9/L，RC% 1.58%。停服激素，持续随访。

【诊疗心得】根据患者反复黄染且伴周身乏力的病史特点，不难辨出溶血性贫血。本患病程日久，脾虚湿热内生，阻滞中焦，胆汁外溢引发黄疸。长期大量口服激素，反复发作又导致气血不足，五脏不得濡养，脏腑虚弱，形成血虚黄疸，也称为"血疸病"。治疗以补益气血，解毒生新之法。选用经典方剂八珍汤补气生血，加清热解毒之野菊花、半枝莲、土茯苓、白花蛇舌草、莪术、生薏苡仁等，我们称之为"解毒八珍汤"，这是李铁教授在临床实践中依据血液病的特点思久而立之方。

解毒八珍汤是在补气生血的同时解除体内之瘀毒、药毒，从而改善患者的免疫功能。八珍汤原方中人参补气，因其药性燥烈且偏于补肺气，常常改用太子参，取其补气养阴而无燥烈伤血之虑。野菊花、半枝莲、土茯苓、白花蛇舌草、莪术、生薏苡仁是李铁教授常用的化湿解毒之品，也经常应用于肿瘤及风湿免疫类患者的治疗。紫苏叶理气宽中解毒，紫草凉血、活血，作为透毒效药。二诊时，乏力减轻，注重清热利湿退黄，故加入虎杖。

何以称之为"解毒八珍汤"？这是我们常思常考的问题。血液病大多以虚、热、瘀、毒为特点，气血虚为本，热、瘀、毒为标。治疗大法当为扶正气、祛瘀毒，考虑到单纯通过扶正来祛邪，虽说正气渐复，但有恋邪之嫌，这就要在补益气血的同时祛除体内凝滞已久之瘀毒、药毒，达到补而不留邪，祛毒不伤正之效。

医案整理：丁丽

医案 21：溶血性贫血 3

王某，女，56 岁。初诊：2020 年 9 月 3 日（处暑）。病案号：21924。

主诉：乏力一年半，加重伴身黄 1 周。

现病史：2016 年体检发现白细胞减少，未在意。2019 年 1 月行子宫卵巢摘除术，术前常规检查发现贫血，经进一步检查，诊断为"自身免疫性溶血性贫血"，未治疗，近有 HPV 阳性。1 个月后，开始出现乏力头晕等症，先后就诊于大连市多家医院，连续服用醋酸泼尼松片一年半，后改用甲泼尼龙片、硫唑嘌呤片治疗至今。1 周前乏力加重，伴皮肤黄疸。现症见面色萎黄，形如满月，眼睑浮肿，巩膜黄染，周身乏力，动则心悸，腹胀腰酸，畏寒脱发，咽干，平素手足不温，指尖麻木，晨僵，饮食尚可，夜卧不宁，小便黄，大便黏滞。舌质淡红，苔薄白微腻，脉沉细弱。

既往史：甲亢、心律失常多年；高血压 5 年，服用苯磺酸氨氯地平片，血压控制尚可。

辅助检查：血常规示 WBC 3.85×10^9/L，RBC 1.8×10^{12}/L，Hb 62g/L，PLT 204×10^9/L，RC% 0.312%。尿常规示白细胞（+），尿蛋白（++），尿胆原（++），胆红素（++）。

西医诊断：溶血性贫血。

中医诊断：血疸病（脾肾亏虚，湿热瘀滞）。

治法：健脾生血，补肾养肝，化湿退黄。

处方：化湿生血汤（自拟方）加减。

黄芪25g	当归15g	炒白术15g	炒白芍15g
制首乌15g	鸡血藤15g	酒黄精15g	熟地黄15g
野菊花10g	半枝莲10g	忍冬藤15g	虎杖10g
淫羊藿15g	巴戟天15g	鹿角霜15g	阿胶10g
生甘草10g			

7剂，水煎服，每日1剂，早晚饭后30分钟温服。

西药处方：甲泼尼龙片，每日40mg，晨起顿服；硫唑嘌呤片，每次100mg，日1次，口服。

二诊：2020年9月10日。服药1周后，患者乏力、身黄症状略有改善，余症不变。舌质淡红，苔薄白微腻，脉沉细弱。血常规示 WBC 3.89×10^9/L，RBC 2.1×10^{12}/L，Hb 66g/L，PLT 213×10^9/L，RC% 0.318%。尿常规示白细胞（+），尿蛋白（+），尿胆原（++），胆红素（++）。上方续服14剂。

三诊：2020年9月24日。服药后，黄疸进一步减退，倦怠乏力、指尖麻木、晨僵等症状好转；仍有腰膝酸软，脱发，腹胀，夜卧不宁，小便黄，大便黏滞。舌质淡红，苔薄白，脉沉细弱。血常规示 WBC 6.11×10^9/L，RBC 2.78×10^{12}/L，Hb 78g/L，PLT 244×10^9/L，RC% 11.92%。甲泼尼龙片减量至20mg/d。上方加用菟丝子、补骨脂补脾益肾温阳，用于激素减量阶段。

黄芪 25g	当归 15g	炒白术 15g	炒白芍 15g
制首乌 15g	鸡血藤 15g	酒黄精 15g	熟地黄 15g
野菊花 15g	半枝莲 15g	忍冬藤 25g	虎杖 10g
淫羊藿 15g	补骨脂 15g	菟丝子 15g	巴戟天 15g
鹿角霜 15g	阿胶 10g	生甘草 10g	

14 剂，水煎服，每日 1 剂，早晚饭后 30 分钟温服。

此后守上方加减调整 3 个月，甲泼尼龙片逐渐减量。

四诊至七诊略。

八诊：2020 年 12 月 8 日。连续服药 3 个月后已无乏力，黄疸消退；自述腰膝酸软、脱发、腹胀、夜卧不宁等症状明显好转，大便正常；自述近期上火后，出现小便量少、色黄，排尿艰涩疼痛。舌质淡红，苔薄白，脉沉。血常规示 WBC 4.88×10^9/L，RBC 3.62×10^{12}/L，Hb 113g/L，PLT 255×10^9/L，RC% 0.052%，尿常规示尿蛋白（－），尿胆原（－），尿胆红素（－）。甲泼尼龙片减量至 8mg/d，调整中药处方。

黄芪 30g	党参 15g	炒白术 15g	炒白芍 15g
猪苓 15g	茯苓 25g	通草 10g	泽泻 15g
紫草 15g	紫苏叶 15g	白僵蚕 10g	蝉蜕 10g
马鞭草 25g	半枝莲 25g	茯苓 25g	草薢 15g
生栀子 25g	淡竹叶 10g	生甘草 10g	

14 剂，水煎服，每日 1 剂，早晚饭后 30 分钟温服。

服药 14 剂后，患者上述症状进一步好转，血常规、尿常规均无明显异常，甲泼尼龙片逐渐减量至停服，定期随诊。

【诊疗心得】自身免疫性溶血性贫血是以贫血、黄疸、网织红细胞增多、直接抗人球蛋白试验阳性为临床特点的一组疾病，病情多反复，缠绵难愈。中医把本病归为瘀血阻络的本虚标实之候。本患素有先天禀赋不足，加之外感毒邪入里化热，湿热相搏，困遏脾土，水谷精微不能化赤生血；壅塞肝胆，疏泄失常，迫使胆汁外溢，熏蒸发黄，正如《金匮要略》

讲"脾色必黄，瘀热以行"；病久气血亏少，运行不畅，终而发病。所以本病以脾肾亏虚、正气不足为本，湿热、瘀血、毒邪为标，互为因果，贯穿于整个病程始终。

此患者素体亏虚，多病缠身，发现白细胞减少多年。近有 HPV 感染，导致脾肾亏虚，正气不足，湿热瘀滞，发为溶血性贫血。治疗上，以扶正固本兼祛邪实为主。扶正固本主要以补气健脾生血、补肾养肝为主；祛邪实主要是以化湿清热退黄为主，以达标本兼治。自拟化湿生血汤加减。方中黄芪大补肺脾之气，以资气血生化之源，所谓"有形之血不能速生，无形之气所当急固"，有形之血生于无形之气，故治以补气生血；加当归养血和营。二药相伍以资化源，使气旺血生。鹿角霜、阿胶补血养血，与当归、黄芪合用，气血双补以扶正固本。炒白术、炒白芍健脾祛湿，兼养血。中医认为"发为血之余"，患者肝肾精血不足导致血虚脱发，故用制首乌、鸡血藤、酒黄精、熟地黄补肾养肝，滋养精血。野菊花、半枝莲解毒化湿以调节免疫；忍冬藤、虎杖以活血通络，化湿清热。四药相合，共奏化湿清热、退黄祛邪之功，以缓解身黄、目黄、小便黄等湿热表现，兼治手指麻木、晨僵等症状。淫羊藿、巴戟天二味药，加上三诊时加用的补骨脂，三药共奏温补肾阳之效，通过温肾阳以恢复肾上腺皮质功能，促进正常造血功能的恢复。

溶血性贫血后期常表现以本虚为主，邪实为标，故以扶正固本兼祛邪实为其治疗大法，先调肝脾肾，多用健脾生血、补肾养肝、温补肾阳之法，同时兼用化湿消瘀退黄之法。但要注意根据疾病的不同阶段及个体差异，或以本虚为主，或以邪实为重。在遣方用药时，宜灵活变通，以达扶正不恋邪、祛邪不伤正之目的。

医案整理：李国林

医案 22：溶血性贫血 4

赵某，女，52 岁。初诊：2018 年 1 月 18 日（小寒）。病案号：04236。

主诉：周身乏力伴口眼干燥 6 年余，加重伴皮肤瘀点 2 天。

现病史：患者 2012 年出现口干、眼干、乏力等症状，未介意。2013 年 1 月上述症状加重，查血常规示 Hb 48g/L，后于大连市某医院经相关检查诊断为"自身免疫性溶血性贫血、干燥综合征"，给予激素、硫酸羟氯喹片、白芍总苷胶囊等药物治疗，口干乏力反复发作。2014 年因皮肤瘀点瘀斑，就诊于天津市某医院，诊断为"过敏性紫癜"，服中药治疗 1 个月，瘀点消失。2 天前，无诱因下紫癜复发。现症见周身乏力，口干眼干，双下肢皮肤散在瘀点，胸闷胁胀，饮食尚可，夜卧不宁，伴雷诺征，小便黄赤，大便干燥，3～4 日一行。舌质淡红，苔薄白，脉弦数。

辅助检查：血常规示 WBC 4.66×10^9/L，RBC 3.96×10^{12}/L，Hb 88g/L，PLT 151×10^9/L，RC% 0.022%；尿常规示尿蛋白（+），尿胆原（++），胆红素（++）。

西医诊断：溶血性贫血。

中医诊断：血疸病（阴液亏虚）。

治法：滋阴养血。

处方：养阴生血汤（自拟方）加减。

太子参 25g	茯苓 25g	玄参 25g	麦冬 25g
桂枝 15g	炒白芍 15g	防风 10g	蝉蜕 10g
野菊花 15g	半枝莲 15g	紫草 15g	紫苏叶 10g
杭菊花 10g	枸杞子 10g	青葙子 10g	密蒙花 10g
乌梅 5g	生甘草 10g		

14 剂，水煎服，每日 1 剂，早晚饭后 30 分钟温服。

西药处方：硫酸羟氯喹片，每次 0.2g，日 2 次，口服；白芍总苷胶囊，每次 0.6g，日 2 次，口服。

成药处方：杞菊地黄丸，每次 1 丸，隔日 1 次，口服。

二诊：2018 年 2 月 1 日。服药 2 周后，口干、眼干、乏力症状有所好转，双下肢偶有散在瘀点，睡眠欠佳，大便干燥。舌质淡红，苔薄白，脉弦数。前方再服 14 剂。

三诊至五诊：反复以上方为基础加减，无皮肤紫癜，贫血及干燥症状逐渐好转。

六诊：2018 年 3 月 29 日。服药后，乏力、心烦、口干等症状均减轻；双下肢偶有瘀点，睡眠差，大便干燥、3～4 天一行。舌质红，苔薄白，脉弦细。复查血常规示 WBC 3.94×10^9/L，RBC 4.01×10^{12}/L，Hb 113g/L，PLT 196×10^9/L，RC% 0.602%；尿常规示尿蛋白（－），尿胆原（－），尿胆红素（－）。

太子参 25g	黄芪 25g	炒白术 15g	茯苓 15g
当归 15g	炒白芍 15g	防风 10g	蝉蜕 10g
野菊花 15g	半枝莲 15g	紫草 15g	紫苏叶 10g
玄参 25g	麦冬 25g	熟地黄 25g	肉苁蓉 15g
炒枣仁 25g	乌梅 10g	炙甘草 10g	

14 剂，水煎服，每日 1 剂，早晚饭后 30 分钟温服。

七诊：2018 年 4 月 12 日。服药后，乏力、口干、眼干、睡眠、大便等症状均好转，双下肢皮肤瘀点已消失。舌质红，苔薄白，脉弦细。前方续服 14 剂。

至 2022 年患者已经随诊 4 年，每月来诊，春秋两季系统服药，全身无不适。2022 年 2 月 8 日血常规示 WBC 5.68×10^9/L，RBC 3.54×10^{12}/L，Hb 123g/L，PLT 187×10^9/L，RC% 0.623%。尿常规示尿蛋白（－），尿胆原（－），尿胆红素（－）。

【诊疗心得】此病例较为复杂，溶血性贫血与过敏性紫癜、干燥综合征交织在一起，互为因果，相互影响。溶血性贫血是由于红细胞破坏增多、增速，骨髓造血功能代偿不足所发生的一类贫血。溶血性贫血多为先天不足、后天失养引起，而干燥综合征是一个主要累及外分泌腺体的慢性炎症性自身免疫病，又名自身免疫性外分泌腺体上皮细胞炎或自身免疫性外分泌病，其以燥毒为本，阴虚为标。此患者 2014 年又出现过敏性紫癜。

这三个病皆属于免疫系统疾病，且疾病之间存在因果关系。患者长期患溶血性贫血，导致营阴不足，不能营养人体的五脏六腑、四肢百骸，日久出现皮肤干燥、口干、眼干等干燥综合征的表现。而干燥综合征病机特点多为燥毒内盛，不断消耗人体的阴液，血属阴，进一步加重血液的消耗，使溶血性贫血加重。在此基础上，阴虚日久化火，虚火内灼血脉，血不循经，溢出脉外，留滞于肌腠之间，而见皮肤青紫斑点，发为紫癜。所以综合此患者的病因病机及发病规律，治疗上从整体出发，调整患者机体的免疫功能，治以滋阴养血法，用自拟的养阴生血汤加减治疗。

方中太子参、玄参、麦冬养肺胃之阴，以资其水化之源，肺为水之上源，通调水道；胃为水谷之海，《素问·玉机真脏论》说："五脏者，皆禀气于胃；胃者，五脏之本也。"茯苓健脾和胃，与太子参合用，健脾和胃生血、补气生津，四药相合则滋阴养血。炒白芍又与乌梅相伍，二药味酸入肝，为我们常用滋肝养血之药对。以上药物共奏滋肺、胃、肝、脾之阴以养血治其本。桂枝、炒白芍、防风、蝉蜕四药合用，清热祛风，调和营卫，配合紫草、紫苏叶清热凉血；野菊花、半枝莲是李铁教授临床中最常用的清热化湿解毒药，化湿解毒能够提高患者自身的免疫力，恢复机体阴阳平衡；杭菊花、枸杞子、青葙子、密蒙花主归肝经，四药相合，具有清泻肝火、明目退翳之功效，可用治肝火上炎所致的目赤、目涩及肿痛之症。纵观全方，以滋阴养血为本，兼顾清热、祛风、解毒、凉血之法，以清其源、截其流、不伤正。六诊后，患者血红蛋白已恢复正常，乏力、心烦、口干等症状均好转，溶血性贫血得到很好的控制。后期主要问题是双下肢皮肤瘀点仍有反复，睡眠差，大便干燥，在滋阴养血的基础上调整药物。加当归、熟地黄、肉苁蓉以养血通便；炒枣仁性平、味酸甘，归心、肝、胆经，可养心安神。日常诊疗时，李铁教授常用桂枝、白芍、防风、僵蚕、蝉蜕、紫草、紫苏叶等中药治疗过敏性紫癜、荨麻疹、湿疹及过敏性疾病引起的皮肤紫癜、瘙痒等症状，疗效显著。

医案整理：李国林

医案 23：溶血性贫血 5

冷某，女，18 岁。初诊：2012 年 9 月 11 日（白露）。病案号：2012。

主诉：周身乏力伴面目身黄 4 个多月。

现病史：2012 年 4 月因周身乏力、身目皮肤发黄、尿血于大连市某医院住院，诊断为"溶血性贫血"。骨髓穿刺未见明显异常，半年来一直服用甲泼尼龙片 4～12mg 以控制病情，血常规大致正常。服药后出现脱发，面部痤疮。现症见周身乏力，面色暗黄，面肿伴痤疮，熬夜少寐，时有脱发，小便正常，大便溏薄。舌质紫暗，有瘀点，苔白，脉沉细。

辅助检查：血常规示 WBC 17.19×10^9/L，RBC 4.87×10^{12}/L，Hb 134g/L，PLT 134×10^9/L，RC% 1.89%；肝功能示总胆红素 22.5μmol/L；尿常规示尿胆原（＋），白细胞（＋＋＋），潜血（－）；消化彩超示脾大。

西医诊断：溶血性贫血。

中医诊断：血疸病（湿毒血瘀，毒瘀互结）。

治法：健脾化湿，解毒祛瘀。

处方：四君子汤加减。

黄芪 25g	党参 15g	炒白术 15g	茯苓 15g
野菊花 15g	半枝莲 15g	土茯苓 15g	白花蛇舌草 15g
莪术 15g	生薏苡仁 25g	茅苍术 15g	紫苏叶 10g
仙茅 15g	淫羊藿 15g	补骨脂 15g	炙甘草 10g

7 剂，水煎服，每日 1 剂，早晚饭后 30 分钟温服。

西药处方：甲泼尼龙片，每日 8mg，晨起顿服。

二诊：2012 年 9 月 18 日。服药无不适，仍乏力，面色暗黄，面肿伴痤疮，睡眠欠佳，大便略成形。舌质紫暗，有瘀点，苔白，脉沉细。继服上方 20 剂。激素用量不变。

三诊：2012 年 10 月 9 日。乏力、面色暗黄、面肿及痤疮明显好转，睡眠改善。舌质紫暗，有瘀点，苔白，脉沉细。血常规示 WBC 7.65×10^9/L，

RBC $4.67 \times 10^{12}/L$, Hb $136g/L$, PLT $145 \times 10^9/L$, RC% 1.86%；尿常规示尿胆原（＋），白细胞（＋），潜血（－）。

黄芪25g	党参15g	炒白术15g	茯苓15g
野菊花15g	半枝莲15g	土茯苓15g	白花蛇舌草15g
莪术15g	生薏苡仁25g	茅苍术15g	山药15g
仙茅15g	淫羊藿15g	补骨脂15g	炙甘草10g

14剂，水煎服，每日1剂，早晚饭后30分钟温服。

复诊40余次，共3年余，激素逐渐递减，面色如常，无面部浮肿及痤疮。复查尿常规、肝功能及生化无明显异常。2013年6月27日（二十五诊）激素停药；至三十六诊时，汤药停服。其后自服西洋参、金匮肾气丸调护。

【诊疗心得】本案患者为青少年女性，长期睡眠不规律，平素节食减肥，导致脾胃虚损，运化失司，气血生化无源而贫血。湿阻中焦，肝失疏泄，胆汁泛溢，浸淫肌肤而皮肤发黄。东垣在《脾胃论·脾胃胜衰论》中指出："劳倦则脾先病，不能为胃行气而后病。"脾虚统摄无力，使血液外溢而尿血。长期服用激素，会产生类似"壮火"的副作用，形成"药毒"，在此案中表现为痤疮、颜面浮肿。同时湿毒燥热伤津耗气，"血受热则煎熬成块"，血液被熏灼而浓缩，黏滞不畅亦成瘀，湿毒与瘀血互结，故见舌质紫暗有瘀点、苔白、脉沉细。治疗以健脾益气为根本，以四君子汤加减化裁。其中以党参替代人参与黄芪配伍，因党参善补脾气，补气的同时补血，作用缓和，更适用于本案患者慢性长时间用药，其偏于阴而补中；黄芪补气升阳，益卫固表，托毒生肌，利水消肿，偏于阳而实表。一里一表，一阴一阳，相互为用，健脾益气功效益甚。炒白术功在健脾燥湿，益气生血，古人称其为"脾脏补气健脾第一要药"；茯苓味甘而淡，甘则补，淡则渗，健脾、渗湿。四君补中有渗，补而不滞，健脾益气，生血统血，脾气健运，则气血生化有源，中焦得健，则病自安矣。

毒瘀互结是本案病机要点，湿毒、血瘀为标，既是病理产物，又是致病因素，故在健脾益气基础上应用化湿解毒、活血祛瘀之品，入野菊花、半枝莲、土茯苓、白花蛇舌草、莪术、生薏苡仁、茅苍术、紫苏叶诸药。其中野菊花清热解毒的同时芳香醒脾；半枝莲解毒利湿，化瘀消癥，尤其对患者肝脾肿大效果明显；土茯苓利湿去热，《本草正义》认为其"能入络，搜剔湿热之蕴毒"；白花蛇舌草化湿解毒，调节免疫功能，保护白细胞、红细胞；莪术行气破血，在化瘀的同时能增效解毒，《本草经疏》认为其"能调气通窍，窍利则邪无所容而散矣。解毒之义，亦同乎是"。紫苏叶、茅苍术、生薏苡仁施治三焦。紫苏辛温发散以宣上；苍术苦温燥烈、健脾平胃以畅中；生薏苡仁升降皆能，《金匮要略》有"诸病黄家，但利其小便"之说，其能利湿以渗下，兼有补肺健脾，能补能清，使湿毒"分消走泄"而解。

毒瘀互结，日久耗伤脾阳、肾阳。湿毒、瘀血属阴，非温热不化，故入仙茅、淫羊藿、补骨脂。仙茅温补脾肾，祛寒除湿，善补命门而兴阳道；与淫羊藿、补骨脂合用，温肾健脾，利湿降浊，亦为"效药"，在激素递减过程中有替代作用。

医案整理：宿德民

医案 24：溶血性贫血伴血小板增多症

魏某，男，50 岁。初诊：2018 年 8 月 7 日（立秋）。病案号：09194。

主诉：诊断溶血性贫血 3 个多月。

现病史：患者 2018 年 5 月因发热持续不退，就诊于大连市某医院，查血常规示 WBC 5.84×10^9/L，RBC 3.58×10^{12}/L，Hb 66g/L，PLT 690×10^9/L。住院经过血液专科进一步检查，诊断为"自身免疫性溶血性贫血、血小板增多症"，给予丙种球蛋白、醋酸泼尼松片、阿司匹林肠溶片等药物治疗，病情稳定后出院。出院后继续口服醋酸泼尼松片、阿司匹林肠溶片至今。现症见倦怠乏力，面色萎黄，巩膜黄染，四肢沉重，心悸胸闷，头晕目眩，嗜睡蜷卧，食少纳呆，小便黄赤，大便黏滞、日 2 次。舌质淡暗，苔黄腻，脉弦滑。

辅助检查：血常规示 WBC 12.47×10^9/L，RBC 3.35×10^{12}/L，Hb 76g/L，PLT 662×10^9/L，RC% 0.325%；尿常规示尿胆原（++），胆红素（++）。

西医诊断：自身免疫性溶血性贫血；血小板增多症。

中医诊断：血疸病（脾虚湿热发黄）。

治法：清热利湿退黄，益气解毒祛瘀。

处方：茵陈化湿汤（自拟方）加减。

茵陈25g	虎杖15g	炒白术15g	泽泻10g
黄芪25g	党参25g	陈皮15g	木香10g
紫草15g	紫苏叶15g	白僵蚕10g	蝉蜕10g
野菊花15g	半枝莲15g	茯苓15g	炙甘草10g

7剂，水煎服，每日1剂，早晚饭后30分钟温服。

西药处方：醋酸泼尼松片，每日20mg，晨起顿服；阿司匹林肠溶片，每次100mg，日1次，口服。

二诊：2018年8月14日。嗜睡、食欲较前好转，小便淡黄；仍有乏力，面色萎黄，心慌，胸闷，倦怠，头晕目眩，四肢沉重，周身不适，小便黄，大便稀、日3~4次。舌质淡暗，苔黄腻，脉弦滑。递减醋酸泼尼松片为15mg/d，继续服上方14剂。

三诊：2018年8月28日。乏力、面色萎黄、心慌、胸闷、倦怠、头晕目眩、四肢沉重等症状有所好转；小便黄，大便稀，日3~4次。舌质淡暗，苔黄腻，脉弦滑。递减醋酸泼尼松片为10mg/d。上方茵陈、土茯苓加量至25g，再服14剂。

四诊：2018年9月11日。小便淡黄，大便不成形，日2~3次，余无不适。舌质淡暗，苔黄微腻，脉弦滑。血常规示 WBC 11.97×10^9/L，RBC 3.7×10^{12}/L，Hb 87g/L，PLT 762×10^9/L，RC% 0.727%。递减醋酸泼尼松片为7.5mg/d。上方将茵陈加量至30g，党参改为生晒参以加强补气之功效；去紫草、蝉蜕，加生牡蛎、山慈菇清热解毒散结。

茵陈 30g	虎杖 15g	炒白术 15g	泽泻 15g
黄芪 25g	生晒参 10g	陈皮 10g	升麻 10g
紫苏叶 15g	白僵蚕 10g	山慈菇 10g	生牡蛎 30g
野菊花 15g	半枝莲 25g	土茯苓 25g	炙甘草 10g

14 剂，水煎服，每日 1 剂，早晚饭后 30 分钟温服。

五诊：2018 年 9 月 25 日。小便黄，大便成形。舌质淡暗，苔薄黄，脉弦滑。血常规示 WBC 11.35×10^9/L，RBC 3.84×10^{12}/L，Hb 91g/L，PLT 750×10^9/L，RC% 0.708%。尿常规示尿蛋白（－），尿胆原（－），尿胆红素（－）。

茵陈 30g	虎杖 15g	忍冬藤 30g	水牛角 25g
黄芪 25g	生晒参 10g	陈皮 15g	升麻 10g
紫苏叶 15g	白僵蚕 10g	山慈菇 10g	生牡蛎 30g
野菊花 15g	半枝莲 25g	土茯苓 25g	白花蛇舌草 25g
杏仁 10g	炙甘草 10g		

14 剂，水煎服，每日 1 剂，早晚饭后 30 分钟温服。

服药后，患者上述症状明显好转。2018 年 10 月 8 日血常规示 WBC 8.67×10^9/L，RBC 3.86×10^{12}/L，Hb 104g/L，PLT 580×10^9/L，RC% 0.687%；尿常规示尿蛋白（－），尿胆原（－），尿胆红素（－）。调整醋酸泼尼松片为 5mg/d，持续随诊治疗。

【诊疗心得】溶血性贫血在西医治疗中存在三个问题：一是慢性溶血对激素及其他药物敏感度不够；二是大剂量激素冲击治疗的用药时间长，易产生副作用，疾病易复发；三是由于长期使用激素，导致患者在后期多处于免疫活跃与免疫抑制并存的状态。面对这种状态，既不能贸然停用激素，又不能不顾免疫力的下降。此时，如何选用中医药配伍治疗，发挥双向调节免疫的作用便显得格外重要。针对机体的免疫状态，选用相应的中药方剂以发挥促进或抑制免疫功能的作用，正体现了中医辨证论治的精髓。针对溶血性贫血气血亏虚兼湿热内蕴的病证，治疗以扶正固本之法为主。所谓扶正才可祛邪，固本方可培元。因此，在溶血性贫血的治疗中，李铁教授将清热利湿退黄与益气解毒祛瘀这两类中药合用，自拟茵陈化湿汤，取其补泻兼施之功，共同发挥调控机体免疫状态的作用。方中茵陈、虎杖、泽泻清热利湿退黄；黄芪、党参、陈皮、木香、炒白术益气健脾化湿以扶正固本；用紫草、紫苏叶、白僵蚕、蝉蜕四药清热凉血，透邪外达，常用于治疗过敏证；野菊花、半枝莲、土茯苓能化湿解毒，改善免疫。此方治疗溶血性贫血，既能清热利湿、退黄解毒，又能益气健脾生血。

三诊时开始激素减量，同时将茵陈、土茯苓加量以增强化湿退黄之效，防止在减激素过程中病情出现反弹。激素药物类似于中药"纯阳"之品，为助阳生热之药，虽能改善某些临床症状，但有生热耗津之弊，久用可造成机体的"三潜证"，即瘀血证、肾虚证及正气耗伤证。经验发现，在激素减量阶段和激素停用阶段，添加中药替代，能更好地发挥中医药增效减毒的作用，有利于提高疗效，并防止疾病复发。这时要扶正与祛邪并重，以益气健脾利湿、解毒化瘀为主，常用中药有人参、陈皮、升麻、莪术、生薏苡仁、土茯苓、白花蛇舌草、山慈菇等。激素冲击治疗后停减激素阶段应以温补肾阳为主，常用中药有淫羊藿、补骨脂、巴戟天、肉苁蓉等。维持阶段应以健脾补肾酌加解毒之品。所以在四诊时，醋酸泼尼松片再次减量，将党参改为生晒参，即人参。人参大补元气，补脾益肺，益肾助阳；用陈皮、升麻升举阳气，以起到类激素的作用；同时黄芪、人参、陈皮、升麻益气健脾，用之以达补益气血生化之源、升血红蛋白之功效。

医案整理：李国林

医案 25：淋巴瘤并发溶血性贫血

冷某，女，60 岁。初诊：2015 年 9 月 22 日（白露）。病案号：04743。

主诉：反复发热、乏力 13 年。

现病史：2002 年曾因发热就诊于大连市某医院，经血液科专科检查后，确诊为"大 B 细胞淋巴瘤"，给予放、化疗治疗 7～8 个疗程后，维持治疗。2009 年复查时，发现全血细胞减少，以红系减少为主，诊断为"溶血性贫血"，予激素治疗。此后间断出现乏力、发热，平素进食差。5 天前，患者再次出现发热，体温在 38.0℃左右，乏力加重，纳差，自服中药退热未见好转。现症见发热无汗，体温 37.8℃，倦怠乏力，心悸气短，心烦易怒，口干口苦，脘痞纳呆，肢体沉重，夜卧不宁，小便色淡，大便黏滞不爽。舌质淡暗，有湿郁点及瘀斑，苔白腻、中部黄褐，脉弦滑。

辅助检查：血常规示 WBC $2.62 \times 10^9/L$，RBC $0.96 \times 10^{12}/L$，Hb 34g/L，PLT $130 \times 10^9/L$。

西医诊断：大 B 细胞淋巴瘤；自身免疫性溶血性贫血。

中医诊断：血疸病；恶核病（湿热内蕴）。

治法：清热化湿。

处方：三仁汤合蒿芩清胆汤加减。

砂仁 15g	杏仁 10g	生薏苡仁 15g	白蔻仁 10g
清半夏 10g	陈皮 10g	竹茹 10g	枳实 10g
青蒿 15g	黄芩 10g	天竺黄 15g	淡豆豉 15g
黄芪 25g	当归 15g	炒白术 15g	炙甘草 10g

7 剂，水煎服，每日 1 剂，早晚饭后 30 分钟温服。

西药处方：甲泼尼龙片，每日 16mg，晨起顿服。

二诊：2015 年 9 月 29 日。服药 3 天，患者热退，仍有乏力、尿黄等症状。舌质淡暗，有湿郁点及瘀斑，苔白腻、中部黄褐，脉弦滑。复查血常规示 WBC $2.81 \times 10^9/L$，RBC $1.03 \times 10^{12}/L$，Hb 42g/L，PLT $143 \times 10^9/L$。治以健脾补血，利湿退黄。

黄芪 25g	当归 15g	炒白术 15g	茯苓 15g
醋柴胡 10g	黄芩 10g	竹茹 10g	枳实 10g

砂仁 15g　　　　杏仁 10g　　　　芦根 15g　　　　荷叶 10g

炙甘草 10g

7 剂，水煎服，每日 1 剂，早晚饭后 30 分钟温服。

三诊：2015 年 10 月 8 日。患者 10 月 1 日住院输红细胞 2U。复查血常规示 WBC 3.68×10^9/L，RBC 2.86×10^{12}/L，Hb 69g/L，PLT 150×10^9/L。来诊时无发热，仍有乏力面黄，心悸，心烦胸闷，口干口苦，食欲不振，肢体沉重，睡眠欠佳，小便黄，大便黏滞不爽。舌质淡暗，苔薄黄，脉弦滑。

黄芪 25g　　　　当归 15g　　　　炒白术 15g　　　炒白芍 15g

茵陈 25g　　　　虎杖 15g　　　　紫草 10g　　　　紫苏叶 10g

野菊花 15g　　　半枝莲 15g　　　土茯苓 15g　　　白花蛇舌草 15g

莪术 15g　　　　生薏苡仁 15g　　白僵蚕 10g　　　草薢 15g

荷叶 10g　　　　生甘草 10g

14 剂，水煎服，每日 1 剂，早晚饭后 30 分钟温服。

四诊至六诊：以上方为基本方加减调整。患者无发热，以上症状均减轻，余无不适。舌质淡暗，苔薄黄，脉弦滑。2015 年 12 月 3 日血常规示 WBC 3.43×10^9/L，RBC 2.09×10^{12}/L，Hb 70g/L，PLT 115×10^9/L。甲泼尼龙片减至 8mg/d，继服上方 14 剂，随诊。

【诊疗心得】患者素有大 B 细胞淋巴瘤 13 年，历经化疗、放疗，并长期服用激素治疗。来诊时，因发热用西药治疗未缓解，伴有重度贫血，首诊以三仁汤合蒿芩清胆汤加减以宣畅气机、清热利湿而凉身退热。三仁汤中杏仁宣通肺气，化上焦之湿；白蔻仁、砂仁芳香化湿，行气宽中，运中焦之湿；生薏苡仁健脾利水，渗下焦之湿。三仁汤主治湿滞脾胃证，症见脘腹胀满，不思饮食，口淡无味，肢体沉重等。蒿芩清胆汤能够和解少阳，清胆利湿，和胃化痰。李铁教授常用青蒿清透少阳邪热，凡湿瘀化热、缠绵难愈者，用之甚效；黄芩善清胆热并燥湿。两药合用，既能清透少阳湿热，又能祛邪外出。竹茹善清胆胃之热，化痰止呕；枳实下气宽中，除痰消痞；清半夏燥湿化痰，和胃降逆；陈皮理气化痰。蒿芩清胆汤与三仁汤配伍运用，既能清透少阳湿热，又能宣畅三焦湿浊，使湿去而热退。天竺黄、淡豆豉化湿醒脾，善治湿浊化热、困遏中阳而出现的黄褐腻苔；黄芪、当归、炒白术益气健脾补血。二诊来时，发热虽退，但气虚血枯仍重，故以健脾补血、利湿退黄为主，并嘱即刻输血支持。三诊因贫血甚重，输红细胞2U，口服甲泼尼龙片16mg/d。在上方基础上，用黄芪、当归补气生血，炒白术、炒白芍健脾养血；继续用茵陈、虎杖利湿退黄，紫草、紫苏叶清热凉血，透邪外达；莪术、生薏苡仁、野菊花、半枝莲、土茯苓、白花蛇舌草均为化湿解毒之常用效药。

总之，中医治疗溶血性贫血以清利湿热、补虚、活血化瘀并重。黄疸明显时，以清利湿热为主；贫血明显时，以补虚、补血为主。一般情况下，若能控制溶血，可借自身造血机会配合中药治疗，能很好地纠正贫血。

医案整理：李国林

六、慢性病贫血

医案26：肾脏病贫血

于某，男，76岁。初诊：2021年9月23日（秋分）。病案号：23363。

主诉：周身乏力10个月。

现病史：患者2020年12月自觉周身乏力、胸闷气短，就诊于大连市某医院，发现 Cr 200μmol/L 左右，尿蛋白（＋），Hb 110g/L，诊断为"慢性肾脏病4期，肾性贫血，高血压病3级（极高危）"，予控制血压、补充α酮酸、铁剂等治疗，症状及临床指标改善不明显。现症见周身乏力，腰酸膝软，下肢略肿，小便有泡沫，大便黏滞。舌质淡红，苔白腻，脉沉弦。

既往史：高血压20年，口服硝苯地平控释片，血压控制在150/90mmHg左右；冠心病4年，口服曲美他嗪片、单硝酸异山梨酯缓释片。

辅助检查：血常规示 WBC 6.47×10^9/L，RBC 3.61×10^{12}/L，Hb 108g/L，PLT 185×10^9/L；尿常规示尿蛋白（＋）；肾功能示 Cr 208μmol/L，尿素氮（BUN）14.1mmol/L，UA 524μmol/L。

西医诊断：慢性肾脏病贫血。

中医诊断：血劳病（肾气亏虚，湿浊内蕴）。

治法：益气补肾，利湿化浊。

处方：四君子汤合通肾固本汤（自拟方）加减。

太子参25g	黄芪15g	炒白术15g	茯苓25g
川续断15g	桑寄生15g	怀牛膝15g	盐杜仲15g
白茅根30g	芦根30g	白僵蚕10g	萆薢15g
萹蓄25g	瞿麦25g	金樱子15g	芡实15g
防风10g	蝉蜕10g	通草10g	生甘草10g

7剂，水煎服，每日1剂，早晚饭后30分钟温服。

二诊：2021年9月30日。服药后无不适，仍乏力、水肿。舌质淡红，苔白腻，脉沉弦。前方去金樱子、芡实，加石韦、车前子，再服14剂。

太子参25g	黄芪15g	炒白术15g	茯苓25g
川续断15g	桑寄生15g	怀牛膝15g	盐杜仲15g
白茅根30g	芦根30g	白僵蚕10g	萆薢15g
萹蓄25g	瞿麦25g	石韦25g	车前子15g
防风10g	蝉蜕10g	通草10g	生甘草10g

14剂，水煎服，每日1剂，早晚饭后30分钟温服。

三诊：2021年10月14日。乏力改善，水肿减轻，血压无明显波动。舌质淡红，苔白腻，脉沉弦。复查血常规示 WBC 5.34×10^9/L，RBC 3.91×10^{12}/L，Hb 112g/L，PLT 203×10^9/L；尿常规示尿蛋白（－）；肾功能示 Cr 186μmol/L，BUN 10.5mmol/L，UA 426μmol/L。前方再服14剂。

四诊、五诊略。

六诊：2021年12月16日。乏力进一步改善，水肿基本消退。舌质红、舌尖赤，苔白腻，脉沉弦。复查血常规示 WBC 6.38×10^9/L，RBC 4.12×10^{12}/L，Hb 126g/L，PLT 232×10^9/L；尿常规示尿蛋白（－）；肾功能示 Cr 178μmol/L，BUN 11.5mmol/L，UA 418μmol/L。上方加淡竹叶一味。

太子参 30g	黄芪 15g	炒白术 15g	茯苓 15g
川续断 15g	桑寄生 15g	怀牛膝 15g	盐杜仲 15g
白茅根 30g	芦根 30g	白僵蚕 10g	萆薢 15g
萹蓄 25g	瞿麦 25g	石韦 25g	车前子 15g
防风 10g	蝉蜕 10g	淡竹叶 10g	通草 10g
生甘草 10g			

14 剂，水煎服，每日 1 剂，早晚饭后 30 分钟温服。

【诊疗心得】近年来，随着高血压、糖尿病发病率的升高，各种心、脑、肾慢性病患者也不断增加，我国慢性肾脏病人群患病率为 10% 左右，高血压、糖尿病、高脂血症等已成为慢性肾脏病的独立危险因素。一旦患有慢性肾脏病，随之而来的各种并发症也需要进行综合管理。慢性肾脏病 3 期以上的患者中，肾性贫血发生率明显要高，中医中药治疗在延缓慢性肾脏病进展及改善肾性贫血方面均有较好疗效。

本例患者就诊时血肌酐已达 208μmol/L，计算肌酐清除率后判断此时已属于慢性肾脏病 4 期，同时合并肾性贫血。中医辨证以脾肾亏虚为本，湿、浊、瘀、毒等病理产物为标。治疗宜补气健脾、填精补肾固其本，利湿化浊、解毒消瘀治其标。首诊方中太子参、黄芪、炒白术、茯苓益气健脾，培补后天之本。其中太子参平而偏凉，补中略兼清泄，可补气生津，较之党参、人参燥性大减；黄芪与太子参配伍，使气生则血生，气血生化有源，用量较小，防其对血压产生影响。治疗以自拟通肾固本汤加减。"肾四味"即川续断、桑寄生、菟丝子、盐杜仲重在培补肾元。《日华子本草》认为续断"助气，调血脉，补五劳七伤，破癥结瘀血，消肿毒……缩小便，止泄精，尿血"；桑寄生味苦、甘，性平，归肝、肾经,功效为补肝肾、强筋骨、祛风湿、安胎元;《本草经疏》述菟丝子"为补脾肾肝三经要药。主续绝伤,补不足,益气力,肥健者,三经而俱实则绝伤续而不足补矣";盐杜仲性味甘温,归肝、肾经,具有补肝肾、强筋骨的功效。四药合用,平补肾中精气,温而不燥,补而不滞。白茅根、芦根、白僵蚕、萆薢、萹蓄、瞿麦清热凉血,分清泌浊;金樱子、石莲子、芡实、五味子可固肾摄精,是跟师国医大师张琪教授所学,用于蛋白尿效药,即有补肾填精、固摄精微之意;白僵蚕、蝉蜕、防风可抑制肾脏免疫反应,延缓肾衰进展。

二诊加石韦、车前子,加强利湿化浊解毒之力,祛其标实,使下焦气机通利,气血方能化生及运行。六诊时见舌质红、舌尖赤,苔白腻,有湿邪化热之势。加淡竹叶一味,既可清心火除烦,又可清下移小肠之火而解下焦湿热。此时患者的血肌酐已明显下降,血红蛋白升高至126g/L,症状及生化指标均明显改善,总体病情好转,目前仍在随诊中。

医案整理:马秀宁

医案 27:IgA 肾病贫血

关某,女,26 岁。初诊:2017 年 9 月 7 日(白露)。病案号:07840。

主诉:乏力伴腰酸 6 个月。

现病史:患者 2017 年 3 月无诱因开始出现乏力伴腰酸,未诊治。7 月于大连市某医院查尿常规,提示潜血(+++),尿蛋白(+),结合其他相关检查,诊断为"IgA 肾病"。治疗期间发现缺铁性贫血,补铁治疗后症状略有改善。现症见乏力腰酸,面色萎黄,畏寒肢冷,食少纳差,小便频数,大便溏薄。舌质淡暗、舌体颤,有齿痕、湿毒瘀点,苔薄白、微腻,六脉沉细、两尺尤甚。

既往史:反复尿路感染史,肠易激综合征病史。

辅助检查:血常规示 WBC 10.4×10^9/L,RBC 3.05×10^{12}/L,Hb 98g/L,MCV 72fL,PLT 277×10^9/L;Fe 7.2μmol/L;肝肾功能正常;尿常规示潜

血（++），尿蛋白（+）。

西医诊断：IgA 肾病；缺铁性贫血。

中医诊断：血劳病（湿困脾阳）。

治法：温运脾阳，利湿化浊。

处方：温脾化浊汤（自拟方）加减。

党参 25g	茯苓 25g	炒白术 15g	炒白芍 15g
生栀子 15g	生地黄 15g	半边莲 15g	淡竹叶 15g
陈皮 15g	枳实 10g	砂仁 10g	厚朴 10g
茜草根 25g	白茅根 25g	石莲子 15g	芡实 15g
生甘草 10g			

5 剂，水煎服，每日 1 剂，早晚饭后 30 分钟温服。

西药处方：复方硫酸亚铁叶酸片，每次 4 片，日 3 次，口服；地衣芽孢杆菌胶囊，每次 2 粒，日 3 次，口服。

二诊：2017 年 9 月 14 日。腰酸乏力、面色萎黄仍在，畏寒肢冷，腹部不适，稀便日 3 次。舌质淡暗、舌体颤，有齿痕、湿毒瘀点，苔薄白微腻，六脉沉细、两尺尤甚。血常规示 WBC 7.8×10^9/L，RBC 2.93×10^{12}/L，Hb 95g/L，PLT 242×10^9/L；尿常规示潜血（+++），尿蛋白（+）。上方加白头翁、秦皮清肠道之湿热而止痢。

党参 25g	茯苓 25g	炒白术 15g	炒白芍 15g
生栀子 15g	生地黄 15g	半边莲 15g	淡竹叶 15g
陈皮 15g	枳实 10g	砂仁 10g	厚朴 10g
茜草 25g	白茅根 30g	石莲子 15g	芡实 15g
白头翁 15g	秦皮 10g	生甘草 10g	

7 剂，水煎服，每日 1 剂，早晚饭后 30 分钟温服。

三诊：2017 年 9 月 21 日。大便恢复正常，仍有腰酸痛，反复发生扁桃体炎，近 3 天出现肉眼血尿。舌质淡暗、舌体颤，有齿痕、湿毒瘀点，苔薄白微腻，六脉沉细。上方去白头翁、秦皮，加金银花、连翘、蒲公英、紫花地丁清热凉血解毒。

党参25g	茯苓25g	炒白术15g	炒白芍15g
生栀子25g	生地黄25g	半边莲15g	淡竹叶15g
茜草25g	白茅根30g	石莲子15g	芡实10g
金银花15g	连翘25g	蒲公英25g	紫花地丁25g
生甘草10g			

7剂，水煎服，每日1剂，早晚饭后30分钟温服。

三诊过后，主要问题以乏力、面色萎黄、尿潜血时多时少为主，随着血红蛋白逐渐升高，已停用铁剂。大便成形后，停用改善肠道菌群药物。其间中药处方有小调整，但总体思路不变。

十诊：2018年3月14日。诸症减轻，舌质淡暗、舌体颤，有齿痕、湿毒瘀点，苔薄白，六脉沉细。血常规示 WBC 6.6×10^9/L，RBC 3.43×10^{12}/L，Hb 116g/L，PLT 305×10^9/L；尿常规示潜血（±），尿蛋白（+）；肝肾功能正常。调予生脉饮加减。

太子参15g	黄芪15g	炒白术15g	茯苓15g
沙参15g	麦冬15g	玄参15g	生地黄15g
金樱子15g	石莲子15g	五味子10g	五倍子15g
茜草根15g	白茅根15g	草薢10g	淡竹叶10g
生甘草10g			

28剂，水煎服，每日1剂，早晚饭后30分钟温服。

【诊疗心得】IgA肾病在肾功能正常阶段，一般不会出现肾性贫血，故本案患者缺铁性贫血和IgA肾病考虑为独立存在。在疾病早期阶段，患者以内湿为主，湿困脾阳，舌质淡暗，舌体颤，边有齿痕、湿毒瘀点，苔薄白、微腻，六脉沉细、两尺尤甚，均为脾肾两虚，湿浊内蕴之象。自拟温脾化浊汤温运脾阳，益气健脾。中焦健运，湿浊可去，气血生化方能有源。陈皮、枳实、砂仁、厚朴化湿醒脾，理气和中，气行则血行，有形之血生于无形之气故也。患者同时尿中有潜血及尿蛋白，且尿路感染反复发作。方中生栀子、生地黄、半边莲、淡竹叶清心及小肠之火，利湿热；茜草根、白茅根、石莲子、芡实清下焦湿热，减少尿蛋白。患者有腹泻症状及肠易激综合征病史，故二诊中加入秦皮、白头翁清肠道之湿热而止痢。三诊时，因反复发生扁桃体炎，伴有近期肉眼血尿，且大便成形，故上方去白头翁、秦皮，加金银花、连翘、蒲公英、紫花地丁清热凉血解毒。以上均为随症加减，但益气健脾主方不变，血红蛋白稳中有升，尿潜血逐渐减少。十诊时，血红蛋白已升至116g/L，腰酸乏力、面色萎黄、食少纳差、大便溏薄诸症缓解，治疗方案调整为以生脉饮为主的益气养阴、健脾和中之法，巩固疗效。

医案整理：马秀宁

医案28：肝病贫血

张某，女，47岁。初诊：2019年1月24日（大寒）。病案号：09882。

主诉：周身乏力伴反复发热7个月。

现病史：患者慢性乙肝病史20余年，未予特殊治疗。2018年6月无明显诱因开始出现乏力，发热，体温39.9℃，曾于大连市某医院查血常规提示 WBC 12.3×10^9/L，NE% 84.9%，RBC 3.63×10^{12}/L，Hb 104g/L，PLT 252×10^9/L。PET-CT提示骨髓弥漫性高代谢，未予明确诊断，考虑与肺部感染有关，给予抗病毒、抗感染治疗，疗效欠佳。先后于沈阳市某医院骨髓穿刺诊断"继发性贫血"，北京市某医院诊断"肺外结核不除外、肺炎、支原体感染、军团菌感染、脾大、贫血"。抗结核治疗后，体温仍波动在37～39℃。现症见周身乏力，面色苍白，往来寒热，午后热甚，右胁肋部连及背部满痛，手足不温，多汗。舌质紫暗，苔白腻，脉弦滑。

辅助检查：血常规示 WBC 8.15×10^9/L，NE% 79.9%，RBC 3.63×10^{12}/L，Hb 84g/L，PLT 354×10^9/L，RC 47.5×10^9/L；C反应蛋白（CRP）73.73mg/L；肝功能示 ALT 60U/L；抗核抗体（ANA）（＋）；乙肝DNA测定（－）；血清免疫球蛋白G（IgG）（＋）。

西医诊断：慢性乙肝；继发性贫血。

中医诊断：血虚发热（三阳经热）。

治法：和解少阳，凉血透热。

处方：小柴胡汤合凉解汤加减。

醋柴胡 15g	黄芩 15g	清半夏 10g	生晒参 10g
生石膏 50g	连翘 30g	蝉蜕 10g	薄荷 15g
桂枝 15g	炒白芍 25g	荆芥 15g	防风 15g
姜黄 15g	白僵蚕 10g	淡竹叶 15g	生甘草 10g
生姜 10g	大枣 10g		

3 剂，水煎服，每日 1 剂，早晚饭后 30 分钟温服。

西药处方：复方硫酸亚铁叶酸片，每次 4 片，日 3 次，口服；白芍总苷胶囊，每次 0.6g，日 3 次，口服。

二诊：2019 年 1 月 28 日。服药 3 剂，仍有午后发热，体温最高 39℃，夜间热退，肌肉关节疼痛，大便日 1 次。舌质紫暗，苔白腻，脉弦滑。生石膏用至 100g，酌加干姜、细辛佐其寒凉，加葛根、羌活为柴葛解肌汤，解肌清热。

醋柴胡 15g	黄芩 15g	清半夏 10g	生晒参 10g
生石膏 100g	连翘 25g	蝉蜕 10g	薄荷 15g
桂枝 15g	炒白芍 25g	川芎 15g	防风 15g
葛根 25g	羌活 15g	干姜 10g	细辛 3g
淡竹叶 15g	生甘草 10g	生姜 10g	大枣 10g

3 剂，水煎服，每日 1 剂，早晚饭后 30 分钟温服。

三诊：2019 年 2 月 1 日。热势有所减缓，体温 38～38.5℃，往来寒热，午后热甚，左胁肋部满痛，手足不温。舌质紫暗，苔白腻，脉弦滑。血常规示 WBC 5.92×10^9/L，RBC 3.82×10^{12}/L，Hb 90g/L，PLT 328×10^9/L。前方续服 3 剂。

四诊：2019 年 2 月 4 日。患者仍有低热，体温在 38℃ 以下，往来寒热，午后尤甚。血常规示 WBC 5.65×10^9/L, RBC 3.63×10^{12}/L, Hb 92g/L, PLT 328×10^9/L, RC 80.7×10^9/L; 肝功能示 ALT 11.2U/L, 乳酸脱氢酶 (LDH) 102.5U/L, 肌酸激酶 (CK) 10.1U/L, 总蛋白 (TP) 87.1g/L, 白蛋白 (ALB) 38.5g/L, 球蛋白 (GLO) 48.6g/L。邪自表经少阳入血分, 故减桂枝、炒白芍、荆芥、防风; 生石膏、连翘久用伤阳而减之; 加入青蒿、鳖甲、生地黄、牡丹皮成青蒿鳖甲汤, 透血分之热。

醋柴胡 10g	黄芩 15g	清半夏 10g	生晒参 10g
葛根 15g	羌活 10g	干姜 5g	细辛 3g
片姜黄 15g	白僵蚕 10g	蝉蜕 10g	薄荷 15g
青蒿 15g	制鳖甲 25g	生地黄 15g	牡丹皮 15g
淡竹叶 15g	生甘草 10g	生姜 10g	大枣 10g

10 剂, 水煎服, 每日 1 剂, 分 4 次温服。

五诊: 2019 年 2 月 14 日。患者用药后发热渐退, 体温波动在 37～37.5℃, 贫血有明显改善。舌质淡暗, 苔白, 脉弦滑。血常规示 WBC 6.1×10^9/L, RBC 4.13×10^{12}/L, Hb 112g/L, PLT 232×10^9/L。予柴胡桂枝汤和解表里。

醋柴胡 10g	黄芩 15g	桂枝 10g	炒白芍 15g
葛根 15g	羌活 10g	干姜 5g	细辛 3g
青蒿 15g	制鳖甲 15g	蝉蜕 10g	薄荷 10g
杏仁 15g	桔梗 10g	生甘草 10g	生姜 10g
大枣 10g			

14 剂, 水煎服, 每日 1 剂, 早晚饭后 30 分钟温服。

【诊疗心得】患者有慢性乙肝病史 20 余年, 半年前因发热就诊, 当时 Hb 104g/L, 诊断为"肺部感染", 曾予抗感染、抗病毒治疗后血红蛋白开始下降; 后续又经抗结核等治疗, 贫血症状日益加重, 体温仍高。来我处就诊时 Hb 84g/L, 考虑本身有肝脏慢性病史, 机体免疫功能低下, 发热、感染等因素更伤正气, 气血亏乏导致贫血。本身病在肝胆, 受外邪侵袭,肝胆理应受之，少阳经气不利，影响肝之疏泄及藏血功能，故见到少阳证候。症见往来寒热，左胁肋部满痛，手足不温，脉象弦滑，锁定柴胡类方剂。首诊以小柴胡汤合凉解汤清少阳经之热，凉血透热统领全方。柴胡、黄芩、清半夏、生晒参、生姜、大枣、甘草组成小柴胡汤，清少阳经热，和解少阳；生石膏、连翘、蝉蜕、薄荷清阳明经热，清解透热，源自张锡纯《医学衷中参西录》凉解汤；桂枝、炒白芍、荆芥、防风、生姜、大枣、甘草，组成桂枝汤加减，轻宣太阳经热，既调和营卫，又能调和气血。气血和则热邪退，血自生，一方可清三阳经之热。

整个治疗过程中，除生晒参补气外，并无补气生血之品。患者以发热为主要表现，辨证属于肝胆湿热日久，耗伤肝肾之阴，邪伏阴分，热不易退，病情难愈。早期以清三阳经热为主，后期透解肝肾阴分之热，酌用青蒿鳖甲汤。退热过程中血红蛋白有小幅提升，热退后血红蛋白明显提升。善后用柴胡桂枝汤和解少阳，调和营卫，阴阳平和，气血自生。

医案整理：马秀宁

医案 29：系统性红斑狼疮继发肾病和贫血

向某，女，46 岁。初诊：2021 年 6 月 10 日（芒种）。病案号：22946。

主诉：周身乏力伴面部红斑 8 年，加重 3 个月。

现病史：患者 2013 年无明显诱因出现周身乏力伴面部红斑，于大连市某医院诊断为"系统性红斑狼疮"，当时即有贫血，查 Hb 90g/L 左右，曾口服硫酸羟氯喹片治疗。2020 年发现尿蛋白，诊断为"狼疮性肾炎"，服用醋酸泼尼松片及免疫抑制剂治疗。近 3 个月乏力明显，手足远端冷凉麻木，复查 Hb 92g/L，尿蛋白（++）。现症见周身乏力，手足凉麻，胃部反酸，大便黏滞，无发热及关节痛。舌质红，舌体颤，有热瘀点，苔薄白微腻，脉沉弦。

辅助检查：血常规示 WBC 5.2×10^9/L，RBC 3.08×10^{12}/L，Hb 92g/L，PLT 182×10^9/L；尿常规示蛋白（+++）；24 小时尿蛋白定量为 3586mg；

ANA（＋）；肾功能示 Cr 88μmol/L，BUN 8.1mmol/L，UA 322μmol/L。

西医诊断：狼疮性肾炎；肾性贫血。

中医诊断：血劳病（阴虚血热）。

治法：益气养阴，清热解毒。

处方：补气化毒汤（自拟方）加减。

太子参25g	黄芪15g	炒白术15g	茯苓15g
白茅根30g	芦根30g	白僵蚕10g	蝉蜕10g
金樱子15g	石莲子15g	五味子15g	石榴皮15g
石韦30g	草薢15g	萹蓄25g	瞿麦25g
通草10g	益母草15g	生甘草10g	

6剂，水煎服，每日1剂，早晚饭后30分钟温服。

西药处方：醋酸泼尼松片，每日15mg，晨起顿服；吗替麦考酚酯片，每次0.5g，日2次，口服；硫酸羟氯喹片，每次0.2g，日1次，口服。

二诊：2021年6月17日。服药后无不适，仍觉乏力、手足尖凉，胃部不适。舌质红，舌体颤，有热瘀点，苔薄白、微腻，脉沉弦。上方通草改为泽兰，加炮姜。

太子参25g	黄芪15g	炒白术15g	茯苓15g
白茅根30g	芦根30g	白僵蚕10g	蝉蜕10g
金樱子15g	石莲子15g	五味子15g	石榴皮15g
石韦30g	草薢15g	萹蓄25g	瞿麦25g
泽兰10g	益母草15g	炮姜5g	生甘草10g

14剂，水煎服，每日1剂，早晚饭后30分钟温服。

三诊：2021年7月1日。患者手足渐温，胃部反酸好转，大便黏滞有改善。复查血常规示 WBC 4.37×10⁹/L，RBC 3.21×10¹²/L，Hb 96g/L，PLT 178×10⁹/L；尿常规示尿蛋白（＋＋＋）。减量醋酸泼尼松片至10mg/d，中药守方服1个月。

四诊：2021年8月5日。无明显乏力，手足自温，无反酸，饮食及睡眠好，大便略有黏滞。舌质红，苔薄白，脉沉弦。复查血常规示 WBC $5.28 \times 10^9/L$，RBC $3.51 \times 10^{12}/L$，Hb 107g/L，PLT $193 \times 10^9/L$；尿常规示尿蛋白（++）；24 小时尿蛋白定量为 2750mg；肾功能无异常。减量醋酸泼尼松片至 7.5mg/d；吗替麦考酚酯片减至每次 0.25g，日 2 次，口服。继续守方治疗 3 个月。定期复查血尿常规、肝肾功能及尿蛋白定量。

【诊疗心得】 系统性红斑狼疮是一种自身免疫性疾病，突出表现为多种自身抗体通过免疫复合物等途径造成全身多系统受累，可累及皮肤、浆膜、关节、肾及中枢神经系统等，其中也可以累及血液系统而造成贫血或全血细胞减少。本病中医方面表现：急性发作期多以阴虚为本，瘀热为标，气血两燔，瘀热胶结，多用清热解毒、凉血散瘀法；慢性活动期多有痰、湿、瘀、火等诸邪内阻，当随证加减；疾病迁延至后期，热邪入血分、入下焦，瘀热久踞，累及脾肾，不能制水，治疗当以清热存阴立法，祛邪扶正兼顾。本例患者以红系减少为主，且同时有肾脏受损，表现为贫血及蛋白尿，中医辨证属于阴虚血热，故组方以益气养阴与清热解毒药物联用，自拟补气化毒汤加减。方中太子参、黄芪、炒白术、茯苓益气健脾，培补后天之本；白茅根、芦根、石韦、萆薢、萹蓄、瞿麦清利下焦湿热；白茅根、芦根、石韦、萆薢均性润甘寒而不凝，生津化湿而不恋邪，既能清热通利，又不耗伤气阴；金樱子、石莲子、五味子、石榴皮是学习张琪国医大师治疗尿蛋白的效药，既平补肾中阴阳，又可固摄精微；白僵蚕、蝉蜕可调节免疫。二诊将通草改为泽兰，使泽兰与益母草配伍，利水化浊，活血通络，活血不伤正，养血不留瘀；加一味炮姜，助化湿药温经利水，助益气药温胃降逆，此时以清湿热、血热为主，故温药不宜过用。三诊之后，患者症状逐渐改善，血红蛋白逐渐上升。七诊时，舌诊热瘀点已消失，腻苔已消除，减去大部分清热利湿之品，加姜黄、郁金、香附、枳壳、王不留行、路路通行气通络，破血消瘀，使瘀血去、新血生；辛温中佐以黄芩、荷叶之凉性药物，使温而不燥，补而不滞。

医案整理：马秀宁

七、肿瘤贫血

医案30：宫颈癌合并贫血

杨某，女，63岁。初诊：2017年7月27日（大暑）。病案号：07622。

主诉：周身乏力4个月。

现病史：2017年3月无诱因出现周身乏力，就诊于北京市某医院，发现子宫肿物，查Hb 109g/L；同年6月在腹腔镜下行肿物切除术，术后病理提示宫颈癌Ⅰ期，未行放、化疗。现症见周身乏力，面色苍白，头晕时作，心悸气短，夜间自觉身热、盗汗，食少纳呆，夜寐欠佳，小便滞涩，大便黏滞。舌质青紫，苔白腻、两边花剥，脉细弦紧。

既往史：小肠间质瘤术后6年，口服格列卫靶向治疗4年后停药。

辅助检查：血常规示WBC 5.6×10^9/L，RBC 3.0×10^{12}/L，Hb 92g/L，PLT 121×10^9/L。

西医诊断：宫颈癌术后；肿瘤相关性贫血。

中医诊断：血劳病（毒瘀血虚）。

治法：益气补血，化瘀解毒。

处方：解毒八珍汤（自拟方）加减。

太子参25g	黄芪15g	炒白术15g	茯苓15g
当归15g	川芎15g	生地黄15g	熟地黄15g
制首乌15g	鸡血藤15g	酒黄精15g	肉苁蓉15g
莪术25g	生薏苡仁15g	冬葵子15g	半边莲15g
酒白芍25g	炙甘草10g		

14剂，水煎服，每日1剂，早晚饭后30分钟温服。

二诊：2017年8月10日。服药后头晕、心悸缓解，食欲不振改善；仍有四肢乏力，气短，夜间身热，盗汗。舌质青紫，苔白腻、两边花剥，脉细弦紧。原方再进14剂。

三诊：2017年8月24日。夜间身热、盗汗略有改善；仍觉乏力气短。

舌质青紫，苔白腻，脉弦紧。血常规示 WBC 5.6×10^9/L，RBC 3.6×10^{12}/L，Hb 98g/L，PLT 126×10^9/L。

太子参30g	黄芪15g	炒白术15g	茯苓15g
当归15g	川芎15g	生地黄15g	熟地黄15g
制首乌15g	鸡血藤15g	酒黄精15g	肉苁蓉15g
莪术25g	生薏苡仁15g	冬葵子15g	半边莲15g
酒白芍25g	炙甘草10g		

14剂，水煎服，每日1剂，早晚饭后30分钟温服。

四诊：2017年9月7日。食欲正常，乏力气短改善，夜间身热及盗汗较前缓解，头晕、心悸偶作。舌质紫暗，苔白腻，脉弦紧。

太子参30g	黄芪15g	炒白术15g	茯苓15g
当归15g	川芎15g	生地黄15g	熟地黄15g
莪术25g	生薏苡仁25g	冬葵子15g	半边莲15g
酒白芍25g	炙甘草10g		

14剂，水煎服，每日1剂，早晚饭后30分钟温服。

五诊：2017年9月21日。症状较前无变化。舌质紫，苔白腻，脉弦紧。血常规示 WBC 5.4×10^9/L，RBC 3.86×10^{12}/L，Hb 108g/L，PLT 128×10^9/L。续前方14剂。

病情稳定，无不适主诉，停服汤药，予中成药八珍丸口服3周，巩固疗效。随访3年，血红蛋白波动在 $120 \sim 130$g/L。

【诊疗心得】癌性贫血又称为"肿瘤相关性贫血"，是肿瘤本身及抗肿瘤治疗所导致的一类贫血，为肿瘤并发症，发病率较高，严重影响患者生活质量。癌细胞增长消耗营养物质，侵蚀正常细胞营养，可能会引起贫血。西医学多采用输血，以及补充维生素 B_{12}、叶酸和铁剂等治疗。癌性贫血属中医学"虚劳""血虚""亡血""血枯"等范畴。

癌性贫血的发病与脾胃相关。《医宗必读》曰："一有此身，必资谷气，谷入于胃，洒陈于六腑而气至，和调于五脏而血生，而人资之以为生者也，故曰后天之本在脾。"说明精气血的化生，需依赖脾运化功能正常。故欲使气血化生，必须补脾益气。正气虚损是癌性贫血的内在基础，感受邪毒、内伤热毒、痰结湿聚、气滞血瘀是其主要致病因素。治疗的基本原则是扶正祛邪，攻补兼施，做到"补虚勿忘毒，解毒兼顾正虚"。故在治疗癌性贫血时，当在气血双调的基础上加入解毒之品，以加速癌毒的化解（癌毒包括癌细胞之毒、化疗药物之毒、放疗之毒），提高临床疗效，缩短病程，提高患者的生存质量。我们在八珍汤的基础上，加野菊花、半枝莲清热毒，土茯苓、白花蛇舌草解湿毒，冬葵子、半边莲通瘀毒，组成"解毒八珍汤"。

该病例气血双亏，以八珍汤填精益髓，滋补气血；同时以制首乌、鸡血藤、酒黄精滋阴养血以退虚热；癌毒浸淫日久，当祛邪以生新，应用莪术、生薏苡仁、冬葵子、半边莲、野菊花等祛湿化痰，通淋散结，清热解毒。

医案整理：周春友

医案 31：骨髓转移癌伴全血细胞减少

于某，男，78 岁。初诊：2011 年 7 月 5 日（夏至）。病案号：01230。

主诉：周身乏力伴双下肢疼痛 2 个多月。

现病史：患者 2011 年 5 月因周身乏力，伴双下肢疼痛逐渐加重，就诊于大连市某医院，血常规示全血细胞减少，住院行骨髓穿刺诊断为"骨髓转移癌、下肢动脉闭塞症"。PET - CT 检查未明确原发病灶，建议进一步行免疫组织化学染色等检查，患者及家属拒绝。对症治疗后，病情无明显改善。现症见周身乏力，口唇色淡，双下肢疼痛，间歇性跛行，倦怠头晕，饮食及睡眠尚可，大便 4~5 日一行。舌质淡暗，苔白厚腻，脉沉细无力。

辅助检查：血常规示 WBC 2.8×10^9/L，RBC 2.53×10^{12}/L，Hb 70g/L，PLT 74×10^9/L。

西医诊断：骨髓转移癌；全血细胞减少。

中医诊断：血劳病（气血两虚）。

治法：补气养血。

处方：黄芪四物汤加减。

黄芪 15g	当归 15g	炒白术 15g	炒白芍 15g
生地黄 10g	熟地黄 15g	补骨脂 20g	生薏苡仁 25g
野菊花 10g	半枝莲 10g	薄荷 10g	生甘草 10g

7 剂，水煎服，每日 1 剂，早晚饭后 30 分钟温服。

二诊：2011 年 7 月 12 日。双下肢疼痛缓解，倦怠乏力略改善；间歇性跛行，头晕、便秘无明显改善。舌质淡暗，苔白厚腻，脉沉细无力。调整黄芪、熟地黄用量为各 25g，加骨碎补 15g 补肾填精。

黄芪 25g	当归 10g	炒白术 15g	炒白芍 15g
生地黄 15g	熟地黄 25g	补骨脂 20g	生薏苡仁 25g
野菊花 10g	半枝莲 10g	骨碎补 15g	薄荷 10g
生甘草 10g			

7 剂，水煎服，每日 1 剂，早晚饭后 30 分钟温服。

三诊：2011 年 7 月 19 日。双下肢疼痛明显缓解，无间歇性跛行，倦怠乏力改善，无头晕症状，大便 1～2 日一行。血常规示 WBC 3.5×10^9/L，RBC 3.22×10^{12}/L，Hb 82g/L，PLT 86×10^9/L。调整骨碎补用量至 25g，再服 7 剂。

患者病情稳定，无不良主诉，宗上方出入。3 个月后，血常规恢复正常，血红蛋白波动在 120～130g/L。停服汤药，嘱定期复查血常规，定期进行全身检查，监测肿瘤变化情况。

【诊疗心得】骨髓转移癌是非造血系统恶性肿瘤细胞扩散至骨髓而引起血液学改变的一种疾病，只要在骨髓中检出转移癌细胞，不论癌细胞分化程度如何，均是预后不良的指征。尽管骨髓转移癌的临床表现常因原发癌的不同而表现不同，但多数都会因为对骨髓结构的破坏和引起造血功能紊乱，发生继发性造血功能障碍。

补益类药物可扶助人体的正气，调节阴阳气血，提高免疫力，控制肿瘤的发展。临床使用补益类药物治疗肿瘤时，要注意补益不宜太过，以免闭门留寇，导致邪气炽盛而促进肿瘤的生长转移。同时，还要注意补益药的偏颇，补气补阳药不能过于温燥而伤阴津，补阴养血药勿过于滋腻而滞碍脾胃。在补脾方面，李铁教授最喜用黄芪、白术。黄芪具有补气升阳、固表止汗、敛疮生肌、利水消肿、托毒排脓等功效，古有"补药之长"之称。它具有提高机体的免疫功能，保护和促进骨髓造血能力，增强免疫细胞杀瘤活性的作用。黄芪能补一身之气，兼有升阳固表作用，尤其适用于"气虚"患者，用量常在 25～50g，大补元气，健脾益肺，益气生血。据中医"气能生血"和"精血相生"理论，采用大剂量黄芪、炒白术等补气药，以及熟地黄、补骨脂、骨碎补等补肾填精中药，结合辨证论治用药，能改善骨髓造血功能。脾胃蕴湿，日久化瘀毒聚，酌加野菊花、半枝莲清热凉血解毒，标本兼顾。

肿瘤为内结之邪毒，极易传变。不管在肿瘤治疗的哪个阶段，都应始终不忘"祛邪"。根据病情的不同阶段和患者的不同体质，注意使用不同的祛邪方法以祛瘀生新。

医案整理：周春友

医案 32：前列腺癌放化疗后贫血

魏某，男，54 岁。初诊：2015 年 11 月 12 日（立冬）。病案号：04919。

主诉：周身乏力 2 年，加重 1 个月。

现病史：2013 年 12 月确诊为"前列腺癌、多发性骨转移"，行手术及放、化疗。其后出现周身乏力，查 Hb 102g/L，最后一次化疗为 2015 年 6 月。患者于 1 个月前无诱因出现乏力加重，伴心悸气短、胃脘胀满等症，自服胃动力药物，效果不显著。现症见倦怠乏力，面色暗淡，动则心悸气短，胃脘胀满，偶有呃逆，食少纳呆，睡眠欠佳，小便不利，大便 2 日一行。舌质淡暗，有碎小裂纹，苔白浊腻，脉弦细。

辅助检查：血常规示 WBC 5.96×10^9/L，RBC 3.22×10^{12}/L，Hb 106g/L，PLT 100×10^9/L。

西医诊断：前列腺癌术后；肿瘤相关性贫血。

中医诊断：血劳病（气血亏虚，湿毒内蕴）。

治法：健脾生血，化湿消癥。

处方：八珍汤合三仁汤加减。

党参25g	茯苓15g	炒白术15g	炒白芍15g
当归15g	川芎15g	生地黄15g	熟地黄15g
砂仁15g	木香10g	杏仁15g	生薏苡仁15g
法半夏10g	厚朴10g	佩兰10g	紫苏梗10g
生甘草10g	生姜10g		

7剂，水煎服，每日1剂，早晚饭后30分钟温服。

二诊：2015年11月19日。服药无不适，胃脘胀满明显改善；仍有乏力气短，失眠，小便不利，便秘。舌质淡暗，有碎小裂纹，苔白浊腻，脉弦细。

党参25g	茯苓15g	炒白术15g	炒白芍15g
当归15g	川芎15g	生地黄15g	熟地黄15g
砂仁15g	生薏苡仁15g	茅苍术15g	厚朴15g
生栀子15g	淡豆豉15g	紫苏梗15g	六神曲10g
生甘草10g	生姜10g		

14剂，水煎服，每日1剂，早晚饭后30分钟温服。

患者服药后病情稳定，无不良主诉，守上方加减，持续治疗3个月。2016年2月复查血常规示 WBC 6.54×10^9/L，RBC 3.45×10^{12}/L，Hb 120g/L，PLT 132×10^9/L。嘱定期复查，监测肿瘤变化情况。

【诊疗心得】本案患者贫血表现有两方面因素：第一，由于患者患有恶性肿瘤疾病，影响了本身的造血功能；第二，患者手术治疗后，又多次进行放、化疗，导致骨髓抑制或损伤，出现贫血。原因是在肿瘤长期治疗中，峻猛的药性使脾胃受损，脾气亏虚，痰湿内生；同时，在这期间所产生的药毒在体内郁积，日久化热，致使气机不利，运化失司，故而乏力纳差、胃胀呃逆。选方八珍汤合三仁汤加减，健脾生血，化湿消痞。八珍汤健脾生血，前已论述。三仁汤出自《温病条辨·上焦篇》第 43 条："头痛恶寒，身重疼痛，舌白不渴，脉弦细而濡，面色淡黄，胸闷不饥，午后身热，状若阴虚，病难速已，名曰湿温。"后世医家用以治疗湿温初起及暑温夹湿之湿重于热证者。其中杏仁苦辛，轻开肺气以宣上，生薏苡仁甘淡渗利，渗湿健脾以渗下，三焦并调；臣以法半夏、厚朴辛开苦降，行气化湿，消满除痞；佐以砂仁、木香、佩兰、紫苏梗理气健脾化湿。诸药合用，使湿热从三焦分消，诸症自解。

中焦湿气（邪）得解的两种途径：其一为健脾化湿；其二为淡渗利湿、清热利湿。为何不用汗法祛湿呢？原因是汗法多用于实证、表证，以宣通为要，常用桂枝汤、麻黄汤等，邪实而正气不虚时方可予发汗之药。本患恶病毒深，多受药石攻疾，正气受损，不能自复，当以扶正祛邪为治法，故予以八珍汤，重用党参、炒白术、茅苍术健脾益气；当归、炒白芍、生地黄、熟地黄补血养血和营；用杏仁、生薏苡仁宣上渗下，调畅三焦；法半夏、陈皮、茅苍术、厚朴、佩兰、紫苏梗理气健脾化湿；胆南星、淡豆豉清利湿热。

医案整理：刘英帅

医案 33：肺癌放化疗后贫血

王某，男，69 岁。初诊：2021 年 9 月 22 日（白露）。病案号：70518。

主诉：周身乏力 2 年余，加重伴皮肤瘀点 2 个月。

现病史：2019 年 10 月诊断为"肺癌"，未行手术治疗。放、化疗后，出现周身乏力，未在意。2021 年 7 月化疗后乏力加重，伴发周身皮肤紫癜、湿疹样荨麻疹。西医对症治疗后，仍反复发作。现症见倦怠乏力，面色暗淡，周身皮肤多发紫癜、湿疹样荨麻疹，时有头晕，偶有咳嗽，无胸痛，口干口渴，胃脘灼热，食少纳呆，夜尿频数，大便黏滞。舌质红、舌尖赤，苔白腻，脉弦细数。

既往史：高血压 10 年；糖尿病 7 年。

辅助检查：血常规示 WBC 6.17×10^9/L，RBC 3.34×10^{12}/L，Hb 87g/L，PLT 365×10^9/L。

西医诊断：肺癌；肿瘤相关性贫血。

中医诊断：血劳病（肝郁脾虚，湿浊内蕴）。

治法：疏肝理气，健脾化湿。

处方：四逆散加减。

醋柴胡 10g	黄芩 10g	法半夏 10g	生晒参 10g
枳实 10g	炒白芍 15g	白僵蚕 10g	生牡蛎 25g
穿山龙 25g	紫草 15g	紫苏叶 15g	紫苏子 15g
炙甘草 10g	大枣 15g		

6 剂，水煎服，每日 1 剂，早晚饭后 30 分钟温服。

二诊：2021 年 10 月 12 日。患者于 9 月 28 日行第 3 次化疗，现仍有咳嗽少痰，咽痛不适，散在瘀点及湿疹样荨麻疹，皮肤瘙痒。舌质红、舌尖赤，苔白腻，脉弦细数。予小柴胡汤加味治疗。

醋柴胡 10g	黄芩 10g	法半夏 10g	生晒参 10g
枳实 10g	炒白芍 15g	白僵蚕 10g	生牡蛎 25g
穿山龙 25g	紫草 15g	猫爪草 15g	刺蒺藜 15g
炙甘草 10g	大枣 15g		

14 剂，水煎服，每日 1 剂，早晚饭后 30 分钟温服。

三诊：2021 年 11 月 4 日。患者 11 月 3 日结束第 4 次化疗后来诊。现诸症较前好转。舌质红、舌尖赤，苔白腻，脉弦细数。血常规示 WBC 7.04×10^9/L，RBC 4.41×10^{12}/L，Hb 114g/L，PLT 274×10^9/L。守原方继服 7 剂。

此后患者化疗间歇期连续服中药，3个月后复查血常规示 WBC 7.54 × 10^9/L，RBC 4.45 × 10^{12}/L，Hb 128g/L，PLT 232 × 10^9/L。病情稳定，皮肤荨麻疹未再发作，随诊治疗中。

【诊疗心得】本案患者因抗肿瘤化疗后造血功能受到抑制，红细胞生成减少而致贫血。以正虚为本，湿毒郁热互结为标。其中正气不足又以后天中焦脾胃失健为基础，土不生金为关键。脾为后天之本，是气血生化之源、机体五脏之气出入升降的枢纽。因此，按五行相生规律"虚则补其母"的治则，运用培土生金之法，土旺则金自生，肺阴虚之候自去。故以四逆散为基础方，顾护脾胃，使气血生化有源，提高机体免疫力。

这个病例的特点是顽固的皮肤荨麻疹，我们常用穿山龙、紫草、槐花、荷叶、紫苏叶、紫苏子、白僵蚕、生牡蛎等解毒透疹抗过敏，此类药物多用于化疗及靶向药物过敏引起的紫癜、湿疹、荨麻疹等疾病的治疗。其中穿山龙具有祛风除湿、活血通络、化痰止咳的功效。现代药理研究认为，穿山龙具有抑制过敏介质释放、抗辐射作用。陈信义老师最擅用此药治疗咳嗽，我们在学习之后用来配伍紫草通治各种过敏。紫草具有凉血、活血、解毒、透疹等功效。现代药理研究认为，紫草能抑制细菌、抗炎、抗病毒、抗癌。紫苏叶能发汗解表、行气宽中、解鱼蟹毒。现代药理研究表明，紫苏叶能抗过敏，对内源性凝血系统有促进作用。白芥子性温，葶苈子性寒，共奏祛瘀化痰之效。

医案整理：邹永玲

八、白细胞减少症

医案34：白细胞减少症（风热伤津）

孔某，男，7岁。初诊：2015年12月29日（冬至）。病案号：05072。

主诉：发热伴乏力反复发作3个月。

现病史：2015年9月末无明显诱因出现发热，体温38.0℃，伴乏力咽痛，不思饮食。经相关检查，诊断为"病毒感染"，对症治疗后热退，但仍有乏力等症状。其后上述症状反复发作，复查血常规发现白细胞减少，未予治疗。现症见时有发热，体温最高 37.5℃，乏力多汗，头晕，口干，手足心热，食少纳呆，睡眠、大小便正常。舌质红、少津，苔薄，脉细数。

辅助检查：血常规示 WBC 2.58×10^9/L，LY% 60%，RBC 3.55×10^{12}/L，Hb 134g/L，PLT 302×10^9/L。

西医诊断：白细胞减少症。

中医诊断：虚损病（风热伤津）。

治法：疏风清热，养阴生津。

处方：银翘散加减。

金银花15g	连翘10g	大青叶10g	鱼腥草10g
青蒿10g	白薇10g	生地黄10g	麦冬10g
芦根15g	知母10g	蝉蜕10g	薄荷10g
生甘草5g			

6剂，水煎服，每日1剂，分3次，饭后30分钟温服。

二诊：2016年1月5日。乏力多汗、头晕较前好转；仍有口干，低热，体温37.3℃。舌红、少津，苔薄，脉细数。血常规示 WBC 3.12×10^9/L，LY% 62.1%，RBC 3.52×10^{12}/L，Hb 130g/L，PLT 246×10^9/L。上方去青蒿、白薇，加水牛角、板蓝根清热凉血解毒，炒白芍养血敛阴。

金银花15g	连翘10g	鱼腥草10g	大青叶10g
水牛角15g	板蓝根15g	生地黄10g	麦冬10g
芦根15g	知母10g	蝉蜕10g	薄荷10g
炒白芍10g	生甘草5g		

7剂，水煎服，每日1剂，分3次，饭后30分钟温服。

三诊：2016年1月12日。患者服药后热退，无乏力汗出，饮食可。舌红、少津，苔薄，脉细。血常规示 WBC 3.55×10^9/L，LY% 70.3%，

RBC 3.48×10^{12}/L，Hb 124g/L，PLT 235×10^{9}/L。予补中益气汤加减，扶正健脾，益气生血，甘温除热。

党参 15g	黄芪 10g	炒白术 10g	茯苓 10g
当归 10g	炒白芍 10g	生地黄 10g	熟地黄 10g
陈皮 5g	升麻 5g	淡竹叶 5g	生甘草 5g

7 剂，水煎服，每日半剂，早晚饭后 30 分钟温服。

四诊：2016 年 1 月 19 日。患者上述症状均缓解，无发热。血常规示 WBC 4.53×10^{9}/L，LY% 60.3%，RBC 3.45×10^{12}/L，Hb 125g/L，PLT 238×10^{9}/L。继服上方 7 剂，未再来诊。

【诊疗心得】传统中医学中无白细胞减少症的病名。白细胞减少症患者大部分无特殊症状和体征，仅有倦怠乏力、精神不佳、头晕、腰膝酸软、盗汗、易外感病邪的表现。究其根本原因，皆为气血亏虚，属于中医学"虚劳""血虚"范畴。《杂病源流犀烛·虚损痨瘵源流》曰："虚者，气血之虚；损者，脏腑之损。虚久致损，五脏皆有。"其病机与心、肝、脾、肾之阳气精血不足相关，尤与脾肾二脏关系密切。

这个病例的治疗可分三个阶段：第一阶段为初次来诊时，症见发热咽痛，迁延不愈，伴有乏力、头晕、手足心热、舌红少津脉弱、白细胞减少。辨证为热盛伤津。患儿平素体弱，易受感染，属先天禀赋不足。白细胞减少症在感染过程中出现，多由于先天气血亏虚，继发感染，正虚邪实，郁热不清而成。在疾病初期有明显外感邪热表证，应给予辛凉清热解表，祛邪以利扶正，不宜过早滋补，以免恋邪。方用银翘散加大青叶、鱼腥草清热解毒；芦根、知母清热生津；青蒿、白薇清虚热；薄荷、蝉蜕疏风清热，透热外出，配伍生地黄、麦冬清热养阴。第二阶段为二诊时，表现为表热已解，白细胞已渐恢复，但见血分留热，故加入水牛角、板蓝根凉血解毒、炒白芍养血敛阴。至三诊时，患儿表邪得解，里热透达，白细胞亦恢复正常，治疗重点转为益气健脾生血，此时为第三阶段。清代医家顾靖远在《顾氏医镜》中指出："治血亦有三法。一曰补血：血虚宜滋之、补之，如熟地、杞、圆……柏仁、枣仁、肉苁蓉、鹿角胶之属。二曰凉血：血热者宜清之、凉之，如生地、白芍、丹皮、犀角、地榆之属。三曰活血、行血：血瘀宜通之、下之，如当归、红花、桃仁、延胡索皆通经和络之品。"故在三诊时应用补中益气汤加减，用陈皮、升麻调节脾胃气机；淡竹叶清心除烦，使邪有出路，最终使白细胞数恢复正常。

医案整理：李国林

医案35：白细胞减少症（少阳发热）

于某，女，25岁。初诊：2021年1月21日（大寒）。病案号：22396。

主诉：反复乏力伴低热半年余，加重2周。

现病史：患者2020年7月无明显诱因出现乏力伴发热、颌下淋巴结肿大，就诊于大连市某医院，查血常规示 WBC 2.23×10^9/L，NE 0.95×10^9/L，LY% 51%，RBC 3.90×10^{12}/L，Hb 126g/L，PLT 207×10^9/L。患者拒绝骨穿，以诊断"白细胞减少症"而住院，经对症治疗血常规恢复正常，症状好转后出院。其后每间隔 1~2 个月出现乏力、低热，自服退热药稍有缓解。2周前，患者无明显诱因再次出现乏力、发热，自服退热药、感冒胶囊等，体温波动在 37.1~37.5℃。现症见体倦乏力，低热，体温37.3℃，自觉耳后及背部热甚，周身酸楚，面部少华，食少纳呆，夜寐尚可，大小便正常。舌质红，有热瘀点，苔白、水滑，脉濡细数。

辅助检查：血常规示 WBC 2.39×10^9/L，RBC 4.02×10^{12}/L，Hb 118g/L，PLT 212×10^9/L；甲状腺功能、风湿免疫系列无异常。

西医诊断：白细胞减少症；发热。

中医诊断：虚损病（邪恋少阳，湿热内蕴）。

治法：和解少阳，清热利湿。

处方：小柴胡汤合凉解汤加减。

醋柴胡10g	黄芩15g	清半夏10g	生晒参5g
茯苓25g	泽泻10g	生栀子15g	淡豆豉10g

| 生石膏 30g | 连翘 15g | 蝉蜕 10g | 薄荷 10g |
| 青蒿 10g | 淡竹叶 10g | 生甘草 10g | |

5 剂，水煎服，每日 1 剂，早晚饭后 30 分钟温服，以微汗为度。

二诊：2021 年 1 月 28 日。患者自述服药 3 剂后汗出热退，续服 2 剂。复诊时体温正常。现周身酸楚感消失，食欲改善，自觉背部发热。舌质红，有热瘀点，苔白，脉濡细。前方加量生晒参，去淡豆豉改用野菊花疏风清热解毒。

醋柴胡 10g	黄芩 15g	清半夏 10g	生晒参 10g
茯苓 25g	泽泻 10g	生栀子 15g	野菊花 10g
生石膏 30g	连翘 15g	蝉蜕 10g	薄荷 10g
青蒿 10g	淡竹叶 10g	生甘草 10g	

7 剂，水煎服，每日 1 剂，早晚饭后 30 分钟温服。

三诊：2021 年 2 月 4 日。服药 7 剂无不适，患者体温正常，面色华润，背部热感消失，乏力减轻，自觉头目清利。舌质淡红，苔白润，脉濡细。血常规示 WBC $4.03 \times 10^9/L$，RBC $4.22 \times 10^{12}/L$，Hb 122g/L，PLT $283 \times 10^9/L$。前方去生石膏，减量茯苓、连翘，加生地黄 15g。

醋柴胡 10g	黄芩 15g	清半夏 10g	生晒参 10g
茯苓 15g	泽泻 10g	生栀子 15g	生地黄 15g
野菊花 10g	连翘 10g	蝉蜕 10g	薄荷 10g
青蒿 10g	淡竹叶 10g	生甘草 10g	

14 剂，水煎服，每日 1 剂，早晚饭后 30 分钟温服。

此后嘱患者平日以西洋参煮水代茶饮。半年后随访，患者无发热，2021 年 7 月初复查血常规正常。

【诊疗心得】此案患者虽诊断为虚损病，但就诊时以"发热"作为主症，发热本是正邪相争的外在表现，所以我们从发热的病因着手，辨发热为标，正虚为本。患者初次感邪后，虽对症治疗后好转，但正气内虚，余邪未能尽除，故反复出现发热症状。结合病史，考虑为素体虚弱，感邪日久，正气渐虚，邪恋半表半里，少阳枢机不利，故见面色无华、体倦乏力、周身酸楚之症。舌质红、有热瘀点，苔白水滑，脉濡细数，乃是脾不健运，水饮内停，湿与热邪缠绵不化，困于膜原，故当以和解少阳、清热解毒、开达膜原、利湿畅郁为主。后期兼以养阴生津，益气固本。

小柴胡汤是仲景治疗少阳病往来寒热的基础方。邪犯少阳，邪正相争，正胜欲拒邪出于表则热，邪胜欲入里并于阴则寒。本案虽无"恶寒"之症，但有发作有时、寒热不调、正邪相抗之势，符合小柴胡汤证病机，嘱以温热服用，使邪从汗出。茯苓、泽泻配伍出自《金匮要略》茯苓泽泻汤，能"利其小便，以清其热"，故重在利湿、渗湿。再配以生栀子、淡豆豉解表透邪、清宣郁热。四药配伍，使热邪从三焦而出，而水湿独从下焦而下，"升泄之间，浮热可已矣"。

凉解汤出自张锡纯《医学衷中参西录》，本方重用石膏，而薄荷、蝉蜕用量较轻，用于表邪传里、阳明内热较重者。国医大师张琪教授善用凉解汤，以退缠绵难愈之热。另外在长期诊疗实践中我们发现，在治疗热势缠绵难解的发热时，加用青蒿 10～15g，往往可取得较好的疗效。现代药理研究表明，青蒿中富含的青蒿素可直接作用于中枢神经，起到解热镇痛、抗炎除菌的作用。淡竹叶清热泻火、除烦利尿，可将清透出的湿热由下焦排出，使邪气有路可出。

5 剂药后，表热已退，改用野菊花配合生栀子清余热兼以解毒，重用生晒参以扶正达邪，防邪内传。再次来诊时，患者头目清利，乏力减轻，舌脉恢复，为湿热已除，故减茯苓、连翘药量，留其健脾益气解毒的作用，加生地黄凉血生津。后期嘱患者用西洋参代茶饮，以扶正固本。

临床治疗发热时，不外乎解热、清热、泄热、透热四法。治湿时，有化湿、透湿、渗湿、利湿四法。我们要善于抓准病因病性，因势利导，标本兼治，同时注重效方、效药。本案通过和解少阳，配以渗利、清透之法，使湿热邪气由内透外，热郁得清，水湿得出，则正气得势，发热必自愈。

医案整理：刘妍辰

医案 36：白细胞减少症（热盛伤阴）

隋某，女，28 岁。初诊：2018 年 5 月 22 日（小满）。病案号：00520。

主诉：反复发热伴乏力 19 年，加重 1 周。

现病史：1999 年患者曾因发热伴乏力查血常规，发现白细胞减少，后经骨髓穿刺检查诊断为"白细胞减少症"，未做进一步治疗。随后时常出现发热伴乏力症状，自服感冒药对症治疗有效。1 周前感冒后再次出现发热，体温最高 39.0℃，口服左氧氟沙星胶囊、地榆升白片未见好转。现症见发热，体温波动于 38.0～39.0℃，周身乏力，咽喉肿痛，咳嗽咯黄痰，口干口渴，恶心纳差，夜卧不宁，小便黄，大便溏薄、日 2 次。舌质红绛、体胖大、舌尖赤，苔薄白、微腻，脉沉细。

既往史：胃窦炎多年。

辅助检查：血常规示 WBC 2.68×10^9/L，NE% 50.5%，RBC 4.65×10^{12}/L，Hb 136g/L，PLT 107×10^9/L。

西医诊断：白细胞减少症。

中医诊断：虚损病（热盛伤阴）。

治法：滋阴清热，凉血解毒。

处方：解毒生脉饮（自拟方）加减。

太子参 25g	麦冬 15g	玄参 15g	五味子 10g
金银花 15g	连翘 15g	蒲公英 25g	紫花地丁 25g
黄芩 10g	生地黄 15g	青蒿 15g	制鳖甲 15g
野菊花 15g	半枝莲 15g	生甘草 10g	

7 剂，水煎服，每日 1 剂，早晚饭后 30 分钟温服。

二诊：2018 年 5 月 29 日。仍有发热，咳嗽无痰，最高体温 39.0℃，纳差便溏。舌质红绛、体胖大、舌尖赤，苔薄白、微腻，脉沉细。上方去金银花、野菊花、蒲公英、紫花地丁，加生石膏、蝉蜕、薄荷清透郁热；芡实、乌梅收敛止咳；去鳖甲，加白薇退热。

太子参 30g	麦冬 25g	玄参 25g	生地黄 25g
生石膏 50g	连翘 15g	蝉蜕 15g	薄荷 15g
柴胡 10g	黄芩 15g	青蒿 15g	白薇 15g
芡实 15g	乌梅 10g	生甘草 10g	

3 剂，水煎服，每日 1 剂，分 3 次，饭后 30 分钟温服。

三诊：2018 年 5 月 31 日。热退身凉，体温在 37.0℃ 以下，全身乏力已有改善，无咽喉肿痛，无咳嗽咯痰；仍有口干口渴，呕恶纳呆，小便正常，大便溏薄。舌质红绛、体胖大、舌尖赤，苔薄白微腻，脉沉细。血常规示 WBC 2.3×10^9/L，RBC 4.93×10^{12}/L，Hb 144g/L，PLT 117×10^9/L。热势已退，去生石膏、连翘、蝉蜕、薄荷；咳嗽已止，去芡实、乌梅。

太子参 30g	麦冬 15g	玄参 15g	生地黄 15g
清半夏 10g	陈皮 15g	砂仁 10g	厚朴 10g
柴胡 15g	黄芩 15g	青蒿 15g	白薇 15g
桔梗 10g	生甘草 10g		

14 剂，水煎服，每日 1 剂，早晚饭后 30 分钟温服。

四诊：2018 年 6 月 14 日。体温正常，仍有口干口渴，余症状均有好转。舌质红、体胖大，苔薄白，脉沉细。血常规示 WBC 3.97×10^9/L，NE% 38.2%，RBC 4.32×10^{12}/L，Hb 126g/L，PLT 145×10^9/L。上方去柴胡、黄芩，加沙参、五味子养阴生津，牛蒡子、金荞麦清咽利喉，野菊花清热解毒。

太子参 30g	沙参 15g	玄参 15g	生地黄 15g
清半夏 10g	陈皮 10g	麦冬 15g	五味子 10g
牛蒡子 15g	金荞麦 15g	杏仁 15g	桔梗 10g
生甘草 10g			

14剂，水煎服，每日1剂，早晚饭后30分钟温服。

服药半个月后，诸症好转，未再发热。复查血常规示 WBC 4.43×10⁹/L，RBC 4.87×10¹²/L，Hb 143g/L，PLT 142×10⁹/L。

【诊疗心得】 白细胞减少症轻者仅有面色无华、体倦乏力、头晕眼花、食欲减退、精神萎靡、低热自汗等一般虚弱症状，感受外邪后极易引发高热、头痛、关节痛、全身困倦等症状。正气虚弱是疾病发生的内在基础，外邪是致病的必然条件。

本案用生脉饮意在补气养阴，加入野菊花、半枝莲清热化湿，我们称之为"解毒生脉饮"。金银花、连翘、蒲公英、紫花地丁辛凉清热，清退表热；青蒿、制鳖甲滋阴透热。服药1周以后，患者发热仍在，且体温较前偏高，改用凉解汤清透郁热，透热外达。凉解汤出自《医学衷中参西录》，由生石膏、连翘、蝉蜕、薄荷组成。李铁教授常用柴胡、黄芩清半表半里之热；青蒿、白薇清少阳虚热。二诊给药3剂后，发热得到有效控制。患者来诊时热势已退，去生石膏、连翘、蝉蜕、薄荷；咳嗽已止，去芡实、乌梅；恐其余热未尽，保留柴胡、黄芩、青蒿、白薇清退虚热。患者再来诊时已全无发热，全身症状亦有改善，白细胞恢复正常，继续以顾护阴液为主治疗。

医案整理：李国林

医案37：白细胞减少症（湿郁发热）

李某，女，26岁。初诊：2017年6月20日（芒种）。病案号：07473。

主诉：发热伴右颈部淋巴结肿大1个月。

现病史：2017年5月因右颈部疼痛就诊于大连市某医院，查血常规正常，彩超示右颈部淋巴结肿大。次日开始发热寒战，汗出，体温38.5℃，复查彩超提示脾大，胆汁淤积，建议颈部淋巴结穿刺，患者拒绝。住院予抗生素治疗4天后热退，出院后自服板蓝根颗粒、清开灵口服液等。6月17日月经来潮，再次出现发热，最高39.0℃，伴咽痛口渴，自服退热药物无效，再度入院经抗生素治疗未缓解。现症见发热，体温 39.0℃，周身疼痛，咽痛口渴，耳鸣，恶心纳差，夜卧不宁，大小便正常。舌质红、边尖赤，有湿毒瘀点，苔白腻，脉沉细数。

辅助检查：血常规示 WBC 2.87×10^9/L，RBC 4.65×10^{12}/L，Hb 143g/L，PLT 235×10^9/L。

西医诊断：白细胞减少症。

中医诊断：虚损病（湿郁化热）。

治法：疏风解肌，清热解毒。

处方：柴葛解肌汤加减。

柴胡 10g	黄芩 15g	羌活 10g	葛根 15g
生石膏 50g	连翘 30g	蝉蜕 10g	薄荷 10g
片姜黄 15g	白僵蚕 10g	桔梗 10g	生甘草 10g
生姜 10g	大枣 10g		

3 剂，水煎服，每日 1 剂，分 6 次温服。嘱药后啜热稀粥，令微微汗出。

二诊：2017 年 6 月 23 日。服药 3 剂后未尽汗，仍有高热，体温 39.0℃。舌质红、边尖赤，有湿毒瘀点，苔白腻，脉沉细数。改用犀角地黄汤合藿朴夏苓汤加减。

生栀子 25g	水牛角 25g	生地黄 15g	牡丹皮 15g
藿香 10g	厚朴 10g	清半夏 10g	茯苓 15g
生石膏 50g	黄芩 15g	蝉蜕 10g	薄荷 10g
片姜黄 15g	白僵蚕 10g	玄参 15g	麦冬 15g
淡竹叶 10g	生甘草 10g	生姜 10g	

3 剂，水煎服，每日 1 剂，分 4 次温服。

三诊：2017 年 6 月 26 日。日间无发热，晚 8 点发热，体温 38℃，晚 10 点体温下降，心悸自汗，头晕乏力，夜卧不宁，无咽喉痛。舌质红、边尖赤，有湿毒瘀点，苔白腻，脉沉细数。血常规示 WBC 3.04×10^9/L，

RBC $4.87 \times 10^{12}/L$，Hb 137g/L，PLT $232 \times 10^9/L$。

沙参 15g	麦冬 15g	玄参 15g	生地黄 15g
片姜黄 15g	白僵蚕 10g	蝉蜕 10g	薄荷 15g
柴胡 10g	黄芩 10g	淡竹叶 10g	生甘草 10g
生姜 10g			

3 剂，水煎服，每日 1 剂，分 4 次温服。

四诊：2017 年 6 月 30 日。近 3 日体温正常，仍自觉周身发热，伴心悸，头晕乏力。舌质红、边尖赤，有湿毒瘀点，苔白腻，脉沉细数。

沙参 25g	麦冬 25g	玄参 15g	生地黄 15g
姜黄 15g	清半夏 10g	蝉蜕 10g	薄荷 10g
生栀子 15g	淡豆豉 15g	淡竹叶 10g	炙甘草 10g
生姜 10g			

7 剂，水煎服，每日 1 剂，分 4 次温服。

五诊：2017 年 7 月 6 日。体温正常，乏力好转。舌质红，苔白腻，脉沉细数。血常规示 WBC $4.52 \times 10^9/L$，RBC $4.54 \times 10^{12}/L$，Hb 135g/L，PLT $178 \times 10^9/L$。续服前方 7 剂。此后再无发热，定期来诊以调和营卫。

【诊疗心得】患者来诊时见周身疼痛，咽喉疼痛，恶心，耳鸣，易醒。舌质红、边尖赤，有湿毒瘀点，苔白腻，脉沉细数。此为湿郁化热，湿热毒结之象。首诊用《伤寒六书》柴葛解肌汤辛凉解表，解肌清热。服药 3 剂后，虽身痛、恶心、淋巴结疼痛、耳鸣等症好转，但未达到退热效果，二诊改用犀角地黄汤合藿朴夏苓汤加减以清热凉血、化湿解毒。犀角地黄汤是李铁教授用治血分热盛、耗血动血的经典方剂，此时已有湿毒化热入血，舌质出现湿毒瘀点，配伍生栀子清热除烦、凉血解毒；生地黄甘寒，养阴生津力著；牡丹皮苦辛寒，入血分而善于清透阴分伏热。藿朴夏苓汤分治三焦；升降散升清降浊，散风清热；竹叶石膏汤清透气分余热；佐玄参以凉血滋阴。3 剂服下，湿热尽退，余有自汗乏力、夜卧不宁等症。予沙参、麦冬清养肺胃，玄参、生地黄甘寒养阴；升降散升清降浊，小柴胡汤疏肝清热；再佐薄荷疏风散热，竹叶清热除烦。最后以生栀子、淡豆豉、淡竹叶清解余热；炙甘草补脾和胃，益气复脉。五诊血常规正常，前方略减量减药以巩固疗效。

医案整理：闫真

医案38：白细胞减少症（湿热伤阴）

张某，女，17岁。初诊：2017年12月28日（冬至）。病案号：08311。

主诉：发热伴淋巴结肿痛1个月。

现病史：2017年12月初因头痛、发热、体温39.5℃，就诊于大连市某医院，诊断为"病毒性感冒"，输注阿奇霉素治疗5天无效，伴颈前、耳后、腋下多发淋巴结肿大疼痛，查血常规示白细胞减少，彩超示甲状腺多发结节、腹部超声正常，予醋酸泼尼松片25mg/d，口服2天，仍有反复发热。12月末住院，予青霉素治疗无效，口服布洛芬热退，建议骨髓穿刺进一步明确诊断，但家长拒绝。现症见发热，体温39.0℃，时有心悸，颈部及腋下淋巴结疼痛，夜间咳嗽、无痰。舌质暗红、舌尖赤，有热毒瘀点，苔白微腻，脉濡细。

辅助检查：血常规示WBC 1.86×10^9/L，单核细胞百分比（MO%）10.5%，嗜酸性粒细胞百分比（EO%）0%，RBC 4.79×10^{12}/L，Hb 137g/L，PLT 135×10^9/L。

西医诊断：白细胞减少症。

中医诊断：虚损病（湿热伤阴）。

治法：化湿清热，益气养阴。

处方：藿朴夏苓汤合竹叶石膏汤加减。

藿香10g	佩兰10g	法半夏10g	茯苓15g
砂仁15g	杏仁10g	生薏苡仁15g	白芷15g
生晒参10g	玄参25g	麦冬25g	生地黄15g
生石膏50g	连翘25g	蝉蜕10g	薄荷15g

淡竹叶 15g　　　生甘草 10g

3 剂，水煎服，每日 1 剂，分 3 次，饭后 30 分钟温服。

西药处方：醋酸泼尼松片，每日 25mg，晨起顿服。

二诊：2018 年 1 月 2 日。上方进药一剂半后热退，体温 36.4℃，仍有咳嗽咽痛；服 3 剂后，咽痛咳嗽痊愈，现仍有淋巴结疼痛。舌质暗红、舌尖赤，有热毒瘀点，苔白微腻，脉濡细数。予三仁汤合小柴胡汤加减。

砂仁 15g　　　杏仁 10g　　　生薏苡仁 15g　　　淡竹叶 10g

柴胡 10g　　　黄芩 10g　　　清半夏 10g　　　生晒参 10g

玄参 25g　　　麦冬 15g　　　蝉蜕 10g　　　薄荷 15g

金银花 15g　　连翘 25g　　　板蓝根 15g　　　大青叶 15g

生甘草 10g

3 剂，水煎服，每日 1 剂，分 3 次，饭后 30 分钟温服。

三诊：2018 年 1 月 5 日。无发热，淋巴结疼痛好转；仍有淋巴结肿大，呈弥漫性，晨起大便质稀。舌质暗红、舌尖赤，有热毒瘀点，苔白，脉濡细。血常规示 WBC 3.97×10^9/L，NE% 56.7%，LY% 33%，MO% 9.3%，EO% 0.5%，RBC 5.02×10^{12}/L，Hb 142g/L，PLT 139×10^9/L。续服原方 6 剂。

四诊：2018 年 1 月 11 日。2 天前头痛，恶心呕吐，昨日凌晨发热 38.5℃，口干，心悸自汗夜间加重，晨起大便 2 次、质稀。外院复查血常规示 WBC 5.92×10^9/L，NE% 83.7%，LY% 10.3%，MO% 5.7%，EO% 0%，RBC 4.49×10^{12}/L，Hb 129g/L，PLT 105×10^9/L，确诊为"坏死性淋巴结炎"，予抗生素对症治疗。现弥漫性淋巴结肿大减小，腋下淋巴结无肿大、无疼痛。舌质暗红、舌尖赤，有热毒瘀点，苔白，脉濡细。减量醋酸泼尼松片为 20mg/d，分 2 次（早 15mg、午 5mg）口服。加用生脉饮益气敛阴。

生晒参 10g　　麦冬 15g　　　五味子 10g　　　炒白芍 15g

柴胡 10g　　　黄芩 15g　　　玄参 15g　　　生地黄 15g

大青叶 15g	板蓝根 15g	鱼腥草 15g	夏枯草 15g
金银花 15g	连翘 15g	蒲公英 15g	紫花地丁 15g
蝉蜕 10g	薄荷 15g	化橘红 10g	炒鸡内金 15g
生甘草 10g			

6 剂，水煎服，每日 1 剂，分 3 次，饭后 30 分钟温服。

五诊：2018 年 1 月 18 日。无发热及淋巴结疼痛，口干减轻；偶有心悸，夜卧不宁。舌质暗红，有热毒瘀点，苔白，脉濡细。血常规示 WBC 8.56 × 10^9/L，NE% 62.7%，MO% 4.7%，EO% 0.1%，RBC 4.42 × 10^{12}/L，Hb 129g/L，PLT 197 × 10^9/L。醋酸泼尼松片减量至 15mg/d，继服前方 10 剂。

六诊：2018 年 1 月 28 日。无发热，诸症改善。复查血常规示 WBC 6.17 × 10^9/L，RBC 4.52 × 10^{12}/L，Hb 128g/L，PLT 273 × 10^9/L。调整中药处方。

生晒参 5g	麦冬 15g	五味子 10g	炒枣仁 10g
玄参 15g	生地黄 15g	葛根 15g	炒白芍 15g
野菊花 10g	半枝莲 10g	夏枯草 10g	鱼腥草 10g
胆南星 10g	浙贝母 20g	化橘红 15g	鳖甲 10g
淡竹叶 10g	生甘草 10g	大枣 10g	

7 剂，水煎服，每日 1 剂，早晚饭后 30 分钟温服。

【诊疗心得】患者为 17 岁女性，反复发热 1 个多月，体质不甚健壮，初诊用藿朴夏苓汤合竹叶石膏汤加减，旨在宣上畅中渗下，透热化湿解表。藿朴夏苓汤宣畅三焦、芳香化湿，竹叶石膏汤清解余热。两方合用，在表散湿，在里清热，故而服药一剂半发热即退。

再诊时，表证已解，然而体温虽然正常，但湿热之象仍在，故用三仁汤合小柴胡汤清热利湿、和解少阳。主方由藿朴夏苓汤改为三仁汤，其清利湿热之力较强，用以进一步清利体内的湿热。再加小柴胡汤和解少阳，透解邪热，疏达经气，使"上焦得通，津液得下，胃气因和，身濈然汗出而解"。四诊患者突发头痛，发热，体温 38.5℃，口干，心悸，自汗，大便稀，出现热盛耗气伤阴，急用生脉饮益气生津、敛阴止汗。柴胡、黄芩疏肝理气解热；玄参、生地黄养阴清热；大青叶、板蓝根清热解毒凉血；鱼腥草、夏枯草、金银花、连翘、蒲公英、紫花地丁在清热解毒的基础上，还可以散结消肿，有效针对患者淋巴结肿大问题；炒鸡内金化积滞、软坚散结；蝉蜕、薄荷宣肺散热；化橘红理气散结。药后患者发热已愈，诸症减轻，继服前方10剂巩固治疗。继续予生脉饮益气生津，补益因湿热蕴结所耗伤的阴液。

医案整理：闫真

医案 39：白细胞减少症（气虚发热）

王某，女，14 岁。初诊：2021 年 4 月 17 日（清明）。病案号：30137。

主诉：反复乏力伴发热 5 个月。

现病史：2020 年 11 月行阑尾炎手术，术后出现乏力伴白细胞减少，当时未做血液专科检查。术后 1 周，因创口愈合不良，自用外用药物，次日出现发热，体温波动在 37.5～37.9℃，间断口服退热药，仍反复发热，先后于大连多家医院住院治疗，排除阑尾因素，诊断为"白细胞减少症"。现症见倦怠乏力，发热有时，晨起体温 38.5～39.0℃，夜间体温 37.5～38.0℃，发热以晨起明显，咽痛，心慌，时有胃痛，恶心呕吐，全身关节疼痛，睡眠欠佳，小便黄，大便黏腻不爽。舌暗红、舌尖赤，苔白腻，脉细数。

既往史：慢性胃炎、结肠炎 1 个月。

辅助检查：血常规示 WBC 2.49×10^9/L，RBC 4.5×10^{12}/L，Hb 131g/L，PLT 121×10^9/L。

西医诊断：白细胞减少症。

中医诊断：虚损病（气虚发热）。

治法：补中益气，化湿透热。

处方：补中益气汤加减。

黄芪 15g	党参 10g	炒白术 10g	茯苓 10g
柴胡 6g	黄芩 10g	姜半夏 10g	竹茹 10g
砂仁 10g	生薏苡仁 15g	青蒿 10g	白薇 10g
蝉蜕 5g	薄荷 5g	生甘草 5g	生姜 10g
大枣 5g			

5 剂，水煎服，每日 1 剂，分 4 次温服。

二诊：2021 年 4 月 22 日。服药后体力有所恢复。患者 4 月 19 日晨起发热，体温 38.9℃；4 月 20 日晨起胃痛呕吐，夜间发热，体温 37.5～38.5℃，服退热药；4 月 21 日胃痛，体温 37.5℃，咽痛明显，余症状同前。舌质暗红、舌尖赤，苔白腻，脉细数。予小柴胡汤合藿朴夏苓汤加减治疗。

醋柴胡 6g	黄芩 10g	姜半夏 10g	太子参 10g
藿香 10g	佩兰 10g	砂仁 10g	生薏苡仁 15g
青蒿 10g	白薇 10g	蝉蜕 10g	薄荷 10g
紫苏叶 5g	牛蒡子 10g	竹茹 5g	生甘草 5g
生姜 10g	大枣 5g		

7 剂，水煎服，每日 1 剂，分 4 次温服。

三诊至五诊：患者乏力心慌、恶心胃痛等症明显减轻，大小便基本正常；体温逐渐下降，但仍有低热，最高温度 38.0℃。舌质暗红、舌尖赤，苔薄白，脉细数。守上方加减治疗。

六诊：2021 年 5 月 21 日。患者无发热，体温最高 36.9℃，自汗，余症状均好转。舌质暗红，苔薄白，脉细。血常规示 WBC 4.39×10^9/L，RBC 4.53×10^{12}/L，Hb 131g/L，PLT 159×10^9/L。

黄芪 15g	党参 15g	炒白术 15g	防风 10g
银柴胡 10g	黄芩 10g	姜半夏 10g	竹茹 10g
桂枝 10g	炒白芍 15g	砂仁 10g	杏仁 10g
青蒿 15g	白薇 10g	蝉蜕 10g	薄荷 10g
生甘草 5g	生姜 10g	大枣 5g	

7剂，水煎服，每日1剂，早晚饭后30分钟温服。

患者服药后再无发热，定期复查血常规正常，随诊。

【诊疗心得】白细胞减少症的发生发展与心、肝、脾、肾四脏有关，与脾、肾两脏的关系最为密切。《理虚元鉴》云："脾为百骸之母，肾为性命之根。"所以说先天的关键在于肾，后天的关键在于脾，脾肾两虚是白细胞减少症的根本原因，治疗上应遵循《灵枢·经脉》"虚则补之"的治则，以补脾益肾、益气养血为主。此患者表现为脾肾两虚，兼有湿邪，属虚实夹杂；湿邪黏腻重浊，缠绵不愈，故反复发热、迁延日久。我们在用补中益气汤的同时，用柴胡升举阳气，助黄芪以升提中气；同时，柴胡配伍黄芩清解半表半里之热；姜半夏、竹茹燥湿和胃，降逆止呕；砂仁、生薏苡仁化湿醒脾。青蒿、白薇、蝉蜕、薄荷四药成对使用，是李铁教授清虚热、透热外达的主方。全方共奏补中益气，甘温除热，化湿健脾，透热外达之功效。二诊加用藿香、佩兰芳香化湿清热，牛蒡子清咽利喉。服药1个月，患者发热已治愈，余症状均好转，用桂枝汤加减调和营卫、固表止汗。

本病以脾、肾虚损为中心，可根据各脏受损轻重，灵活选方用药。同时，在应用补益基本原则治疗白细胞减少症时，应注意以下四点：第一，重视补益脾肾在治疗虚损中的作用；第二，对于虚中夹实及兼外感者，当补中有泻，扶正祛邪为主；第三，虚损治疗不宜用大寒大热之品；第四，虚损病程较长，影响因素较多，要将药物治疗、饮食调养及生活调摄密切结合起来，方能收到更好的治疗效果。

医案整理：李国林

医案40：鼻咽癌化疗后白细胞减少症

于某，女，55岁。初诊：2015年7月23日（大暑）。病案号：04115。

主诉：周身乏力8个月，加重伴低热2周。

现病史：患者于2014年11月诊断为"鼻咽非角化性癌伴肺转移"，

规范化疗4次，放疗33次。患者述放疗后出现周身乏力，伴骨髓抑制、全血细胞减少，其中白细胞减少难以恢复，放疗后口鼻干燥，诊为"放射性鼻咽干燥症"。近2周，患者乏力加重，伴低热来诊。现症见周身乏力，低热，体温最高38.0℃，鼻咽部有痰血气味，头晕耳鸣，口燥咽干，眼睑浮肿，咳嗽喘憋，腹胀纳呆，失眠多梦，小便短赤，大便干燥，近4日未便。舌质红，苔黄，脉弦数。

辅助检查：血常规，WBC $1.99 \times 10^9/L$，RBC $2.1 \times 10^{12}/L$，Hb 80g/L，PLT $87 \times 10^9/L$。

西医诊断：鼻咽非角化性癌伴肺转移；白细胞减少症；放射性鼻咽干燥症。

中医诊断：虚损病（气阴两虚，肺气上逆）。

治法：滋补肝肾，宣肺通窍。

处方：宣白承气汤合桔梗汤加减。

生石膏50g	大黄10g	杏仁10g	瓜蒌15g
玄参25g	麦冬25g	枳实15g	厚朴15g
川芎25g	地龙10g	知母15g	桔梗15g
野菊花25g	半枝莲25g	牛蒡子15g	山豆根10g
辛夷花10g	生甘草10g		

7剂，水煎服，每日1剂，早晚饭后30分钟温服。

成药处方：升血小板胶囊，每次4粒，日3次，口服；养血饮片，每次4片，日2次，口服。

二诊：2015年7月30日。服药后无不适，无发热，喘憋、咳嗽、腹胀等症状减轻，大便已通；仍有乏力咽干、头晕耳鸣、失眠多梦等症状。舌质红，少苔，脉细数。予一贯煎加减。

沙参15g	麦冬15g	玄参15g	生地黄15g
当归15g	川芎15g	怀牛膝15g	地龙10g
野菊花15g	半枝莲25g	牛蒡子15g	辛夷花10g

枸杞子 15g　　　　川楝子 10g　　　　知母 15g　　　　桔梗 15g

生甘草 10g

7 剂，水煎服，每日 1 剂，早晚饭后 30 分钟温服。

此后以上方为基本方随症加减，持续治疗 3 个月，未再发热，白细胞逐渐回升，头晕、失眠等症好转，偶有乏力、咽干。2015 年 10 月 29 日复查血常规示 WBC $4.24 \times 10^9/L$，RBC $3.8 \times 10^{12}/L$，Hb 121g/L，PLT $100 \times 10^9/L$，间断随诊。

【诊疗心得】《中医血液病学》将白细胞减少症归属于中医学"虚损"范畴。"虚"首见于《素问·通评虚实论》："精气夺则虚。""损"首见于《难经》，其创立"五损"之说，即"一损损于皮毛，皮聚而毛落；二损损于血脉，血脉虚少，不能荣于五脏六腑也；三损损于肌肉，肌肉消瘦，饮食不能为肌肤；四损损于筋，筋缓不能自收持；五损损于骨，骨痿不能起于床。"葛洪首次将"虚损"作为病名提出。本则病例为继发性白细胞减少症，为肿瘤放化疗所致。长时间放化疗损伤人体的正气，正气无力抗邪，邪毒侵入机体，日久耗伤气血，损及阴阳，影响脏腑功能的发挥，使诸虚不足。结合此患者的症状、舌脉表现，属本虚标实之证。目前患者存在鼻窍不通、低热、喘憋、腹胀、大便闭等症状，故先予宣白承气汤清肺定喘、泄热通便。宣白承气汤出自《温病条辨》，因肺色应白，与大肠相表里，主宣发肃降，腑气则赖肺气的肃降得以畅通。痰热内蕴，肺气不降，则变证丛生。本方中生石膏清泄肺热；大黄泄热通便；杏仁宣肺止咳；瓜蒌皮润肺化痰。诸药同用，可使肺气宣降，腑气畅通，痰热得清，咳喘可止。方中同时加用枳实、厚朴通腑气；桔梗、牛蒡子、玄参、麦冬清咽润喉；川芎、地龙活血通经络；野菊花、半枝莲清热解毒抗肿瘤；辛夷花辛温发散，芳香通窍，为治疗鼻渊头痛、鼻塞流涕之要药；山豆根清热解毒，利咽消肿，为治疗咽喉肿痛的要药。服药 7 天后，患者无发热，喘憋、咳嗽、腹胀等症状减轻，大便已通，但仍有乏力咽干、头晕耳鸣、失眠多梦等症状，舌质红，少苔，脉细数。改予一贯煎加减滋补肝肾之阴治其本，持续以养阴解毒为主治疗 3 个月，白细胞恢复正常。

总之，在此病治疗中应根据"急则治其标，缓则治其本"的原则，可先行清热解毒、宣肺平喘之法，以祛除外邪，恢复正气，再行扶正治疗。

医案整理：李国林

医案 41：乳腺癌化疗后白细胞减少症

王某，女，56 岁。初诊：2007 年 2 月 13 日（立春）。病案号：00202。

主诉：周身乏力 6 个月，加重 1 个月。

现病史：患者 2006 年 8 月行左乳腺癌改良根治术，病理诊断为"左侧乳腺典型髓样癌Ⅱ级，一组淋巴结转移"，术后因化疗出现乏力。1 个月前第 7 次化疗结束，复查血常规示白细胞减少，予升白针维持治疗。现症见周身乏力，偶有心慌，食少纳呆，入睡困难，大便溏薄。舌质暗红，有瘀点、裂纹，苔根部黄微腻、花剥，脉弦滑。

辅助检查：血常规示 WBC 2.12×10^9/L，RBC 4.87×10^{12}/L，Hb 112g/L，PLT 231×10^9/L。

西医诊断：左乳腺癌术后；白细胞减少症。

中医诊断：虚损病（脾肾亏虚，瘀血内阻，湿毒内蕴）。

治法：益气健脾，温阳补肾，化瘀解毒。

处方：益肾固本汤（自拟方）加减。

黄芪 25g	生晒参 10g	炒白术 15g	茯苓 15g
仙茅 15g	淫羊藿 15g	补骨脂 15g	巴戟天 15g
当归 10g	炒白芍 15g	陈皮 15g	砂仁 10g
石斛 15g	玉竹 15g	炙甘草 10g	生姜 15g
大枣 10g			

7 剂，水煎服，每日 1 剂，早晚饭后 30 分钟温服。

二诊：2007 年 2 月 20 日。患者心慌、睡眠改善，胃中隐痛。舌质暗红，有瘀点、裂纹，苔根部黄微腻、花剥，脉弦滑。胃镜示点状糜烂。

黄芪 25g	生晒参 10g	炒白术 15g	茯苓 15g
仙茅 15g	淫羊藿 15g	补骨脂 15g	巴戟天 15g
当归 10g	丹参 15g	陈皮 15g	砂仁 10g
沙参 25g	麦冬 15g	石斛 15g	玉竹 15g
炙甘草 10g	生姜 15g	大枣 10g	

7 剂，水煎服，每日 1 剂，早晚饭后 30 分钟温服。

三诊：2007 年 2 月 27 日。患者乏力改善，饮食好转；仍胃脘部隐痛。舌质暗红，有瘀点、裂纹，苔花剥，脉弦滑。血常规示 WBC 3.04×10^9/L，RBC 4.87×10^{12}/L，Hb 127g/L，PLT 232×10^9/L。

黄芪 25g	生晒参 10g	炒白术 15g	茯苓 15g
仙茅 15g	淫羊藿 15g	补骨脂 15g	巴戟天 15g
当归 10g	丹参 30g	枳实 10g	炒白芍 20g
沙参 25g	麦冬 15g	石斛 15g	玉竹 15g
陈皮 15g	砂仁 10g	炙甘草 10g	生姜 15g
大枣 10g			

14 剂，水煎服，每日 1 剂，早晚饭后 30 分钟温服。

四诊至六诊略。

七诊：2007 年 5 月 8 日。患者无乏力，胃脘部疼痛明显好转。舌质暗红，有瘀点、裂纹，苔白，脉弦滑。血常规示 WBC 5.44×10^9/L，RBC 3.93×10^{12}/L，Hb 131g/L，PLT 180×10^9/L。继服中药，随诊。

【诊疗心得】目前认为化疗引起白细胞减少症的中医学病机主要是"药毒"，其产生和发展与人体气血阴阳、脏腑功能状况有着紧密的联系，是一个不断变化的动态过程。其主要病机有三种：①正虚邪实：抗癌药作为邪毒侵犯人体，耗气伤血，致使气血虚弱，成为白细胞减少症的根源；②脏腑功能失调：药毒进一步损伤脏腑，使脏器功能紊乱，致气血阴阳衰弱；③热毒瘀血内结：化疗药作为热毒侵及血分，损耗气阴，阴阳皆伤，形成瘀血，致使新血生化无源。骨髓抑制导致化疗患者出现不同程度的神疲、乏力、纳差、胃脘胀满、骨痛等不适症状。健脾补肾法可以明显改善患者上述不适症状，在促进骨髓造血恢复中发挥着重要作用。

本案表现的乏力倦怠、心悸、夜眠差、饮食欠佳、大便溏等症状，与脾肾亏虚相关；舌质暗红，有瘀点、裂纹，苔根部黄微腻、花剥，脉弦滑，考虑伴有湿毒内蕴，瘀血内阻。针对这类患者，李铁教授一般采用自拟的益肾固本汤治疗，疗效较好。明代张介宾《景岳全书·杂证谟》说："人之始生本乎精血之源，人之既生由乎水谷之养，非精血无以立形体之基，非水谷无以成形体之壮。精血之司在命门，水谷之司在脾胃。故命门得先天之气，脾胃得后天之气也。是以水谷之海本赖先天之主，而精血之海又必赖后天为之资。"

益肾固本汤是强肾固本汤系列方剂中温补肾阳的经验方之一。在用强肾固本汤平补阴阳的基础上，加生晒参、黄芪、炒白术、茯苓健脾益气，化气生血；佐陈皮、砂仁芳香健脾，化痰排浊。舌质暗红，有瘀点，考虑久病入络，瘀血内阻，经络不通畅，则新血无以化生，故重用当归养血活血；舌中裂纹伴花剥苔，为气阴耗伤所致，故在补气的同时予养阴，予沙参、麦冬、石斛、玉竹以养胃阴。肿瘤属于有形实邪，常常夹有瘀血、湿热、痰湿、气滞等病理因素，尤其是化疗期药物大毒损伤机体元气，邪毒滞留，损伤脾肾，故仍需注重理脾。缓解期正气亏损，气阴不足，余邪未净而内伏营血之虚实相兼，应在补益脾肾的基础上加用促进饮食、补益中气药物，以改善化疗后的体质虚弱。分期论治有利于减毒增效，提高机体耐受性。如此为方，可标本兼顾，万应万全。

医案整理：于彤

第二章　出血证

一、概述

《中医血液病学》所论述的血证，一般为出血证，是指由火热熏灼或气虚不摄所致的血液不循常道，或上溢于口鼻，或下泄于前后二阴，或渗于肌肤，以出血为临床表现的病证。《黄帝内经》虽然未明确提及"血证"的概念，但对"失血"的病名、症状、病因、治法及预后等方面的论述均比较详细。如名方四乌鲗骨一藘茹丸所治疗的"病名曰血枯"病；病因"有病胸胁支满者，妨于食""得之年少时，有所大脱血"；症状或"先唾血"，或"时时前后血"，或"若醉入房中，气竭肝伤，故月事衰少不来也"；治疗"以四乌鲗骨一藘茹，二物并合之，丸以雀卵，大如小豆，以五丸为后饭，饮以鲍鱼汁，利肠中及伤肝也"。字字珠玑，条分缕析。隋代巢元方在《诸病源候论》一书中将"血证"称之为"血病"，对吐血、呕血、唾血、便血、九窍四肢出血、汗血等诸候的病因病机均做了较详细的论述。明代虞天民的《医学正传·血证》把不同种类的出血病证归纳在一起，统称"血证"。清代医家唐容川所著《血证论》因论述详尽，故为后人奉为圭臬，有"史上第一部血液病的专著"的美誉。清代医家沈金鳌《杂病源流犀烛·诸血源流》论述详细："盖血属阴，难成而易亏，人非节欲以谨养之，必至阳火盛炽，日渐煎熬，真阴内损，而吐衄妄行于上，便溺渗泄于下，精神损而百病生矣。故经曰：心主血而不能藏，夜则复归于肝，肝藏血而不能主，昼则听令于心。心为君，肝为相，君火动，相火从之。相火动，六经之火从之。火动则血随以动，迨至六经受伤，血液流迸，聚于两胁胸膈之间，从火而升，为吐为咯。伤重者从夹脊而上如潮涌生，法当任其出，不得强遏，以所出皆败血，即遏之亦不归经也。"明代医家缪希雍《先醒斋医学广笔记》治疗吐血的三要法：一为宜行血而不宜止血，"血不行经络者，气逆上壅也。行血则血循经络，不止自止"；二为宜补肝不宜伐肝，"养肝则肝气平而血有所归，伐之则肝虚不能藏血，血愈不止矣"；三为宜降气不宜降火，"气有余便是火，气降则火降，火降则气不上升，血随气行，无溢出上窍之患矣"，"反对一派降火，苦寒伤脾，化源告竭，统血无权，后患无穷"。可见缪氏十分重视气血之间的关系，尤其重视气逆、火升和血溢三者之间的联系。其针对肝不藏血，阴虚火旺引起的出血证所提出吐血三要在临床的实用价值较高。

（一）生理病理

病名如"发斑""紫癜风""血溢"等，多与出血证有关，古代医家对它们的临床特点进行了详细描述。《医学入门·斑疹门》曰："内伤发斑，轻如蚊迹疹子者，多在手足，初起无头痛身热，乃胃虚火游于外。"《证治准绳》述："夫紫癜风者，由皮肤生紫点者，搔之皮起，而不痒痛者是也。"《灵枢·百病始生》指出了经脉损伤、离经之血部位不同，其表现也不同："起居不节，用力过度，则络脉伤，阳络伤则血外溢，血外溢则衄血；阴络伤则血内溢，血内溢则后血。"

"气为血之帅，血为气之母""精血同源""津血同源"，故在出血证后期，常伴气虚、血亏、精少、津伤等表现。《素问·气穴论》曰："气竭血着，外为发热，内为少气，疾泻无怠。"又言："脉孤为消气，虚泄为夺血。"血主心，藏于肝，统于脾，布于肺，根于肾。血的濡养作用又可以从面色、肌肉、皮肤等方面表现出来。故出血证发生时，往往表现在"五官、五体、五华"的变化，反映了各脏腑功能的强弱，又受"热、虚、瘀"等致病因素的影响，在临证时要注意辨别，有的放矢。

血证出血的病因有感受外邪、内伤情志、饮食不节、劳倦过度、久病或热病等诸多因素，多数医家将病机总括为三个字：热、虚、瘀。这几个方面几乎涵盖了临床疾病的发病原因，但在病机上的"热、虚、瘀"论述颇为局限，不利于临证治疗。尤其在用经方治疗取得较好的临床效果后，以方测证，更觉难以区分。比如"热"，需要细化，区分五脏热、六腑热、六经热、卫气营血热等，以利后学。《血证论·脏腑病机论》曰："设木郁为火，则血不和，火发为怒，则血横决，吐血、错经、血痛诸证作焉。"出血性疾病"热"的病机重在火热熏灼，耗血动血；"虚"的病机强调气虚固摄无权而外溢；"瘀"的病机重瘀滞在血，而离经之血客于五脏，流经于皮而为瘀斑。

（二）临床表现

出血证的临床表现可分为三种证候。其一为血热妄行证。多以人体上半部位出血多见，常见鼻衄、齿衄、肌衄、咯血、吐血等。血色鲜红，出血量较多，或伴有身热口渴，小便短赤，大便秘结，舌红绛，苔黄，脉洪数。血热妄行证又可以进一步分为实热和虚热两种。其二为气不摄血证。多以人体下半部位出血为主，并具有慢性、反复发作、色泽淡暗等特征，如便血、尿血、月经过多或经期延长，舌质淡，脉细弱，并常伴有面色萎黄或苍白、神疲乏力、纳呆腹胀、大便溏薄、舌淡胖、苔白腻、脉细弱等症状与体征。其三为瘀血阻络证。全身各部位均能显现出血情况，出血量大，常见身有瘀斑、瘀点或斑马纹，舌质紫暗，脉涩等，或伴有胁下瘀块、疼痛拒按、午后低热、脉细涩等表现。

（三）治则治法及常用方药

《血证论》提出的"止血、消瘀、宁血、补虚"治血四法，为治血证的基本法则。然医道昭彰，衍化繁芜。余临证之余，承古悟心，但求辨之既明，治之毋惑。以点滴心得体会，条分目列，以飨同道。

1. 凉血止血法

（1）清热凉血：血证出血重点在"火热"，为阳邪致病。病发于脏腑之火。病机为火热炽盛，热迫血分；温热病热入营血，灼烁营阴，心神被扰。临床可出现心烦不寐，身热夜甚；甚则神昏谵语，斑疹隐隐。此时需清解营分、血分热邪为主，治以清热凉血。

常用的清热凉血药有生栀子、水牛角、赤芍、牡丹皮、金银花、连翘、大青叶、板蓝根、紫草、生地黄、白茅根、荷叶、野菊花等。常用的配伍有栀子配水牛角苦寒坚阴；水牛角伍生地黄大寒凉血；金银花配连翘轻清升宣；白茅根伍板蓝根同气同求；白茅根配芦根相须相辅，气血双清；牡丹皮伍赤芍热从利解；紫草配荷叶清散郁热。常用的方剂有银翘散（《温病条辨》）、清营汤（《温病条辨》）、清瘟败毒饮（《疫疹一得》）、神犀丹（《温热经纬》）、泻心汤（《金匮要略》）、黄连解毒汤（《外台秘要》）、槐花散（《本事方》）、小蓟饮子（《济生方》）等。

（2）养阴凉血：热邪入血，热毒炽盛，劫烁阴液，阴枯血热，故致血热出血。这时就可选滋阴生津的药物养阴凉血止血。

常用的养阴凉血药有仙鹤草、茜草、女贞子、墨旱莲、赤芍、白芍、酒黄精、熟地黄、生地黄、玄参等。常用的配伍有女贞子配墨旱莲交通阴阳，补一阳初升之不足，助一阴微降之力弱；仙鹤草伍墨旱莲草可益血凉血，补阴止血，仙鹤草善收，为强身补虚之佳品，凉血止血之良药，旱莲草善补，气味俱阴，入走肝肾，善补肝肾之阴；仙鹤草配茜草养阴凉血止血；生地黄伍玄参甘寒养阴凉血，顺应阴阳之妙用；赤芍与白芍相伍，白芍则能于土中泻木，赤芍则能于血中活滞；酒黄精伍熟地黄通达肾阴，五脏调和。常用的方剂有二至丸（《医方集解》）、三甲复脉汤（《温病条辨》）、大定风珠（《温病条辨》）、清营汤（《温病条辨》）、四草四根汤（自拟）等。

（3）凉血散血：清代医家叶天士《温热论》的"入血就恐耗血动血，直须凉血散血"名言解惑，启发我们把"凉血散血"作为治疗血证出血的根本大法。余素仰温病学家叶天士，温热病辨卫气营血论治获效颇多。然临床用之于出血证，往往证脉难和，深自困惑。临证日久，方觉豁然，在出血性疾病的治疗上，"凉血散血"，执简以驭繁，疗效可期，正可谓"仰之弥高，钻之弥坚"。温热邪气如果长时间消耗血中津液，导致血中津液大亏，血液流行不畅而凝聚成瘀。这种瘀血的形成是因热邪耗津所致，可以说是热凝而瘀。临床所见血分证之舌绛紫、斑色紫黑，都是津液耗伤、热凝血瘀的象征。根据凉血散血理论，此时应集清热、凉血、止血、散血、养阴于一身之法。运用经方与效药相结合的原则，在辨证使用经方的基础上配以相应的血药以"凉血散血"之法，补血之虚、化血之湿、清血之热、散血之瘀，均可归属于"凉血散血"大法之中。如程钟龄所言"盖一法之中，八法备焉，八法之中，百法备焉"，道之幽深，曲径可通。

常用的凉血散血药有生栀子、水牛角、赤芍、牡丹皮、紫草、生地黄等。常用的配伍有生栀子配水牛角直折血热，生栀子善清三焦实火，水牛角长于清热凉血，可用于血热内盛，阴液亏损者；牡丹皮伍赤芍即为清热凉血药，又具通络散血之功，牡丹皮偏于表，赤芍偏于里，赤芍入血分，行气活血，通利血脉，引牡丹皮入里，共奏清热解毒、化瘀止血之功；茜草配白茅根，茜草得白茅根，既能使苦寒可得甘缓，又可增加凉血止血的功效，白茅根得茜草，使寒凉止血而不留瘀；紫草伍丹参清散血中之郁热，通利血中之瘀滞。常用的方剂有犀角地黄汤（《备急千金要方》）、紫草汤（《治验百病良方》）等。

热入血分，热毒炽盛，迫血妄行，血不循经，可引起皮肤紫斑、鼻衄、齿衄、咳血、吐血、尿血、便血等"动血"之症。此时本着急则治其标的原则，给予凉血止血法。此法重在凉血，血凉亦无动血之意。止血效药以白茅根、芦根、小蓟、大蓟、槐花、地榆等为主。小蓟伍大蓟相须为用，凉血止血；槐花配地榆一散一收，清不过泄，涩不过滞。槐花取于上，地榆取于根，且同入肝经，肝经疏畅有利藏血，上下调达，则血止不留瘀。

2. 祛瘀止血法

唐容川在《血证论》有云："故凡血证，总以祛瘀为要。"又谓："十补一攻，在医者之善治焉。"《先醒斋医学广笔记》中的治血三要诀，把

"宜行血不宜止血"列为第一条。慢性出血病证常由瘀血所致，肿瘤患者久病必瘀，在止血治疗的同时，兼顾化瘀，使"瘀血不存，无以伏而生邪，脉络不损，血则自止"。

常用的祛瘀止血药有三七、槐花、当归、茜草、泽兰、益母草、蒲黄、焦山楂、酒大黄等。常用的配伍有当归配三七用于气滞血瘀出血，当归长于补血，为补血之圣药，甘润温通，辛散苦降，为血证要药，三七甘温调血而能活血止血，苦温散泄而能消瘀定痛；三七配槐花甘苦相济，止妄动而清脉络，槐花"苦能直下，且味厚而沉，主清肠红下血"，三七得槐花性寒，使化瘀佐以清利，更加行血之效；三七配蒲黄温凉相须，血之上者可清，血之下者可利，血之滞者可行，血之行者可止；泽兰配益母草，血不利则为水，从水散血；桃仁配红花二药相须为用，一升一降，一散一收，入心可散血中之滞，入肝可理血中之壅；三七、大黄同归肝经，二药相伍，一则使上炎之火下泄，凉血止血，二则清瘀热，下瘀血，活血祛瘀，治疗瘀血出血诸证，清热而不伤于寒凉，止血而不阻于血瘀。常用的方剂有复元活血汤（《医学发明》）、血府逐瘀汤（《医林改错》）、加减生化汤（《傅青主女科》）、活络效灵丹（《医学衷中参西录》）等。

3. 温经止血法

出血者，亦有脏腑虚寒，脾阳不振，脾不统血，冲脉不固等虚寒性的出血。而温经止血类药物尤善于妇科血气寒滞出血诸证，临证时常选用性属温热，能温五脏、益脾阳、固冲任类药物，如太子参、黄芪、艾叶、炮姜、蒲黄、何首乌、鸡血藤等。常用的配伍有黄芪配当归，为《内外伤辨惑论》中"当归补血汤"，当归养心肝之血，以补血和营，黄芪补脾肺之气，以益血之源，相配可起到活血止血，补血养血的效能；艾叶配炮姜可温经止血、散寒止痛，走三阴而逐寒湿，转肃杀而为融合，相须为用可治下血，衄血，崩漏等；艾叶配蒲黄治疗虚寒性出血，辛温甘缓而散寒、暖气血而温经脉，固冲任以止下血；何首乌、鸡血藤性质温和而无寒热、腻滞之弊，二药相伍疏肝健脾，交通心肾，可治疗各种消化系统出血。常用的方剂有温经汤（《金匮要略》）、当归四逆汤（《伤寒论》）、艾附暖宫丸（《仁斋直指方论》）、生化汤（《傅青主女科》）等。

4. 收敛止血法

血证出血，以出血为标，其出血症状重、来势急，或出血久治不愈。最常见的如上消化道出血、崩漏贫血、尿血、便血等，用收敛聚涩药物敛血固涩，正对其标，为止血所重用。《血证论》有云："黑为水之色，红为火之色，水治火故止也。"又云："血见黑则止"，"遇冷亦止"。

常用的收敛止血药有仙鹤草、白及、白蔹、煅石膏、五倍子、五味子、石榴皮、乌梅、赤石脂、生牡蛎、海螵蛸、罂粟壳、白矾等。常用的配伍有藕节配生地黄，收中有清，清中有降，固涩肃杀中又得甘缓，用藕节收敛且凉血，用生地清热滋阴，涩而不腻，止而不瘀；三七伍白及，一走一守，一散一收，三七随白及入肺，补肺止血，又可制约白及黏滞收涩之性，以防止瘀血留驻。

炭药多为黑色，经过炮制，增加了药物的收敛、燥湿的功效，使其固涩力强。常用的止血炭药有棕榈炭、侧柏炭、藕节炭、血余炭、艾叶炭、黑姜炭、大黄炭、地榆炭、熟地炭等。常用的配伍如棕榈炭配地榆炭。棕榈苦涩性平，涩可去脱，烧作灰，主破血止血。《本草纲目》："棕灰性涩，若失血去多，瘀滞已尽者，用之切当，所谓涩可去脱也。"地榆炭味苦微涩，又因药取于根，故性寒下降，能凉血止血。棕榈炭偏于收涩，地榆炭长于凉血。二者酸、苦、涩三味俱备，酸能收敛，苦能降泄，涩能固涩，炒炭为用，更增其收敛聚涩之性。临证治疗吐血、衄血、崩漏等症时常将此二药相须为用，效果极佳。常用的方剂有桃花汤（《伤寒论》）、白及散（《医学启蒙》）、乌贝散（《实用中药学》）、五倍子汤（《疡科选粹》）等。

根据出血部位的不同，可选用相应的引经药：如肺出血选白及、藕节、茜草、白茅根、侧柏叶；胃出血选三七、白茅根、制何首乌、血余炭；尿血选蒲黄、小蓟；便血选地榆、槐花；鼻衄选白茅根；崩漏选血余炭、棕榈炭；三七、仙鹤草作用较广，各部位出血均可选用。

二、过敏性紫癜

医案 42：过敏性紫癜（血热妄行）

鞠某，男，64 岁。初诊：2013 年 10 月 15 日（寒露）。病案号：02797。

主诉：双下肢皮肤瘀点瘀斑反复发作 3 个月。

现病史：2013 年 7 月无明显诱因出现双下肢皮肤散在瘀点，无皮肤瘙痒，就诊于大连市某医院检查血、尿常规正常，诊断为"过敏性紫癜"，给予复方芦丁片、维生素 C 片等药物对症治疗，此后皮肤瘀点瘀斑反复发作。一周前感冒后，再度出现皮肤瘀点瘀斑。现症见双下肢皮肤散在瘀点瘀斑，周身乏力，时有心悸胸闷，口燥咽干，睡眠尚可，小便正常，大便干燥，无皮肤瘙痒，无腹痛腹泻及关节疼痛。舌质红，舌尖赤，苔薄黄，脉弦数。

既往史：冠心病 10 余年，规律用药。

辅助检查：血常规示 WBC $6.14 \times 10^9/L$，RBC $4.26 \times 10^{12}/L$，Hb 122g/L，PLT $143 \times 10^9/L$；尿常规正常。

西医诊断：过敏性紫癜。

中医诊断：紫癜风病（血热妄行）。

治法：清热解毒，凉血止血。

处方：犀角地黄汤加减。

生栀子 25g	水牛角 25g	赤芍 15g	牡丹皮 10g
金银花 15g	连翘 15g	蒲公英 15g	紫花地丁 15g
紫草 15g	紫苏叶 10g	防风 10g	蝉蜕 10g
薄荷 10g	生甘草 10g		

7 剂，水煎服，每日 2 次，早晚饭后 30 分钟口服。

二诊：2013 年 10 月 22 日。服药后皮肤瘀点瘀斑明显减少，未见反复，心悸胸闷、乏力症状改善，仍口干，大便正常。舌质红，舌尖赤，苔白，脉弦略数。复查尿常规正常。患者瘀毒减退，将水牛角及生地黄减量，继续口服 7 剂。

三诊：2013 年 10 月 29 日。患者皮肤瘀点瘀斑已消失，口干改善，大便正常。舌质红，舌尖赤，苔白，脉弦略数。复查血、尿常规正常。调减药量。

生栀子 15g	水牛角 15g	生地黄 15g	牡丹皮 10g
金银花 15g	连翘 15g	蒲公英 15g	紫花地丁 15g
紫草 15g	紫苏叶 10g	薄荷 10g	淡竹叶 10g
生甘草 10g			

24 剂，水煎服，每日 1 剂，早晚饭后 30 分钟温服。

四诊、五诊略。

六诊：2013 年 12 月 10 日。患者病情平稳，皮肤瘀点瘀斑未见复发，大小便正常。舌质红，苔白，脉弦。复检血、尿常规正常。续服前方 14 剂，嘱每日半剂，早饭后 30 分钟温服。

调理 1 个月后停药，紫癜痊愈，未再复发。

【诊疗心得】过敏性紫癜中医称为"紫癜风"，《黄帝内经》称其为血溢、衄血、血泄等，《诸病源候论》将血证称为血病。在历代中医书籍中，本病亦有"血证""发斑""肌衄""葡萄疫""紫癜""紫斑"等名称。

本案病程短、病势轻，其病因为外感风热引动伏邪。热邪虽入营血，发为瘀点瘀斑，但尚未动风，辨证当属耗血动血证。依据温病学"凉血散血"的治疗大法，以犀角地黄汤为基础方加减应用。原方首载于南北朝陈延之所撰《小品方》，方名芍药地黄汤。其组成为犀角（水牛角代，下同）一两，生地黄八两，芍药三两，牡丹皮二两。唐代孙思邈在《备急千金要方》述其："治伤寒及温病应发汗而不汗之内蓄血者，及鼻衄、吐血不尽，内余瘀血，面黄、大便黑，消瘀血方。"孙氏有方药无方名，方名为林亿等所添。方中苦咸寒之水牛角，凉血清心解毒，为君药；赤芍、牡丹皮清热凉血，活血散瘀；甘苦寒之生地黄，凉血滋阴生津，一助水牛角清热凉血止血，一助恢复已失之阴血。血之物，遇寒则凉，遇咸则降，遇滑则通，遇紫则入。紫草气寒甘咸，质滑色紫，善入血分，凉血消斑，解毒透疹，《本草纲目》载其"治斑疹、痘毒，活血凉血，利大肠"。金银花、连翘、蒲公英、紫花地丁疏风清热。其中蒲公英一味，清热解毒，主入肝经血分，长于凉血消瘀解毒，还可利水通淋，顾护肾脏，起到既病防变的作用。紫草、紫苏叶、防风、蝉蜕四味，疏散风热，宣透热邪，为透疹外出的效药组。紫苏叶行气宽中，和血理气，解毒和营；防风祛风止痒，通治一切风邪；蝉蜕疏散风热，透疹。《本草纲目》载："（蝉）主疗皆一切风热证，古人用身，后人用蜕，大抵治脏腑经络，当用蝉身；治皮肤疮疡风热，当用蝉蜕。"全方凉血与散血并用，热清血宁而无耗血动血，凉血散血而斑疹自解。

医案整理：李国林

医案 43：过敏性紫癜伴尿路感染

颜某，女，34 岁。初诊：2017 年 10 月 27 日（霜降）。病案号：08022。

主诉：双下肢皮肤瘀点 10 天。

现病史：患者 10 月 15 日受凉感冒，未服用药物治疗。17 日出现双下肢皮肤散在瘀点，无瘙痒，有 4～5 处，未予重视。22 日自觉尿频尿痛，小便呈酱油色。在我院急查血常规示 WBC 14.97×10^9/L，NE% 83.9%，RBC 4.76×10^{12}/L，Hb 160g/L，PLT 180×10^9/L；尿常规示潜血（+++），尿蛋白（++），亚硝酸盐（+），白细胞（+）。诊断为"尿路感染"，予左氧氟沙星连续输液 3 天，后改为 0.2g，日 2 次，口服 7 天。25 日，尿痛症状消失，尿色变浅，双下肢皮肤瘀点加重。现症见双下肢多发瘀点瘀斑，乏力头晕，食少纳呆，睡眠尚可，大小便正常。舌质暗红，舌尖赤，有毒瘀点，苔黄腻，脉滑数。

辅助检查：尿常规示潜血（++），尿蛋白（++），亚硝酸盐（+），白细胞（-）。血常规、凝血象、肝肾功能无异常。

西医诊断：过敏性紫癜；尿路感染。

中医诊断：紫癜风病（热毒壅滞）。

治法：清热凉血，养阴解毒。

处方：犀角地黄汤加减。

生栀子 25g	水牛角 15g	生地黄 15g	牡丹皮 10g
金银花 15g	连翘 15g	板蓝根 15g	白茅根 15g
紫草 15g	紫苏叶 15g	防风 10g	蝉蜕 15g
野菊花 15g	半枝莲 15g	土茯苓 25g	白花蛇舌草 25g
白僵蚕 10g	萆薢 15g	薄荷 10g	生甘草 10g

6 剂，水煎服，每日 1 剂，早晚饭后 30 分钟温服。

二诊：2017 年 11 月 2 日。服药后，双下肢皮肤瘀点瘀斑明显减少，无尿频、尿痛症状。舌质淡暗，有毒瘀点，苔黄腻，脉滑数。尿常规示潜血（++），尿蛋白（++），亚硝酸盐（−），白细胞（−）。热毒渐清，去金银花、连翘，加茵陈、虎杖、土茯苓、白花蛇舌草化湿解毒。

生栀子 15g	水牛角 15g	生地黄 15g	牡丹皮 15g
紫草 10g	紫苏叶 10g	防风 10g	蝉蜕 15g
茵陈 15g	虎杖 15g	土茯苓 15g	白花蛇舌草 15g
白僵蚕 10g	萆薢 10g	淡竹叶 10g	生甘草 10g

7 剂，水煎服，每日 1 剂，早晚饭后 30 分钟温服。

三诊：2017 年 11 月 9 日。双下肢皮肤瘀点瘀斑消退，无尿频、尿急、尿痛症状，纳可，大便正常。舌质淡暗，有毒瘀点，苔白腻，脉滑数。复检尿常规正常，继服前方 20 剂。

四诊至十二诊略。

十三诊：2018 年 6 月 14 日。巩固治疗半年，每月门诊复诊，双下肢皮肤无瘀点瘀斑，无尿频、尿急、尿痛症状，纳可，大便正常。舌质淡暗，有瘀毒点，苔白，脉滑数。复检血、尿常规均正常。

生栀子 15g	水牛角 15g	赤芍 10g	牡丹皮 10g

茜草根 15g	白茅根 15g	芦根 15g	荷叶 10g
紫草 10g	紫苏叶 15g	防风 10g	蝉蜕 10g
川续断 15g	桑寄生 15g	覆盆子 15g	菟丝子 15g
淡竹叶 10g	生甘草 10g		

以此方加减 1 个月，每日 1 剂．停药后未再复发，其间复检尿常规均正常。

【诊疗心得】过敏性紫癜多因风热毒邪侵犯腠理，由表入里，深入营血，或热毒蕴蓄，或虚火内灼，熏灼血脉，使血不循经，溢出脉外，留滞于肌腠之间，而见皮肤青紫斑点或紫黑斑块。此外，过食辛辣醇酒厚味，酿生湿热，火热熏灼，热伤脉络，亦可发斑。《诸病源候论》谓："斑毒之病，是热气入胃。"本病可出现身体多部位出血，若血溢于肌肤，则可见瘀点瘀斑；若血溢于下，则可见尿血；若血溢于脉外而瘀于体内，则为蓄血；若溢于脏腑、关节，瘀阻脉道，血行不畅，故可见腹痛、关节疼痛。综观本病的发生发展，热瘀互结贯穿整个发病过程。早期以邪热内蕴，迫血妄行为主；后期多兼血脉瘀阻，营阴不足。临床以"凉血散血"的治疗大法为指导，针对过敏性紫癜的治疗，确立了清热凉血、活血化瘀、养阴生津的治则，并佐以健脾、理气、解毒之法，方用犀角地黄汤加减。服药 6 剂后，在表热毒已清，予茵陈、虎杖、土茯苓、白花蛇舌草化湿解毒。丹溪翁言："湿燥寒之病，所以属乎阴邪之所客。病既本于阴，苟不求其本而治之，则阴邪滋蔓而难图。诚能穷原疗疾，各得其法，万举万全之功，可坐而致也。"用药半个月，瘀斑完全退去，病情稳渐恢复。"斑属风热夹痰而作，自里而发于外"，不可姑息留养，当一鼓作气，以观后效。十三诊时，病程已过半年，疗效颇佳。"人或受邪生病，不离于阴阳也。病既本于此，为工者岂可他求哉！必求于阴阳可也。"故清热养阴，固本培元。疗效稳固，不急进、不固守，求长稳之效，不再是镜中月，水中花。

医案整理：周正国

医案44：过敏性紫癜（血热风盛）

胡某，男，20岁。初诊：2021年12月21日（冬至）。病案号：23581。

主诉：双下肢皮肤瘀点瘀斑9个月。

现病史：患者2021年3月因感冒后出现双下肢青紫斑点，当时就诊于解放军某医院皮肤科，诊断为"过敏性紫癜（关节型）"。住院期间，予复方甘草酸苷片、维生素C片等药，未用激素。出院后，病情仍反复发作，劳累后尤甚。现症见双下肢皮肤瘀点瘀斑，色青紫，无瘙痒，全身多处关节疼痛，呈针刺感，时轻时重，饮食尚可，夜寐差，平素大便黏滞，日3～4次。舌质红，边尖赤，苔微腻，脉弦滑。

辅助检查：血常规示 WBC 4.77×10^9/L，RBC 3.59×10^{12}/L，Hb 124g/L，PLT 412×10^9/L；尿常规示尿胆红素（＋）；肝功能示间接胆红素 23.4μmol/L，总胆胆红素32.1μmol/L；肾功、血糖、血脂未见异常；腹部彩超示肝内小结节。

西医诊断：过敏性紫癜。

中医诊断：紫癜风病（血热风盛）。

治法：清热解毒，凉血止血。

处方：犀角地黄汤加减。

生栀子25g	水牛角25g	生地黄15g	牡丹皮15g
茜草根25g	白茅根25g	芦根25g	荷叶15g
紫草10g	紫苏叶10g	防风15g	蝉蜕15g
茵陈30g	虎杖15g	生甘草10g	

7剂，水煎服，每日1剂，早晚饭后30分钟温服。

二诊：2021年12月28日。关节疼痛略有缓解，饮食尚可，睡眠改善，大便黏滞改善，日1～2次。血常规示 WBC 4.77×10^9/L，RBC 3.59×10^{12}/L，Hb 124g/L，PLT 412×10^9/L；尿常规示尿胆红素（＋）。舌质红，边尖赤，苔微腻，脉弦滑。热邪未清，继服7剂。

三诊：2022年1月4日。仍有关节疼痛，饮食量少，大便溏稀，日

1～2次。舌质红，边尖赤，苔微腻，脉弦滑。血常规示 WBC 4.77×10^9/L，RBC 3.59×10^{12}/L，Hb 124g/L，PLT 412×10^9/L；尿常规示尿胆红素（＋）。病情稳定，上方加忍冬藤25g，续服7剂。

四诊：2022年1月11日。患者自述关节疼痛消失，因自行锻炼自觉肌肉酸痛，大小便正常。舌质红，苔薄黄，脉弦。血常规示 WBC 4.77×10^9/L，RBC 3.59×10^{12}/L，Hb 124g/L，PLT 412×10^9/L；尿常规示尿胆红素（＋）；肝功能：肌酸激酶＞600U/L。前方加茯苓25g，泽兰10g，健脾化湿。

生栀子25g	水牛角25g	生地黄15g	牡丹皮10g
茜草根30g	白茅根30g	芦根25g	荷叶15g
紫草10g	紫苏叶10g	防风15g	蝉蜕15g
忍冬藤25g	茯苓25g	泽兰10g	生甘草10g

7剂，水煎服，每日1剂，早晚饭后30分钟温服。

此后病情稳定，无不良主诉，持续巩固治疗过程中。

【诊疗心得】本例患者热毒炽盛，湿热浸淫关节，当以解毒为纲，祛风为目，纲举目张。故主方选用犀角地黄汤加减清热凉血。该方是李铁教授基于"凉血散血"理论治疗血系疾病的常用方剂，方用生栀子、水牛角、生地黄、牡丹皮清热凉血养阴，直解血分热毒，养阴凉血散血；加入茜草根、白茅根、芦根、荷叶四味，不但增强了原方清热凉血之功，而且还有止血行血养阴之效；紫草、紫苏叶、防风、蝉蜕四味芳香透达，轻宣透邪，合用能透营转气，使邪热转出气分而解，也是李铁教授常用抗过敏的效药；湿偏重用茵陈、虎杖，热偏重用忍冬藤、虎杖以清利湿热，滑利关节。全方以清热凉血、活血化瘀、养阴生津为主，并佐以健脾、理气、解毒之法。血热得清，毒热得解，湿热得利，瘀血得除，则紫癜自消，即所谓"始焉求其受病之本，终焉蠲其为病之邪者，无出于此也"。

医案整理：于彤

医案45：儿童过敏性紫癜（风热伤络）

李某，男，7岁。初诊：2019年8月8日（立秋）。病案号：20603。

主诉：四肢皮肤瘀点瘀斑1周。

病史：患者1周前因发热出现四肢皮肤瘀点，伴咽痛，无腹痛及关节痛，就诊于大连市某医院，诊断为"过敏性紫癜、感染性皮疹"，予维生素C片、盐酸西替利嗪片、阿奇霉素片、四季抗病毒口服液等治疗，次日瘀点大部分消失。现症见双上肢少量瘀斑瘀点，面色萎黄，饮食、睡眠可，大小便正常。舌质红，有热瘀点，苔白腻，脉细数。

辅助检查：血常规示 WBC 8.54×10^9/L，RBC 4.85×10^{12}/L，Hb 119g/L，PLT 344×10^9/L；尿常规正常。

西医诊断：过敏性紫癜。

中医诊断：紫癜风病（风热伤络）。

治法：疏风清热，凉血消斑。

处方：银翘散加减。

金银花5g	连翘10g	防风5g	蝉蜕5g
茜草根10g	紫草5g	紫苏叶5g	荷叶5g
板蓝根10g	白茅根10g	生甘草5g	

7剂，水煎服，每日1剂，早晚饭后30分钟温服。

二诊：2019年8月15日。服药后双上肢瘀斑瘀点明显减少，面色萎黄，仍咽痛。舌质红，有热瘀点，苔白腻，脉细数。尿常规正常。前方加大青叶5g，守方继服14剂。

三诊：2019年8月29日。服药后双上肢瘀斑瘀点消失，感冒症状明显好转，面色萎黄改善。舌质淡红，有热瘀点，苔白腻，脉细数。血常规示 WBC 8.54×10^9/L，RBC 4.85×10^{12}/L，Hb 119g/L，PLT 344×10^9/L；尿常规正常。前方去大青叶、板蓝根，嘱每日半剂，继服14天。

2周后随访症状均消失，给予食疗：薏米5g，莲子5g，桂圆3g，糯米煮粥。随诊至今，无新发瘀点，复查血常规、尿常规均正常。

【诊疗心得】叶天士有言："温邪上受，首先犯肺。"肺与皮毛相合，所以温病初起，多见发热头痛、微恶风寒、汗出不畅或无汗。肺受温热之邪，上熏口咽，故口渴、咽痛。患儿自述不清，但究其发热、咽痛、皮肤瘀斑瘀点，考虑外感风热之邪所致。治当辛凉解表，透邪泻肺，使热清毒解。吴瑭《温病条辨》："本方谨遵《内经》'风淫于内，治以辛凉，佐以苦甘；热淫于内，治以咸寒，佐以甘苦'之剂。又宗喻嘉言芳香逐秽之说，用东垣清心凉膈散，辛凉苦甘，病初起，且去入里之黄芩，勿犯中焦；加银花辛凉，芥穗芳香，散热解毒；牛蒡子辛平润肺，解热散结，除风利咽，皆手太阴药也。……此方之妙，预护其虚，纯然清肃上焦，不犯中下，无开门揖盗之弊，有轻以去实之能，用之得法，自然奏效。"定"银翘散"之方，发皇古义。银翘散方中金银花、连翘辛凉轻宣，气味芳香，既能疏散风热、透泄散邪，又可辟秽化浊、清热解毒，在透散卫分表邪的同时，兼顾了温热病邪易蕴结成毒、多夹秽浊之气的特点，故重用为君药；薄荷、牛蒡子辛凉，疏散风热，清利头目，且可解毒利咽；荆芥穗、淡豆豉辛而微温，解表散邪。此二者虽属辛温，但辛而不烈，温而不燥，配入辛凉解表方中，增强辛散透表之力，是为去性取用之法，以上四药俱为臣药；桔梗甘草开宣肺气、清热解毒而利咽喉为佐；竹叶、芦根清热除烦，生津止渴为使。本方配伍特点有二：一是辛凉之中配伍少量辛温之品，既有利于透邪，又不悖辛凉之旨；二是疏散风邪与清热解毒相配，具有外散风热、内清热毒之功，构成疏清兼顾、以疏为主之剂。诸药相合，共达辛凉解肌、宣散风热、除烦利咽之效。

银翘散的形成发展可谓一脉相承，宋代《太平惠民和剂局方》有"凉膈散"，主治脏腑积热，可谓银翘散的前身。至明代喻嘉言发挥《内经》的三焦学说，将瘟疫分上、中、下三焦论治，用芳香药物涤秽之法，注重逐秽解毒，擅用荆芥等芳香药。吴鞠通的方解中有"宗喻嘉言芳香逐秽之说，银花辛凉，芥穗芳香，散热解毒"的说法，可见代表芳香逐秽的荆芥散，对银翘散的组方也有一定影响。其中加天花粉生津止渴；项肿咽痛者，系热毒较甚，加马勃、玄参清热解毒，利咽消肿；去荆芥、淡豆豉，嫌其辛散，热涉营血，迫血妄行；加白茅根三钱，侧柏炭三钱，栀子炭三钱，以清热凉血止血。亦有银翘汤，则治阳明温病"下后无汗，脉浮者"，以其邪气还表，里无塞滞，故仍取芳香泄热的金银花、连翘、竹叶解毒而轻宣肺气，加麦冬、生地黄甘寒增液为作汗之具，而为辛凉和甘寒轻剂法。其辨证论治的精神，亦可以说是一脉相承的。

本案的治疗可谓方小、量轻，治疗时间短，起效迅速，预后亦佳。过敏性紫癜在临床上虽然有些棘手，但如果早期发现，及时治疗，疗效可期。然而许多患儿家长对本病认识的错误，没有足够的重视是本病失治、延误的主要原因。儿科疾病防重于治，注重早发现、早预防、早治疗是目前儿童过敏性紫癜的主要治疗方向。

医案整理：周正国

医案 46：儿童过敏性紫癜（阳虚湿蕴）

张某，女，12 岁。初诊：2020 年 8 月 18 日（立秋）。病案号：21855。

主诉：皮肤瘀点瘀斑反复发作 5 年。

现病史：患者 2015 年 7 月因进食海鲜后出现周身皮肤散发瘀点，于大连市某医院就诊，诊断为"过敏性紫癜"，予对症、脱敏治疗好转。5 年来，皮肤紫癜反复发作，未出现腹痛腹泻、关节疼痛等症状，未见尿常规异常，口服小剂量激素等药物维持治疗。现症见周身皮肤散在瘀点，双下肢尤甚，偶有瘙痒，面色萎黄，形体肥胖，倦怠乏力，饮食尚可，小便正常，大便黏滞。舌质青紫，有湿郁点，苔白腻，脉沉缓。

辅助检查：尿常规正常。

西医诊断：过敏性紫癜。

中医诊断：紫癜风病（阳虚不和，湿热蕴毒）。

治法：温阳和解，化湿解毒。

处方：柴胡桂枝干姜汤加减。

柴胡 10g	黄芩 10g	桂枝 10g	干姜 3g
紫草 10g	紫苏叶 10g	防风 10g	蝉蜕 5g
白茅根 25g	芦根 25g	白鲜皮 10g	地肤子 10g
浮萍 5g	生甘草 10g		

5 剂，水煎服，每日 1 剂，早晚饭后 30 分钟温服。

二诊：2020 年 8 月 25 日。服药后皮肤瘀点减退，瘙痒减轻；仍有乏力，大便黏滞。尿常规正常。舌质青紫，有湿郁点，苔白腻，脉沉缓。效不更方，再服 7 剂。

三诊：2020 年 9 月 1 日。服药后，瘀点明显减轻，无皮肤瘙痒，乏力略减轻，大便黏滞。舌质淡暗，有湿郁点，苔白腻，脉沉缓。尿常规正常。考虑患者表里之邪和解，但恰逢暑季，天暑下逼，地湿上蒸，湿气与暑热相合，湿毒内蕴，不拘泥单方，予藿朴夏苓汤加减，外解暑热，内化湿毒。

藿香 10g	厚朴 10g	法半夏 10g	茯苓 15g
紫草 10g	紫苏叶 10g	防风 10g	蝉蜕 5g
白茅根 15g	芦根 15g	杏仁 10g	生薏苡仁 15g
浮萍 10g	生甘草 10g		

14 剂，水煎服，每日 1 剂，早晚饭后 30 分钟温服。

服药后瘀点消失，患儿痊愈后停药，随访半年，紫癜未复发。

【诊疗心得】紫癜，亦称紫斑，以血液溢于皮肤、黏膜之下，出现瘀点瘀斑，压之不褪色为其临床特征，是小儿常见的出血性疾病之一。儿童发病年龄多为 3～14 岁，尤以学龄儿童多见，男性多于女性，春季发病较多。由于小儿稚阴稚阳，气血未充，卫外不固，外感时令之邪，六气皆从火化，蕴于皮毛肌肉之间。风热之邪与气血相搏，热伤血络，迫血妄行，溢于脉外，渗于皮下，发为紫癜。邪重者，可伤其阴络，出现便血、尿血等；若血热妄行，瘀积肠络，可致剧烈腹痛；夹湿流注关节，则可见局部肿痛、屈伸不利。

本例患儿先天禀赋不足，加之疾病迁延日久，耗气伤阴，致气虚阴伤，病情由实转虚，或虚实夹杂。柴胡桂枝干姜汤证的临床表现有往来寒热、胸胁苦满、汗出、口渴、便溏、小便不利、心烦。临床上但见一症，不必悉具，辨证时就要抓住主症。方中柴胡、黄芩同用，能和解少阳之邪，透邪外出；以干姜、炙甘草温补脾阳；桂枝辛温，温经散寒，温通血脉，交通寒热阴阳；紫草、紫苏叶、防风、蝉蜕顾护正气，透风于热外；白茅根、芦根利水养阴，化湿解毒；白鲜皮、地肤子、浮萍化湿解毒，祛风止痒。表里和解，阳气复出之后，更当畅通气机，方用藿朴夏苓汤加减。方中藿香辛散疏表，杏仁甘温宣肺，"气化湿亦化"；厚朴、法半夏芳香化浊，燥湿理气；茯苓、生薏苡仁淡渗利湿泄热。

治一病而用二方，不拘泥，不守旧，灵活加减，既守住经方，又随证治之。"巧不离乎规矩，而实不泥乎规矩。"敢于"化裁变通，于不执成见中，确有定见，斯头头是道矣"，即可"师古人之意，而不泥古人之方，乃为善学古人"，立起沉疴，当为务实之道也。

医案整理：周正国

医案47：产后荨麻疹伴过敏性紫癜

周某，女，33岁。初诊：2019年7月9日（小暑）。病案号：20483。

主诉：产后荨麻疹反复发作1年，伴皮肤瘀点瘀斑2个月。

现病史：2018年7月（产后2个月）突发周身皮肤风团疹伴瘙痒，就诊于大连市某医院，诊断为"荨麻疹"，予脱敏治疗好转，其后反复发作。2019年5月荨麻疹复发，时起时消，瘙痒难耐，伴双下肢瘀点瘀斑，双膝关节及小腿疼痛，查血、尿常规均正常，诊断为"过敏性紫癜"，予西药、中药配合治疗，效果欠佳。现症见周身皮肤泛发红色丘疹、风团疹，双下肢散在瘀点瘀斑，压之不褪色，时有瘙痒，无腹痛及关节痛，饮食、睡眠尚可，大小便正常。舌质淡暗，舌体颤，有气郁点，苔薄白腻，六脉沉涩。

辅助检查：血常规示 WBC 4.47×10^9/L，RBC 4.9×10^{12}/L，Hb 132g/L，PLT 160×10^9/L。尿常规示潜血（±）。

西医诊断：过敏性紫癜；荨麻疹。

中医诊断：紫癜风病（阳郁蕴热）。

治法：和解少阳，疏风清热。

处方：柴胡桂枝干姜汤加减。

柴胡 10g	黄芩 15g	桂枝 10g	干姜 5g
通草 10g	生牡蛎 30g	白僵蚕 10g	蝉蜕 15g
白鲜皮 15g	地肤子 15g	猫爪草 15g	刺蒺藜 15g
野菊花 15g	连翘 15g	芦根 30g	浮萍 10g
生甘草 10g			

7 剂，水煎服，每日 1 剂，早晚饭后 30 分钟温服。

二诊：2019 年 7 月 16 日。服药后周身荨麻疹改善，双下肢皮肤瘀点瘀斑减退；偶有畏寒，手足不温，大便不成形。尿常规示潜血（±）。舌质淡暗、舌体颤，有气郁点，苔薄白腻，六脉沉涩。效不更方，原方继服 14 剂。

三诊：2019 年 7 月 30 日。周身无瘙痒，双下肢皮肤瘀斑消退，散在少量瘀点，大便正常；手足不温改善不明显，伴食少纳呆，畏寒无汗。舌质淡暗、舌体颤，有气郁点，苔薄白微腻，六脉沉涩。尿常规示潜血（－）。阳气未复，营卫不和，继续巩固治疗。

柴胡 10g	黄芩 15g	桂枝 15g	干姜 10g
通草 10g	生牡蛎 30g	白僵蚕 10g	蝉蜕 15g
白鲜皮 15g	地肤子 15g	猫爪草 15g	刺蒺藜 15g
野菊花 15g	芦根 30g	浮萍 10g	生甘草 10g

14 剂，水煎服，每日 1 剂，早晚饭后 30 分钟温服。

四诊略。

五诊：2019 年 8 月 27 日。双下肢皮肤瘀点消退，无新发荨麻疹，手足不温减轻，食欲改善。舌质淡暗，有气郁点，苔薄白，脉沉细。尿常规示潜血（-）。上方继服14剂。

服药后瘀点瘀斑完全消失，复查尿常规无异常，嘱停药休疗。后期随诊，仍有畏寒症状，嘱患者服附子理中丸作善后调理，至今未复发。

【诊疗心得】柴胡桂枝干姜汤原方主治少阳病兼水饮内结之证，后世医家师古方而不拘泥，多有发挥。金代成无己认为，此方可治少阳兼汗下津伤之证；清代医家柯琴、尤在泾认为，此方可治少阳兼表邪未解证；胡希恕先生认为，此方可治寒热错杂、上热下寒证；黄元御则认为，此方可治病机为脾虚土败，胃气上逆，胆木壅遏，相火上炎所致之证，证见上热中寒，外显少阳太阳之郁热，内隐太阴厥阴之滞陷。刘渡舟认为，邪气内陷少阳之地，使气机郁结不舒，出现胸胁满而微结；胆火上炎煎灼津液，使人心烦、口渴；邪热瘀结在内不得宣发，上蒸头面，故但头汗出；正邪往来争斗而往来寒热；邪气虽内陷，但尚未犯胃，所以不呕；邪气阻滞三焦，损伤脾气，致使太阴虚寒，因而出现小便不利、腹胀满或大便溏泄。柴胡桂枝干姜汤系从小柴胡汤加减化裁而来，由柴胡、黄芩、桂枝、干姜、栝楼根、牡蛎、甘草7味药组成。柴胡、黄芩为对药，能疏解肝胆郁热，清半表半里之邪，为少阳诸症必备；桂枝、干姜、甘草三药辛甘并用，可通阳化阴，恢复三焦之正常功能，使水道通利气化畅行，且可组成甘草干姜汤、桂枝甘草汤经典二方，共奏扶阳摄阴之功；瓜蒌清热生津，牡蛎软坚散结，二者配伍即栝楼牡蛎散，在本方中起清热散结之效。诸药合用，使少阳和解，畅通枢机，气化复行，津液复布，诸症向愈。另外，李铁教授在皮肤病证的临床治疗中，若辨证兼有少阳病证者，常常加减使用柴胡桂枝干姜汤调畅少阳枢机，亦取得满意疗效。

本案是一种反复发作、顽固难愈的变态反应性疾病，病因病机复杂。《诸病源候论》中提出："邪气客于皮肤，复逢风寒相折，则起风瘙瘾疹。"风邪为百病之长，善行而数变，故瘾疹发病急骤，时发时止。临床运用仲景经方柴胡桂枝干姜汤治疗瘾疹，以和解少阳、通达上中下三焦、温化水饮为法，疗效显著。临床运用该方，当理解方义，灵活调整药物的用量。该方之义，主要以柴胡、黄芩清利肝胆，以干姜、炙甘草温补脾阳，而桂枝则有交通寒热阴阳的作用。临床应用之时，便溏重者，重用干姜，而减轻黄芩用量；口苦重者，加重黄芩用量，而减少干姜用量。若不能掌握药量调整之法，则徒用无益而反受其害，不可不慎。本案患者为少阳枢机不利，卫表失和；加之风邪乘虚侵袭而发为风团；少阳枢机不利，三焦决渎失职，致水湿内盛；手足不温，大便不成形，为"脾寒"之象；苔白腻，脉沉涩为水湿瘀阻之象。便溏之症，是判断太阴病的主要依据。《伤寒论》太阴病提纲为"太阴之为病，腹满而吐，食不下，自利益甚，时腹自痛，若下之，必胸下结硬"，突出了下利为重。刘渡舟教授曾提出"脾寒"之治疗，因"阳明主阖，其大便秘结为实证；太阴主开，其大便作泻而为虚证。在临床上，不论什么病，及其时间多久，凡见到腹胀满而又下利益甚者，应首先考虑太阴虚寒为病，则庶几近之。"以此临证应细细体味，对于便溏之证，或为腹泻如水，或为溏泻，或为大便不成形者，均可作便溏而使用本方。方中柴胡气味轻清，善于宣通，能助少阳之气外达；桂枝、干姜辛温通阳，与柴胡合用枢转少阳，少阳枢机由塞转畅，则外邪自解；柴胡配生牡蛎，一升一降，宣畅气血；刺蒺藜既能祛风止痒，又能平肝疏肝；白鲜皮、地肤子、野菊花、连翘解毒祛瘀；芦根、浮萍清热解毒透疹。诸药合用，祛湿化瘀，少阳枢转，祛风固表，诸症自愈。二诊诸症好转，原方继服。临证时我们应注重病因病机的分析，知其然亦知其所以然，灵活运用，莫拘一证之有无，方能有的放矢。

医案整理：汪莉

医案48：老年紫癜性肾炎

董某，女，60岁。初诊：2018年1月30日（大寒）。病案号：12126。

主诉：周身皮肤瘀点3个月。

现病史：2017年11月因受凉感冒，服用感冒药及抗生素治疗。2天后出现周身皮肤多发瘀点，在大连市某医院诊断为"过敏性紫癜"，给予激素及抗生素治疗，症状虽有改善但仍反复发作。现症见周身皮肤多发瘀点，双下肢及足踝部位尤甚，右肘关节疼痛，抬举困难，头痛，口干，食少纳呆，夜卧不宁，夜尿频，无腹痛腹泻。舌质红，有气郁点、热瘀点，苔黄腻，脉沉弦细。

既往史：2 型糖尿病 5 年，长期服用磺脲类药物治疗。

辅助检查：血常规示 WBC $16.18 \times 10^9/L$，RBC $5.25 \times 10^{12}/L$，Hb 154g/L，PLT $302 \times 10^9/L$；肝肾功能、尿常规均正常。

西医诊断：过敏性紫癜；紫癜性肾炎。

中医诊断：紫癜风病（血热妄行）。

治法：清热凉血，养阴解毒。

处方：犀角地黄汤加减。

生栀子 25g	水牛角 25g	赤芍 15g	牡丹皮 15g
紫草 10g	紫苏叶 10g	防风 10g	蝉蜕 10g
茜草根 25g	白茅根 25g	板蓝根 25g	芦根 25g
金银花 15g	连翘 15g	野菊花 15g	半枝莲 15g
生地黄 15g	淡竹叶 10g	生甘草 10g	

7 剂，水煎服，每日 1 剂，早晚饭后 30 分钟温服。

二诊：2018 年 2 月 6 日。服药后双下肢紫癜减轻；仍纳少，寐差，夜尿频。舌质红，有气郁点、热瘀点，苔黄腻，脉沉弦细。尿常规示尿蛋白（＋＋），潜血（＋）。患者热毒渐解，去金银花、野菊花、半枝莲以防苦寒伤正，加金樱子、芡实、乌梅扶正固本。

生栀子 25g	水牛角 25g	生地黄 15g	牡丹皮 15g
紫草 15g	紫苏叶 15g	防风 10g	蝉蜕 15g
茜草根 25g	板蓝根 25g	白茅根 25g	芦根 25g
野菊花 15g	半枝莲 15g	土茯苓 15g	白花蛇舌草 15g
金樱子 15g	芡实 15g	乌梅 10g	连翘 15g

生甘草 10g

7 剂，水煎服，每日 1 剂，早晚饭后 30 分钟温服。

三诊：2018 年 2 月 13 日。服药后双下肢紫癜明显减轻，纳可，寐差、夜尿频改善。舌质红，有气郁点、热瘀点，苔黄腻，脉沉弦细。尿常规示尿蛋白（＋），潜血（＋）。患者病情平稳，效不更方，继续服用上方 7 剂。

四诊至十六诊：以前方为基础，予化湿解毒、固本培元之法，持续服药 4 个月，病情曾有反复，尿蛋白、尿潜血波动于（＋）～（＋＋）。此时虽病程缠绵，但病势趋痊，嘱患者避风寒、慎起居。

十七诊：2018 年 7 月 10 日。服药后双下肢紫癜已消失；睡眠轻浅，夜尿 1～2 次。舌质红，有少量热瘀点，苔薄白，脉沉弦细。尿常规示尿蛋白（－），潜血（－）。给予强肾固本汤（自拟方）扶正固本，以善后调理。

川续断 15g	桑寄生 15g	怀牛膝 15g	盐杜仲 15g
茜草根 15g	白茅根 15g	芦根 15g	石韦 15g
白僵蚕 10g	草薢 15g	酒黄精 15g	熟地黄 15g
五味子 10g	石榴皮 10g	乌梅 10g	生甘草 10g

20 剂，水煎服，每日 1 剂，早晚饭后 30 分钟温服。

服药后停药休疗，复查尿常规示尿蛋白（－），潜血（－）。随诊未再复发。

【诊疗心得】综观本病的发生发展，热瘀互结贯穿整个发病过程。早期以邪热内蕴，迫血妄行为主；中期湿毒内蕴，瘀热互结，以蛋白尿、血尿为特点；后期多兼血脉瘀阻，营阴不足。首诊即用犀角地黄汤重剂轻用，凉血散血。方中苦咸寒之水牛角，凉血清心解毒；甘苦寒之生地黄，凉血滋阴生津，一助水牛角清热凉血止血，一助恢复已失之阴血，《本经逢原》述其"内专凉血滋阴，外润皮肤荣泽，病人虚而有热者宜加用之"；赤芍、牡丹皮清热凉血，活血散瘀；金银花、连翘清热散风；野菊花、半枝莲清热解毒；紫草、紫苏叶、防风、蝉蜕疏风清热以凉血散瘀；板蓝根、白茅根、茜草根、芦根清热养阴解毒。综观全方，凉血与活血散瘀并用，使热清血宁而无耗血动血，凉血止血而不留瘀。《医宗金鉴·删补名医方论》云："故用犀角清心去火之本，生地黄凉血以生新血，白芍敛血止血妄行，丹皮破血以逐其瘀。此方虽曰清火，而实滋阴；虽曰止血，而实去瘀。瘀去新生，阴滋火熄，可为探本穷源之法也。"

强肾固本汤以川续断、桑寄生、怀牛膝、盐杜仲肾四味补益肾精；仙茅、淫羊藿、补骨脂、巴戟天补肾阳；女贞子、旱莲草、酒黄精、熟地黄补肾阴；女子补阴，辅助以沙参、玉竹、酒黄精、菟丝子；男子补阳，辅助以蛇床子、沙苑子、桑椹子、覆盆子。治疗紫癜常常辅助以四草：仙鹤草、旱莲草、紫草、益母草；四根：茜草根、白茅根、芦根、山豆根；补肾四子：金樱子、覆盆子、菟丝子、桑椹子；透疹四叶：紫苏叶、荷叶、桑叶、枇杷叶；透邪外出效药：防风、通草、萆薢、白僵蚕、蝉蜕。

总之，以"凉血散血"理论为指导，针对过敏性紫癜的治疗，确立了清热凉血、活血化瘀、养阴生津的治则，并佐以健脾、理气、解毒之法。尤其是本医案在紫癜消退，尿蛋白、尿潜血转阴之后，宗《内经》"肾气至而不至，是为不及，所胜妄行，所生受病，所不胜乘之也"之思路，以强肾固本汤加减善后。肾气充盈，则五脏可安，病邪难侵。

医案整理：周正国

医案49：紫癜性肾炎（湿热内蕴）

段某，男，43岁。初诊：2014年10月30日（霜降）。病案号：03757。

主诉：反复双下肢皮肤瘀点8年，加重1年。

现病史：2006年患者无明显诱因出现双下肢皮肤瘀点，无瘙痒，数天后自行消失，此后年间因感冒或劳累反复发作，未予诊治。2013年5月因双下肢皮肤瘀点发作频繁且出血点较多，遂就诊于大连市某医院，查血常规正常，尿常规示潜血（＋），尿蛋白（－），诊断为"过敏性紫癜"，给予激素、雷公藤多苷片、维生素 C 片等治疗缓解。半年后皮肤紫癜再次爆发，伴胃痛，复查尿潜血（＋），尿蛋白（－），大便潜血（＋），给予甲强龙 80mg/d 冲击治疗，后逐渐减量。2014 年 5 月激素停服后，皮肤瘀点反复发作，伴肢体倦怠。现症见周身皮肤散在瘀点，压之不褪色，伴腹痛、关节痛，饮食及睡眠尚可，小便黄赤，大便溏薄。舌质红，有热瘀点，苔白腻，脉滑数。

辅助检查：血常规示 WBC 4.68×10^9/L，RBC 4.35×10^{12}/L，Hb 124g/L，PLT 122×10^9/L；尿常规示潜血（＋＋）。

西医诊断：过敏性紫癜；紫癜性肾炎。

中医诊断：紫癜风病（湿热内蕴证）。

治法：清热化湿，凉血散血。

处方：犀角地黄汤加减。

生栀子 25g	水牛角 25g	赤芍 15g	牡丹皮 15g
紫草 15g	紫苏叶 15g	防风 15g	蝉蜕 10g
茵陈 25g	虎杖 10g	金银花 25g	连翘 25g
野菊花 15g	半枝莲 15g	土茯苓 25g	白花蛇舌草 25g
茜草根 15g	白茅根 15g	延胡索 25g	炒白芍 25g
生甘草 15g			

14 剂，水煎服，每日 1 剂，早晚饭后 30 分钟温服。

二诊：2014 年 11 月 13 日。双下肢皮肤瘀点明显减少，腹痛消失，大小便正常；左膝关节轻度疼痛。舌质暗红，苔薄白，脉滑。尿常规示潜血（＋）。效不更方，续服 7 剂。

三诊：2014 年 11 月 20 日。双下肢皮肤瘀点消失，无关节痛及腹痛。舌质红，苔薄白，脉滑。尿常规示潜血（＋），尿蛋白（－）。

生栀子 30g	水牛角 30g	赤芍 15g	生地黄 25g
紫草 15g	紫苏叶 15g	防风 15g	蝉蜕 10g
茜草根 15g	白茅根 15g	芦根 15g	石韦 15g

野菊花 15g	半枝莲 15g	土茯苓 25g	白花蛇舌草 25g
小蓟 25g	藕节 25g	生甘草 15g	

14 剂，水煎服，每日 1 剂，早晚饭后 30 分钟温服。

四诊：2014 年 12 月 4 日。患者无不适，尿常规示潜血（－），尿蛋白（－）。舌质淡红，苔薄白，脉沉弱。

党参 25g	茯苓 25g	生白术 25g	生白芍 15g
紫草 15g	紫苏叶 15g	防风 15g	蝉蜕 10g
野菊花 15g	半枝莲 15g	土茯苓 25g	生薏苡仁 25g
枳实 15g	白及 10g	炙甘草 10g	大枣 10g

14 剂，水煎服，每日 1 剂，早晚饭后 30 分钟温服。

随访未再复发，定期复查尿常规均正常。

【诊疗心得】本案的特点是患者在紫癜的发病早期仅见皮肤紫癜，西医以激素、免疫抑制剂等治疗后得以缓解，标证虽解，但毒热瘀里，又加激素助瘀化热，一个月后不仅皮肤紫癜复发，而且表证入里，出现了腹痛、尿潜血等累及胃肠、肾脏的复杂症状，转为混合型紫癜。虽然重复应用激素冲击疗法，但仍然难以奏效。在辨证时，从舌质红、有热瘀点、脉滑数这一特点，辨为热入血分证，邪热耗血动血，迫血妄行，用犀角地黄汤凉血散血。方中的生栀子、水牛角、生地黄、牡丹皮合用，共奏清热凉血、滋阴生津、解毒化瘀之功，使热清血宁而不耗血动血，凉血散血而不留瘀；配伍茜草根、白茅根、芦根、石韦是师学邹燕勤国医大师治疗尿潜血、尿蛋白的经验，具有凉血养阴止血之功。对有皮肤紫癜症状的患者，初诊时李铁教授常用紫草、紫苏叶、防风、蝉蜕凉血疏风；金银花、连翘散在表之余热，两药相伍，既可清血分之热，又可散外感之邪，解邪热之毒。紫癜患者风热毒邪扰动营血，出现耗血动血的同时，部分患者还夹杂着湿瘀、毒瘀。常用茵陈、虎杖、野菊花、半枝莲、土茯苓、白花蛇舌草清解湿瘀、毒瘀。尤其是半枝莲在解热毒、解瘀毒、解湿毒的同时，还具有凉血止血的功效。此外，对于伴有胃脘不适，甚或疼痛呕恶，腹痛腹泻的肠型紫癜，常以四逆散、枳术散、枳及散、补中益气汤、香砂六君子汤等顾护中州脾胃，使药效得以充分发挥。

医案整理：丁丽

医案50：紫癜性肾炎（热毒内蕴）

康某，女，24岁。初诊：2019年6月4日（小满）。病案号：13283。

主诉：双下肢皮肤瘀点2个月。

现病史：患者2019年4月初无明显诱因出现双下肢皮肤散在瘀点，压之不褪色，就诊于大连市某医院，诊断为"过敏性紫癜"，口服芦丁片、复方甘草酸苷片、维生素C片后好转。此后双下肢皮肤瘀点反复发作，曾服用中药未见疗效。现症见双下肢皮肤散在瘀点，膝关节酸胀，无腹痛及关节痛，饮食、睡眠尚可，小便正常，大便秘结、3～4日一行。舌质红、舌尖赤，苔白腻，脉弦细。

辅助检查：血常规示 WBC 9×10^9/L，RBC 4.61×10^{12}/L，Hb 149g/L，PLT 221×10^9/L；肝肾功能正常；尿常规示潜血（+++），尿蛋白（+）。

西医诊断：过敏性紫癜；紫癜性肾炎。

中医诊断：紫癜风病（热毒内蕴，血热妄行）。

治法：清热解毒，凉血消斑。

处方：犀角地黄汤加减。

生栀子25g	水牛角25g	生地黄15g	牡丹皮10g
茜草根30g	白茅根30g	板蓝根25g	芦根25g
紫草10g	紫苏叶15g	防风15g	蝉蜕15g
金樱子15g	五味子15g	芡实15g	乌梅15g
白僵蚕10g	薄荷10g	淡竹叶10g	生甘草10g

7剂，水煎服，每日1剂，早晚饭后30分钟温服。

成药处方：黄葵胶囊，每次5粒，日3次，口服。

二诊：2019年6月11日。患者服药后无不适，双下肢瘀点仍在，大便 2 日一行。舌质红、舌尖赤，苔白腻，脉弦细。尿常规示潜血（＋），尿蛋白（＋）。热毒之象未减，以治标为主，调整生栀子、水牛角、防风、蝉蜕药量。

生栀子 30g	水牛角 30g	生地黄 15g	牡丹皮 10g
茜草根 30g	白茅根 30g	板蓝根 25g	芦根 25g
紫草 10g	紫苏叶 10g	防风 10g	蝉蜕 10g
金樱子 15g	五味子 15g	芡实 15g	乌梅 15g
白僵蚕 10g	薄荷 10g	淡竹叶 10g	生甘草 10g

7 剂，水煎服，每日 1 剂，早晚饭后 30 分钟温服。

三诊：2019 年 6 月 18 日。患者服药后大便改善，每日 1 次，双下肢瘀点颜色转暗、转淡，数量减少，无新发。舌质红、舌尖赤，苔白腻，脉弦细。尿常规示潜血（±），尿蛋白（－）。上方再服 14 剂。

四诊、五诊略。

六诊：2019 年 7 月 23 日。双下肢瘀点减少，月经第 5 日，有腹痛，经行血块。舌质淡暗，苔白腻，脉细。2019 年 7 月 18 日尿常规示潜血（±），尿蛋白（－）。舌脉有变化，提示病情有变，辨证属于月经后脾肾不足，阳虚血瘀。治宜温补脾肾，活血祛瘀。党参、黄芪、白术健运中阳；四物汤养血活血，沙参、玉竹、酒黄精、熟地黄益气滋养肾阴；菟丝子、覆盆子、巴戟天固涩补益肾阳，阴阳平调，引药入肾。停服黄葵胶囊。

党参 15g	黄芪 15g	炒白术 15g	炒白芍 15g
当归 15g	川芎 10g	生地黄 15g	熟地黄 15g
沙参 15g	玉竹 10g	酒黄精 15g	菟丝子 15g
覆盆子 15g	巴戟天 15g	生甘草 10g	

6 剂，水煎服，每日 1 剂，早晚饭后 30 分钟温服。

七诊略。

八诊：2019 年 8 月 5 日。近期因回吉林老家，舟车劳顿，面色晦暗，双下肢瘀点再发加重。尿常规示潜血（++），尿蛋白（++）。舌质红、舌尖赤，苔白腻，脉弦细。再次调回犀角地黄汤。

生栀子 25g	水牛角 30g	赤芍 15g	牡丹皮 10g
茜草根 30g	白茅根 30g	生蒲黄 15g	生藕节 25g
川续断 15g	桑寄生 15g	覆盆子 15g	盐杜仲 15g
金樱子 25g	石莲子 25g	五味子 15g	石榴皮 15g
乌梅 30g	萆薢 15g	生甘草 10g	

7剂，水煎服，每日1剂，早晚饭后30分钟温服。

九诊至二十三诊略。

二十四诊：2021年6月1日。两年后再诊，患者十诊以后双下肢瘀点渐少，尿蛋白转阴，尿潜血减少，病情稳定。皮肤无紫癜，无腰痛等不适。舌质红、舌尖赤，苔白腻，脉弦细。尿常规示潜血（+），尿蛋白（-）；肝肾功能正常。疾病后期，病情稳定，以顾护肾中精气为要，用补肾固本汤（自拟方）平调阴阳，14剂后休疗。

川续断 15g	桑寄生 15g	怀牛膝 15g	盐杜仲 15g
仙茅 15g	淫羊藿 15g	酒黄精 15g	菟丝子 15g
北沙参 15g	玉竹 15g	女贞子 15g	沙苑子 15g
防风 10g	紫苏叶 10g	白僵蚕 10g	萆薢 15g
炙甘草 10g	大枣 10g		

14剂，水煎服，每日1剂，早晚饭后30分钟温服。

【诊疗心得】该患者为年轻女性，因皮肤紫癜伴有尿蛋白、尿潜血来诊，紫癜性肾炎诊断明确。查舌质红、舌尖赤，苔白腻，脉弦细为一派湿热之象，考虑为湿热化毒，迫血妄行，不循常道而溢于肌肤，肾之血络受损故而发病。首诊以犀角地黄汤为底方，清血分热。茜草根、白茅根、板蓝根、芦根是李铁教授用于治疗热毒入血分证的常用的四味中药。茜草根凉血行血止血，通经活络；白茅根凉血止血，清热生津；板蓝根清热解毒凉血；芦根清热生津。若紫癜性肾炎见镜下或肉眼血尿者，用此四药既可清热又可凉血止血，配合犀角地黄汤清营凉血解毒。生地黄、白茅根、芦根均为甘寒之品，可养胃阴，避免一味应用苦寒药而中伤脾胃。紫草、紫苏叶，防风、蝉蜕，白僵蚕、薄荷均为一温一凉，一散一收，解毒透疹的常用药对。紫草凉血活血；紫苏叶引药达表，助紫草透疹。防风味辛甘，性温，《药类法象》述其"治风通用"，为风药中之润剂。《本草正》载："防风，用此者用其气平散风，虽膀胱、脾胃经药，然随诸经之药，各经皆至……防风为泄风之上剂，然以走窜宣散成功，必其人气血充足，体质坚实，猝为外邪所乘，乃能任此辛温宣泄，而无流弊。"蝉蜕为清疏肺、肝风热之品，具有疏散风热、透疹止痒、退翳明目、祛风解痉之功，历代医家取其"因其轻而扬之"，以透疹外出，如张锡纯在《医学衷中参西录》称其"善托瘾疹外出，有皮以达皮之力，故又为治瘾疹要药"。今用防风、蝉蜕为对药，一温一凉，取蝉蜕疏散风热、透疹止痒，防风"治风通用"，引经达邪，既可助紫癜由表而发，又可顾护卫气，调节机体免疫功能，防止病情反复。金樱子、五味子、芡实、乌梅是李铁教授跟师张琪国医大师学习期间所学，用于蛋白尿效药。其中五味子、乌梅酸甘化阴，平而不偏。四药合用，既有补肾填精、固摄精微之意，又无敛邪之弊。

该患者在我处治疗初期，同时服用黄葵胶囊。该药主要成分黄蜀葵花是国医大师邹燕勤老师治疗蛋白尿的常用药物。六诊时，尿常规基本正常，予以停用，后续一直辨证施以汤剂治疗，尿蛋白也归于稳定。

治疗期间，患者曾经历月经期，通过诊察舌脉变化及时调整治疗方向，病情继续向愈发展。八诊时有舟车劳顿之苦，导致病情反复，复诊时面色晦暗，双下肢瘀点再发加重，尿潜血及尿蛋白也复发。此时要抓住主要辨证，仍以犀角地黄汤为基本方，加大清热凉血、固摄精微之品的应用。治疗过程历时两年之久，李铁教授平素用于控制尿潜血及尿蛋白的药味大部分有所体现，如白茅根、茜草根、蒲黄、藕节、金樱子、石莲子、芡实、乌梅、覆盆子、五味子、石榴皮等。紫癜性肾炎之血尿、蛋白尿易在劳累、情绪波动、上呼吸道感染等情况下诱发加重，该患病程中也有所体现。治疗中需要细心观察，随时调整，既要有大处着眼的远见，也要有小处着手的细腻，临床方能屡获收效。

医案整理：马秀宁

医案51：儿童紫癜性肾炎（热毒炽盛）

高某，女，14岁。初诊：2018年9月11日（白露）。病案号：09315。

主诉：肢体皮肤散在瘀点瘀斑4年，伴双下肢水肿5个月。

现病史：患者于2014年开始出现四肢皮肤散在瘀点瘀斑，就诊于大连市某医院，诊断为"过敏性紫癜，紫癜性肾炎"。住院治疗后，皮肤瘀点逐渐消退，血、尿常规及生化指标基本正常，未再系统治疗。2018年3月再次出现皮肤紫癜，4月开始出现双下肢水肿，复查尿常规提示尿蛋白（+++），潜血（+++），肾功能示 Cr 59μmol/L，BUN 3.03mmol/L。予醋酸泼尼松片50mg/d治疗，逐渐减量至20mg/d。现症见双下肢皮肤散在瘀点瘀斑，伴轻度水肿，时有心悸气短，口干舌燥，无腹痛及关节痛，大便干结。舌质紫暗、舌尖赤，有热瘀、毒瘀点，苔薄黄，脉弦滑。

辅助检查：血常规示 WBC 7.67×10^9/L，RBC 3.41×10^{12}/L，Hb 132g/L，PLT 183×10^9/L；肝、肾功能正常；尿常规示尿蛋白（+），潜血（+）。

西医诊断：过敏性紫癜；紫癜性肾炎。

中医诊断：紫癜风病（热毒炽盛）。

治法：清热解毒，凉血止血。

处方：犀角地黄汤加减。

生栀子15g	水牛角15g	生地黄10g	牡丹皮10g
紫草10g	紫苏叶10g	白僵蚕5g	蝉蜕5g
野菊花10g	半枝莲10g	土茯苓15g	萆薢10g

小蓟 15g	白茅根 25g	莲子心 15g	连翘 15g
淡竹叶 10g	生甘草 5g		

7 剂，水煎服，每日 1 剂，早晚饭后 30 分钟温服。

西药处方：醋酸泼尼松片，每日 20mg，晨起顿服。

二诊：2018 年 9 月 18 日。服药后双下肢瘀点瘀斑转为暗淡，无新发皮疹；时有心悸胸闷，口干舌燥，大便干结。舌质紫暗、舌尖赤，有热瘀、毒瘀点，苔薄黄，脉弦滑。尿常规示尿蛋白（＋），潜血（＋）。醋酸泼尼松片减量至 15mg/d。上方去莲子心、连翘，加忍冬藤、虎杖。

生栀子 15g	水牛角 15g	生地黄 10g	牡丹皮 10g
紫草 10g	紫苏叶 10g	白僵蚕 5g	蝉蜕 5g
野菊花 10g	半枝莲 10g	土茯苓 15g	草薢 10g
忍冬藤 15g	虎杖 10g	小蓟 10g	白茅根 25g
淡竹叶 5g	生甘草 5g		

10 剂，水煎服，每日 1 剂，早晚饭后 30 分钟温服。

三诊：2018 年 9 月 27 日。双下肢瘀点瘀斑明显减少，水肿减轻，大便通畅，症状明显改善。舌质紫暗、舌尖赤，有热瘀、毒瘀点，苔薄黄，脉弦滑。尿常规示尿蛋白（＋），潜血（－）。醋酸泼尼松片继续减量至 12.5mg/d，续服上方 20 剂。

四诊：2018 年 10 月 18 日。双下肢瘀点瘀斑已消失，舌质紫暗、舌尖赤、有热瘀、毒瘀点，苔薄黄，脉弦滑。复查尿常规示尿蛋白（－），潜血（－）。醋酸泼尼松片减量至 10mg/d，再服前方 20 剂。

五诊、六诊略。

七诊：2018 年 12 月 20 日。患者肢体无瘀点瘀斑，心悸胸闷缓解，双下肢水肿消退。舌质紫暗，有湿郁、毒瘀点，苔薄白少津，脉滑。尿常规示尿蛋白（－），潜血（－），肝肾功能正常。醋酸泼尼松片减至 2.5mg/d，改予补肾固本汤（自拟方）加减。

川续断 10g	桑寄生 10g	补骨脂 10g	盐杜仲 10g

紫草 5g	紫苏叶 5g	白僵蚕 5g	蝉蜕 5g
茜草根 15g	白茅根 15g	芦根 15g	石韦 15g
野菊花 10g	半枝莲 10g	土茯苓 10g	草薢 10g
生甘草 5g			

24 剂，水煎服，每日 1 剂，早晚饭后 30 分钟温服。

2019 年 5 月 7 日复诊，患者停服中药半年，激素已减停，每月复查尿常规正常。现全身皮肤无瘀点瘀斑，自述手臂皮肤敏感，遇风瘙痒，易出现划痕。舌质淡暗，有湿郁点，苔薄白，脉和缓。尿常规示尿蛋白（－），潜血（－）；肝肾功能正常。予桂枝汤合玉屏风散加减调和营卫，补气固表。

桂枝 10g	炒白芍 10g	炒白术 10g	防风 10g
穿山龙 10g	紫草 5g	芦根 15g	荷叶 5g
野菊花 10g	半枝莲 10g	猫爪草 10g	刺蒺藜 10g
生甘草 10g	生姜 5g	大枣 5g	

20 剂，水煎服，每日半剂，晚饭后 30 分钟温服。嘱此后常备上方，间断自煎服。

【诊疗心得】 本例患者属于儿童紫癜性肾炎，中医辨证属热毒炽盛证。热毒乃风热毒邪，侵犯肺卫肌表，深入营血，灼伤营阴，血热妄行，耗伤肾元，肾失固摄，而见血尿及蛋白尿，甚至是肾功能衰竭，我们经常使用银翘散或犀角地黄汤加减。患者来诊时病程已有 4 年，四肢皮肤紫癜再发加重，伴有镜下蛋白尿及血尿，舌质紫暗、舌尖赤，有热瘀、毒瘀点，苔薄黄，脉弦滑，为热入营血之象。首诊用犀角地黄汤清营凉血，养阴解毒；加紫草、紫苏叶、白僵蚕、蝉蜕解毒透斑，引热毒从表而散。心悸气短、口干舌燥、舌尖赤、有热瘀及毒瘀点，亦为热毒之邪，内陷心营，营热伤阴的表现，故用莲子心、连翘、淡竹叶清心火以养心阴。其中淡竹叶还能利尿通淋，引诸药下行，导热毒从下而消。再佐野菊花、半枝莲、土茯苓、草薢清热化湿解毒；小蓟、白茅根凉血止血，解毒散瘀。

服药一周后，热势渐去，斑疹隐隐，在里之热与湿缠绵，故加忍冬藤、虎杖清热解毒。加减用药3个月，舌质热瘀、毒瘀点转化为湿郁、毒瘀点，舌尖赤消失，苔薄黄转为薄白少津，脉仍见滑象。提示营血分热已消，津气两伤，湿本黏滞，正虚无力鼓动湿邪外出，湿阻气机，津液内停。此时要及时停用苦寒清热之品，防其化燥伤阴之弊；同时当扶正气兼化湿浊，使机体功能恢复，湿浊循路而去。用李铁教授自拟的补肾固本汤固护肾阳，配伍半枝莲、白茅根、土茯苓、萆薢等化湿通利下焦。

补肾固本汤是强肾固本汤系列方剂中温补肾阳的经验方剂之一。小儿为稚阴稚阳之体，肾阳未充，卫阳不固，邪毒瘀久，入里伤肾。肾者，封藏精本之处也，为万病不治之根，故予补肾固本汤补肾阳、益肾精、固本元。此外，在治疗紫癜性肾炎时，我们常常辅助以四草（仙鹤草、旱莲草、紫草、益母草）、四根（茜草根、白茅根、芦根、山豆根）、补肾四子（金樱子、覆盆子、菟丝子、桑椹子）、透疹四叶（紫苏叶、荷叶、桑叶、枇杷叶），以及透邪外出的效药如防风、通草、蝉蜕、白僵蚕、萆薢等。

这个病例连续治疗两年，尿蛋白、尿潜血均已转阴，皮疹退去，病情稳定，予桂枝汤加减，调和营卫以作日常调护。

医案整理：马秀宁

医案52：儿童紫癜性肾炎（风邪化热）

李某，女，5岁。初诊：2019年10月24日（霜降）。病案号：20940。

主诉：双下肢皮肤散在瘀点伴膝关节疼痛14天。

现病史：患儿2019年10月10日感冒发热、咳嗽后，出现双下肢皮肤散在瘀点，次日出现膝关节疼痛，无腹痛，查血常规提示病毒感染，尿蛋白（＋），诊断为"过敏性紫癜、紫癜性肾炎、上呼吸道感染"，予头孢类及阿奇霉素抗感染治疗，氯雷他定糖浆、维生素C片、双嘧达莫片口服抗过敏、抗血小板聚集，上述症状改善不明显，且持续尿蛋白、尿潜血阳性。现症见双下肢皮肤散在瘀点，双膝关节疼痛，咽痛口渴，小便正常，无腹痛及黑便。舌质红、舌尖赤，有热瘀点，苔薄白，脉浮数。

既往史：曾于 2019 年 8 月注射流感疫苗，其父有荨麻疹病史。

辅助检查：尿常规示隐血（＋），尿蛋白（＋），白细胞（＋）。

西医诊断：过敏性紫癜；紫癜性肾炎。

中医诊断：紫癜风病（邪袭肺卫）。

治法：辛凉解表，清热解毒。

处方：银翘散加减。

金银花 10g	连翘 5g	槐花 5g	防风 5g
紫草 5g	紫苏叶 5g	蝉蜕 5g	薄荷 5g
茜草根 10g	白茅根 10g	板蓝根 10g	芦根 10g
生甘草 5g			

6 剂，水煎服，每日 1 剂，早晚饭后 30 分钟温服。

二诊：2019 年 10 月 31 日。服药后原有紫癜颜色转暗，无新发皮肤紫癜，关节疼痛消失，无腹痛。舌质红、舌尖赤，有热瘀点，苔薄白，脉浮数。复查尿常规示隐血（＋），尿蛋白（－），白细胞（－）。前方加黄芩 3g，再服 2 周。

三诊：2019 年 11 月 14 日。双下肢皮肤瘀点消失，无新发紫癜，无腹痛及关节痛。舌质红、舌尖赤，苔薄白，脉浮数。尿常规示隐血（＋），尿蛋白（－），白细胞（－）。患者尿潜血持续阳性，于前方加生地黄、小蓟、藕节、乌梅等凉血止血，再服 2 周。

金银花 10g	连翘 10g	槐花 5g	防风 5g
紫草 5g	紫苏叶 5g	蝉蜕 5g	薄荷 5g
茜草根 10g	白茅根 10g	板蓝根 10g	芦根 10g
小蓟 5g	生地黄 5g	藕节 5g	乌梅 10g
生甘草 10g			

14 剂，水煎服，每日 1 剂，早晚饭后 30 分钟温服。

四诊略。

五诊：2019 年 11 月 28 日。皮肤无新发紫癜，无腹痛及关节痛。舌质淡红、舌尖赤，苔薄白，脉小数。尿常规示隐血（－），尿蛋白（－），白细胞（－）。予玉屏风散合桂枝汤加减善后。

生黄芪 5g	炒白术 5g	防风 5g	茯苓 3g
桂枝 3g	炒白芍 5g	陈皮 5g	紫苏叶 2g
当归 5g	川芎 5g	生地黄 5g	熟地黄 5g
紫草 3g	茜草 5g	荷叶 5g	生甘草 3g

28 剂，水煎服，每日 1 剂，早晚饭后 30 分钟温服。

【诊疗心得】过敏性紫癜属于现代医学中的系统性小血管炎，好发于儿童及青少年。经典的四联征包括皮肤、胃肠道、关节和肾脏受累，但临床上并非四联征同时出现。皮疹多发生于四肢，表现为略高于皮面的出血性斑点、双下肢胫骨前对称分布，也可发生于臀部和躯干，可散在出现，也可融合成片；胃肠道受累，表现为腹部绞痛、恶心、呕吐、黑便和鲜血便，内镜检查可见胃肠道黏膜紫癜样病变；关节受累，多发生于踝关节和膝关节，表现为关节肿胀、疼痛，活动受限，一般不发生关节变形；肾脏受累，多发生于全身其他脏器受累后数天至数周，多为镜下血尿和蛋白尿，肉眼血尿少见，近一半患者表现为肾病综合征。

本例患者为 5 岁儿童，以皮肤紫癜、膝关节疼痛、蛋白尿及镜下血尿为主要表现。患儿病程较短，前期有呼吸道感染史，苔薄白，脉浮，表明邪气尚在卫分，卫气被郁，不得宣散；皮肤瘀点，咽痛口渴，舌质红、舌尖赤，有热瘀点，脉数，说明表邪有入里化热之势。治宜辛凉透表，清热解毒。初诊以银翘散加减，金银花、连翘芳香清解，既轻宣透表，又清热解毒，可散表邪，透皮疹，消咽痛。方中加入槐花、紫草、紫苏叶、薄荷四种花草叶类药物，属质轻宣散之品。其中槐花、紫草凉血透疹，紫苏、薄荷宽胸利咽，应其"治上焦如羽，非轻不举"之理；茜草根、白茅根、板蓝根、芦根四种植物根部入药，可凉血止血，清热生津，使血热除、瘀血散而新血生。服药一周时，原有紫癜颜色转暗，关节疼痛消失，加入黄芩3g。黄芩最善清气分之热，清上焦之火，且入少阳经脉，这里既可防卫分之热传入气分，取其"先安未受邪之地"，又可由肺而通三焦，下输膀胱以利小便，可谓承上启下的传神之笔。服药3周后，双下肢皮肤瘀点消失，无新发紫癜，无腹痛及关节痛。尿蛋白转阴，隐血仍为阳性，故于方中加入生地黄、小蓟、藕节，加强凉血止血散瘀之力，防止病情进一步深入。

中药调治1个月，临床症状明显改善，尿隐血、尿蛋白均转为阴性。因小儿稚阴稚阳之体，机体柔嫩，腠理疏松，脾肺薄弱，肾气未充，良药治病去其七，后续当以整体调理、平衡阴阳为法。用玉屏风散加减补脾肺之气，益气固表；桂枝汤加减调和营卫，以平为期。

医案整理：马秀宁

医案53：紫癜性肾炎（阳虚血瘀）

李某，女，37岁。初诊：2019年5月7日（立夏）。病案号：09372。

主诉：皮肤瘀点瘀斑反复发作11年，加重8个月。

现病史：患者2008年因双下肢皮肤散在瘀点，在大连市某医院检查血常规、凝血功能正常，尿常规提示尿蛋白（+++），潜血（++）。诊断为"过敏性紫癜，紫癜性肾炎"，给予甲泼尼龙注射液80mg/d，注射用环磷酰胺60mg/d等对症治疗后，病情缓解不明显。此后多处中西医治疗，服用中药近2年，服醋酸泼尼松片1年半，配合口服氯沙坦钾片、金水宝胶囊等，症状改善不明显。2018年9月发现双下肢皮肤瘀点加重，持续用药至今。现症见双下肢皮肤散在瘀点，双下肢酸楚无力，无腹痛及关节痛，平素畏寒，手足不温，饮食、睡眠可，大小便正常。舌质青淡、体胖大，有湿毒点，苔白腻，脉沉细涩。

辅助检查：尿常规示尿蛋白（+），潜血（±）。

西医诊断：过敏性紫癜；紫癜性肾炎。

中医诊断：紫癜风病（阳虚血瘀，湿毒内蕴）。

治法：温经活血，化湿解毒。

处方：当归四逆汤加减。

当归 15g	生白芍 15g	桂枝 15g	细辛 3g
太子参 15g	生黄芪 15g	通草 10g	炮姜 5g
茜草根 30g	白茅根 30g	紫苏叶 15g	萆薢 10g
金樱子 15g	石莲子 15g	芡实 15g	乌梅 10g
生甘草 10g	大枣 10g		

7 剂，水煎服，每日 1 剂，早晚饭后 30 分钟温服。

西药处方：醋酸泼尼松片，每日 15mg，晨起顿服；氯沙坦钾片，每次 50mg，日 1 次，口服。

成药处方：金水宝胶囊，每次 2 粒，日 3 次，口服。

二诊：2019 年 5 月 14 日。服药后无不适，双下肢瘀点、手足不温、腿酸减轻。舌质淡暗、体胖大，有湿毒点，苔白腻，脉沉细涩。尿常规示潜血（++），尿蛋白（-）。肾元不固，血虚寒凝，予温阳补血、温肾化湿解毒治疗。

当归 15g	生白芍 15g	桂枝 15g	细辛 3g
太子参 15g	生黄芪 15g	炒白术 15g	茯苓 15g
茜草根 30g	白茅根 30g	紫苏叶 15g	萆薢 10g
金樱子 15g	石莲子 15g	芡实 15g	乌梅 10g
通草 10g	生甘草 10g	大枣 10g	

14 剂，水煎服，每日 1 剂，早晚饭后 30 分钟温服。

三诊：2019 年 5 月 28 日。双下肢偶见瘀点，手足不温明显减轻。舌质淡暗、体胖大，有湿毒点，苔白腻，脉沉细涩。尿常规示潜血（-），尿蛋白（-）；肾功能正常。效不更方，继续服上方 20 剂。此后在门诊持续治疗，每月检查血常规正常。

四诊至十五诊略。

十六诊：2020 年 8 月 13 日。全身无瘀点瘀斑，自觉仍有手足不温，轻度乏力。舌质淡暗、体胖大，苔白腻，脉沉细涩。尿常规示潜血（－），尿蛋白（－）。予当归四逆汤合补肾固本汤（自拟方）加减，以补肾透邪解毒。

当归 15g	生白芍 15g	桂枝 15g	防风 10g
川续断 15g	桑寄生 15g	菟丝子 15g	盐杜仲 15g
茜草根 30g	白茅根 30g	芦根 15g	石韦 15g
金樱子 15g	石莲子 15g	芡实 15g	乌梅 10g
生甘草 10g	大枣 10g		

14 剂，水煎服，每日 1 剂，早晚饭后 30 分钟温服。

十七诊至二十七诊略。

二十八诊：2021 年 6 月 15 日。手足转温，乏力明显改善。舌质淡暗、体胖大，苔薄白，脉沉细。尿常规示潜血（－），尿蛋白（－）。前方加减 20 剂。

此后患者坚持随诊，病情平稳，尿常规、肾功能持续正常。

【诊疗心得】此案患者病程长达 11 年之久，长期大量使用激素和免疫抑制剂，遍访中西医未获得预期疗效。来诊时，四肢逆冷，畏寒乏力，舌质青淡、体胖大，苔白腻，脉沉细涩。病由营血虚弱，寒凝经脉，血行不利所致。治以温经散寒，用当归四逆汤加减养血通脉。《伤寒论》第 351 条："手足厥寒，脉细欲绝者，当归四逆汤主之。"当归四逆汤不用温里之姜附，而用桂枝汤去生姜倍大枣加细辛、通草、当归，其表寒表虚明矣。故而其脉细欲绝并非心脉的鼓动无力，而是由于外来寒邪凝滞，再加上本身阳虚血少，使得四肢经络气滞，寒凝血瘀，四末厥寒不温。许宏《金镜内台方议》卷七："阴血内虚则不能荣于脉，阳气外虚则不能温于四末，故手足厥寒、脉细欲绝也。"患者素体血虚而又经脉受寒，寒邪凝滞，血行不利，阳气不能达于四肢末端，营血不能充盈血脉，遂呈手足厥寒、脉细欲绝。

本方以桂枝汤去生姜，倍大枣，加当归、细辛组成。方中当归甘温，养血和血；桂枝辛温，温经散寒，温通血脉。细辛温经散寒，助桂枝温通血脉；生白芍养血和营，助当归补益营血。佐以茜草根、白茅根养阴解毒，清热凉血；紫苏叶、萆薢透风于热外，又为除蛋白尿之效药；金樱子、石莲子、芡实、乌梅寒温并用。《本草求真》："芡实如何补脾，以其味甘之故；芡实如何固肾，以其味涩之故。惟其味甘补脾，故能利湿，而泄泻腹痛可治；惟其味涩固肾，故能闭气，而使遗带小便不禁皆愈。"重用大枣，既合归、芍以补营血，又防桂枝、细辛燥烈大过，伤及阴血；甘草兼调药性而为使药。至十六诊时，合用自拟补肾固本汤补肾透邪解毒，以川续断、桑寄生、菟丝子、盐杜仲温通经脉，温补肾元，以畅血行。全方味辛药与味甘药相配，辛甘化阳以补阳；补血药与益气药相配，使血得气而化生；温药与寒药相配，温通阳气、利血脉而不伤阴。

医案整理：周正国

医案54：复合型过敏性紫癜（湿浊内蕴）

徐某，女，18岁。初诊：2019年3月12日（惊蛰）。病案号：20071。

主诉：反复双下肢皮肤瘀点5年。

现病史：患者2014年5月开始出现双下肢皮肤瘀点伴有腹痛，于当地医院查尿常规提示潜血（+++），尿蛋白（+++），肾功能正常，诊断为"复合型过敏性紫癜"。后于北京市某医院就诊，服足量糖皮质激素半年，逐渐减停，尿蛋白及潜血间断（+）～（++），肾功能无异常，偶有双下肢皮肤瘀点及腹痛，坚持口服奥美沙坦酯片。现症见双下肢皮肤散在针尖样瘀点，面色潮红，周身倦怠，脘腹胀痛，不思饮食，时发荨麻疹，无关节痛及黑便。舌质紫暗，有湿郁点，苔白腻，脉濡细。

辅助检查：尿常规示潜血（++），尿蛋白（+）；肝肾功能正常。

西医诊断：复合型过敏性紫癜。

中医诊断：紫癜风病（湿毒内蕴，瘀久化热）。

治法：利湿化浊，兼清瘀热。

处方：藿朴夏苓汤加减。

藿香 10g	厚朴 15g	姜半夏 10g	茯苓 15g
紫草 10g	紫苏叶 10g	白僵蚕 10g	蝉蜕 10g
茜草根 25g	白茅根 25g	芦根 25g	熟地黄 15g
野菊花 15g	半枝莲 15g	土茯苓 15g	白花蛇舌草 15g
生甘草 10g			

7 剂，水煎服，每日 1 剂，早晚饭后 30 分钟温服。

西药处方：奥美沙坦酯片，每次 20mg，日 1 次，口服。

二诊：2019 年 3 月 19 日。服药后皮肤瘀点消失，脘腹胀满、不思饮食有改善；仍间断有腹痛、四肢倦怠、反复发作荨麻疹。舌质紫暗，有湿郁点，苔白腻，脉濡细。复查尿常规示潜血（+），尿蛋白（+）。上方中加入怀牛膝、防风，其他药味不变，再服 12 剂。

藿香 10g	厚朴 15g	姜半夏 10g	茯苓 15g
紫草 10g	紫苏叶 15g	白僵蚕 10g	蝉蜕 10g
茜草根 25g	白茅根 25g	芦根 25g	熟地黄 15g
野菊花 15g	半枝莲 15g	土茯苓 15g	白花蛇舌草 15g
怀牛膝 25g	防风 10g	生甘草 10g	

12 剂，水煎服，每日 1 剂，早晚饭后 30 分钟温服。

三诊：2019 年 4 月 1 日。患者面色潮红缓解，无腹痛；现胸胁满闷，偶有荨麻疹发作，大便溏薄。舌质淡暗，有湿郁点，苔白腻，脉濡细。复查尿常规示潜血（-），尿蛋白（±），嘱停用奥美沙坦酯片。方药调整为藿朴夏苓汤合柴胡桂枝干姜汤加减。

藿香 10g	厚朴 15g	姜半夏 10g	茯苓 15g
醋柴胡 10g	桂枝 10g	防风 10g	干姜 5g
紫草 10g	紫苏叶 10g	白僵蚕 10g	蝉蜕 5g
茜草根 25g	白茅根 25g	芦根 25g	熟地黄 15g
生甘草 10g			

28 剂，水煎服，每日 1 剂，早晚饭后 30 分钟温服。

四诊、五诊略。

六诊：2019 年 7 月 25 日。初诊时症状均已明显改善，无新发瘀点，无荨麻疹发作。大便调畅，复查尿常规示尿蛋白（－）、潜血（－），肝肾功能正常。前方白僵蚕减为 5g，防其小毒，适合久服，余药味不变，继续巩固。

【诊疗心得】紫癜性肾炎是一种由过敏性紫癜所继发的肾小球疾病，以皮肤紫癜，伴或不伴有关节痛、腹痛、便血、水肿等为临床表现，累及肾脏，出现持续性或反复发作性血尿、蛋白尿，甚至肾功能损害。紫癜性肾炎的发生，中医病因总不越内、外两端。内因为肾气不足，外因指外感诸邪、疮毒、药毒等乘虚而入。正气的不足与邪气的入侵，是发病的重要基础，迁延不愈可发展为本虚标实证，湿、瘀、浊、毒为其主要病理产物。本案为湿瘀化热，毒瘀三焦之证。治宜利湿化浊，兼清瘀热。

藿朴夏苓汤方出自清代石寿棠所著《医原》，是治疗湿温病的著名方剂，被广泛应用于当今临床。原方中藿香为君，芳香化湿，调气和中；厚朴、半夏、茯苓运脾化湿理气为臣。杏仁、白蔻仁、生薏苡仁取宣上畅中渗下之意；猪苓、泽泻加强淡渗利湿之力，使水道得通，湿从下去；淡豆豉合杏仁、藿香可使宣透力增，疏散在上之表湿，共为佐药。全方兼顾上、中、下三焦，治疗湿温初起，湿阻气机之证。

本例患者已诊断为紫癜性肾炎、腹型紫癜 5 年，属于复合型过敏性紫癜，曾长期服用激素类药物。就诊时肢体紫癜较轻，而以潜血及尿蛋白为主要异常表现。症见脘腹胀痛，不思饮食，四肢倦怠，舌质紫暗，有湿郁点，苔白腻，脉濡细之湿象；面色潮红有化热之势。辨证属于湿毒内蕴，湿瘀化热。从三焦定位分析，手太阴肺受湿邪，湿遏于卫，气不得化；足太阴脾受湿阻，运化失司，中焦受困；下焦为湿所阻，膀胱气化不利，湿不得祛。而藿朴夏苓汤正恰病机，能宣散肺卫，祛湿和中，淡渗通利，兼顾三焦，给湿邪以出路。方中加入紫草、紫苏叶、白僵蚕、蝉蜕凉血解毒透疹，助湿邪从卫表而散，调节机体卫外功能，既可透紫癜、荨麻疹由表而出，又可防其由皮再发；茜草根、白茅根、芦根、土茯苓、白花蛇舌草清利下焦湿热，助湿邪由小便而去；野菊花、半枝莲清热解毒，分清泌浊，使湿毒祛，精微存。7剂后，尿常规示潜血已开始减少，总体思路不调整。方中仅加入怀牛膝引药下行，防风固护卫气、固肾摄精。

柴胡桂枝干姜汤临床主要用于邪犯少阳，枢机不利，胆热脾寒者。用药治疗3周后，患者尿潜血转阴，尿蛋白开始减少，前症已有所好转，但见胸胁满闷、大便溏薄，考虑为湿困中焦，脾阳虚寒，兼见少阳经气不利，符合胆热脾寒病机。故去野菊花、半枝莲、土茯苓、白花蛇舌草之苦寒药味。联合柴胡桂枝干姜汤和解少阳，畅达三焦，温复脾阳。六诊时，停西药已2个月余，尿蛋白及尿潜血持续阴性，随访病情稳定。

医案整理：马秀宁

医案 55：紫癜性肾炎（热毒湿困）

张某，女，37岁。初诊：2017年11月29日（小雪）。病案号：10019。

主诉：反复双下肢皮肤瘀点8年，加重1个月。

现病史：患者于2009年产后出现双下肢皮肤瘀点，当时服用芦丁片、维生素C片，瘀点消失，未进一步诊治。此后在劳累、呼吸道感染等情况下，可诱发双下肢瘀点发作。2017年1月开始发现尿中有泡沫，双下肢轻度水肿，于大连市某医院查尿常规，提示尿蛋白（＋），诊断为"过敏性紫癜、紫癜性肾炎"，服用金水宝片治疗，尿蛋白持续存在。1个月前因劳累再次出现双下肢皮肤紫癜，多次查尿蛋白（＋）～（＋＋），口服醋酸泼尼松片至今。现症见双下肢皮肤散在瘀点瘀斑，无腹痛及关节疼痛，肢体困重，乏力纳差，手足不温。舌质淡暗，有湿郁、毒瘀点，苔白微腻，六脉弦滑。

辅助检查：尿常规示尿蛋白（＋＋），潜血（＋）；肾功能示 Cr 57μmol/L，

BUN 5.4mmol/L，UA 243μmol/L。

西医诊断：过敏性紫癜；紫癜性肾炎。

中医诊断：紫癜风病（湿瘀热毒内蕴）。

治法：清热化湿解毒。

处方：茵陈蒿汤加减。

茵陈 25g	虎杖 15g	蒲公英 15g	连翘 15g
紫草 15g	紫苏叶 15g	防风 15g	蝉蜕 10g
茜草根 15g	白茅根 30g	黄芩 15g	荷叶 10g
野菊花 15g	半边莲 15g	土茯苓 15g	白花蛇舌草 15g
生薏苡仁 20g	芡实 15g	乌梅 5g	炙甘草 10g

6 剂，水煎服，每日 1 剂，早晚饭后 30 分钟温服。

西药处方：醋酸泼尼松片，每日 40mg，晨起顿服；配合护胃及补钙药物。

二诊：2017 年 12 月 4 日。患者肢体困重、乏力纳差改善，双下肢皮肤瘀点未解。舌质淡暗，有湿郁、毒瘀点，苔白微腻，六脉弦滑。尿常规示尿蛋白（＋），潜血（＋）。前方有效，再服 14 剂。

三诊：2017 年 12 月 18 日。患者双下肢瘀点、瘀斑转淡、转暗，无新发瘀点。舌质淡暗，有湿郁、毒瘀点，苔白微腻，六脉沉细、寸弱尺沉。尿常规示尿蛋白（±），潜血（＋）。醋酸泼尼松片减至 30mg/d，脉象明显变化，总体调整为解毒生脉饮加减。

生晒参 10g	玄参 25g	麦冬 25g	五味子 15g
茜草根 15g	白茅根 15g	紫苏叶 10g	蝉蜕 10g
野菊花 15g	半枝莲 15g	半边莲 15g	草薢 10g
金樱子 15g	石莲子 15g	芡实 15g	乌梅 10g
生甘草 15g			

7 剂，水煎服，每日 1 剂，早晚饭后 30 分钟温服。

四诊至六诊略。

七诊：2018 年 3 月 13 日。连服上方 3 个月，患者双下肢瘀点瘀斑完全消褪，水肿缓解，肢体困重、乏力纳差、手足不温等诸症缓解。其间将生晒参改为太子参，甘凉平补，缓生晒参补气助热之性。醋酸泼尼松片逐渐减量，至 3 月 1 日减停。尿常规示尿蛋白（－），潜血（－）。肝肾功能正常。

患者休疗半年后来诊，紫癜未复发，多次复查尿常规尿蛋白、潜血均阴性。

【诊疗心得】 该患者首诊时症见双下肢皮肤散在瘀点瘀斑，肢体困重，乏力纳差，手足不温，舌质淡暗，有湿郁点，苔白微腻，六脉弦滑，为湿浊内蕴无疑。从六脉弦滑可以判断湿阻少阳经脉，经气不利，热瘀于内，阻滞气机；舌质又见毒瘀点，故必须清利肝胆湿热而解毒。茵陈蒿汤治疗阳明病湿热发黄，湿热瘀滞胃肠之里，即"阳明之燥热内合太阴之湿化"故也。今水湿留中，其性黏滞，热邪化燥不成，反被湿困，热不得外越而手足不温，苔不黄而反见白腻，当须识此，勿令误也。

三诊时，患者尿蛋白、潜血已明显减少，但脉象明显变化，由六脉弦滑转为六脉沉细。寸弱尺沉为心气不足，源于肾阴之象，是因激素纯阳刚燥之品，耗伤真阴，导致肾阴亏虚，不能上济于心，元阴不足，津液匮乏，津气耗散而致。唯用生脉饮补元气，敛真阴，滋阴液，通心肾。加入野菊花、半枝莲、半边莲成解毒生脉饮，可化湿毒，解药毒，减少激素副作用。其余药味均为李铁教授治疗紫癜性肾炎善用之品，可调免疫，摄精微，化湿毒。

医案整理：马秀宁

医案 56：紫癜性肾炎（肾虚不固）

赵某，男，55 岁。初诊：2021 年 6 月 10 日（芒种）。病案号：22948。

主诉：双下肢反复皮肤瘀点 3 年，伴水肿 6 个月。

现病史：患者 2018 年无明显诱因出现双下肢散在瘀点，就诊于大连市某医院，诊断为"过敏性紫癜"，口服硫酸羟氯喹片治疗。2020年12月出现双下肢水肿，尿量减少，复查尿蛋白（++），诊断为"过敏性紫癜，紫癜性肾炎"，予厄贝沙坦氢氯噻嗪片口服，皮肤紫癜及尿蛋白均改善不明显。2021年3月行肾穿刺活检，病理提示符合继发性膜增生性肾小球肾炎，查24小时尿蛋白定量788mg/d，多次查Cr 90～109μmol/L，予甲泼尼龙片口服，逐渐减量至20mg/d，硫酸羟氯喹片0.4g/d。现症见双下肢皮肤散在瘀点，伴有水肿，周身乏力，腰膝酸软，饮食、睡眠尚可，尿中泡沫，大便正常。舌质淡暗、体瘦小，苔白厚腻，脉弦滑。

既往史：高血压5年。

辅助检查：肝功能示转氨酶正常，ALB 39g/L；肾功能示Cr 146μmol/L，BUN 25mmol/L，UA 447μmol/L；尿常规示尿蛋白（++），潜血（++）。

西医诊断：过敏性紫癜；紫癜性肾炎。

中医诊断：紫癜风病（肾虚水泛，浊毒内蕴）。

治法：健脾通肾，凉血解毒。

处方：通肾固本汤（自拟方）加减。

川续断15g	桑寄生15g	怀牛膝15g	盐杜仲15g
太子参25g	黄芪15g	炒白术25g	茯苓25g
茜草根25g	白茅根30g	芦根30g	石韦25g
金樱子15g	石莲子15g	芡实15g	五味子15g
白僵蚕10g	蝉蜕10g	通草10g	草薢15g
生甘草10g			

7剂，水煎服，每日1剂，早晚饭后30分钟温服。

西药处方：甲泼尼龙片，每日20mg，晨起顿服；硫酸羟氯喹片，每次0.4g，日1次，口服。

二诊：2021年6月17日。患者食后欲便，大便成形，双下肢水肿。舌质淡暗、体瘦小，苔白厚腻，脉弦滑。肾功能示Cr 98μmol/L，BUN 13mmol/L，UA 528μmol/L；尿常规示尿蛋白（++），潜血（++）。血肌酐较前有所下降，处方未调，再服 12 剂。减量甲泼尼龙片为 16mg/d。

三诊：2021 年 7 月 1 日。患者双下肢瘀点渐退，水肿减轻；服药后出现腹泻、日 2～3 次。舌质淡暗、体瘦小，苔白厚腻，脉弦滑。肾功能示 Cr 84μmol/L，BUN 15mmol/L，UA 470μmol/L；肝功能：ALT 52U/L，ALB 35.8g/L；尿常规示尿蛋白（++），潜血（++）。继续减量甲泼尼龙片为 12mg/d。前方加砂仁、生薏苡仁醒脾渗湿止泻。

川续断 15g	桑寄生 15g	怀牛膝 15g	盐杜仲 15g
太子参 25g	黄芪 15g	炒白术 25g	茯苓 25g
茜草根 25g	白茅根 30g	芦根 30g	石韦 25g
金樱子 15g	石莲子 15g	芡实 15g	五味子 15g
白僵蚕 10g	蝉蜕 10g	通草 10g	草薢 15g
砂仁 15g	生薏苡仁 25g	生甘草 10g	

20 剂，水煎服，每日 1 剂，早晚饭后 30 分钟温服。

四诊略。

五诊：2021 年 7 月 20 日。双下肢瘀点基本消退，水肿明显减轻，腹泻缓解。舌质淡暗、体瘦小，苔白厚腻，脉芤。肾功能示 Cr 80μmol/L，BUN 14.3mmol/L，UA 530μmol/L；肝功能：ALT 42U/L，ALB 36.1g/L；尿常规示尿蛋白（++），潜血（++）。减量甲泼尼龙片至 8mg/d。前方去砂仁、生薏苡仁，加半边莲 25g。

川续断 15g	桑寄生 15g	怀牛膝 15g	盐杜仲 15g
太子参 25g	黄芪 15g	炒白术 25g	茯苓 25g
茜草根 25g	白茅根 30g	芦根 30g	石韦 25g
金樱子 15g	石莲子 15g	芡实 15g	五味子 15g
白僵蚕 10g	蝉蜕 10g	半边莲 25g	草薢 15g
通草 10g	生甘草 10g		

20 剂，水煎服，每日 1 剂，早晚饭后 30 分钟温服。

【诊疗心得】紫癜性肾炎的发生，内因肾气不足、肾元不固，外因感受风毒、湿毒、热毒、瘀毒、药毒等乘虚而入，迁延日久成为本虚标实证。本虚主要为肺、脾、肾三脏亏虚，标实为湿、瘀、浊、毒内蕴。治疗上泻毒兼顾补虚，补虚兼顾通利。肺、脾、肾三脏同治，又有所侧重，予自拟通肾固本汤加减，以平补肾中精气，用药温而不燥，补而不滞。同时加入太子参、黄芪、炒白术、茯苓益气健脾，培土固本，脾肾双补，顾护先后天之本；茜草根、白茅根、芦根、石韦既可凉血止血而消瘀结，又可助膀胱气化而利小便，体现通肾固本汤补虚不忘通利之意；金樱子、石莲子、芡实、五味子可固肾摄精，通草、萆薢分清泌浊，诸药合用有补肾填精、固摄精微之意，在临床中我们用来治疗蛋白尿，往往收获较好的疗效。白僵蚕、蝉蜕可调节机体免疫功能，增强抵御外邪能力。患者服药后，血肌酐稳步下降，且将糖皮质激素逐渐减量，病情好转。五诊时，患者血肌酐降至 $80\mu mol/L$，尿蛋白虽仍为（++），但血浆白蛋白呈上升趋势，为好转之象。查脉象有变，见到芤脉，此主肾阴虚损于下，虚阳浮越于上，为激素纯阳刚烈之品，耗伤肾中真阴所致。加半边莲清解药毒；用"肾四味"平补肾中阴阳，顾护真阴，减轻激素毒副作用。同时将甲泼尼龙片及硫酸羟氯喹片继续减量，患者目前仍在随诊中。

医案整理：马秀宁

三、血小板减少性紫癜

医案 57：免疫性血小板减少性紫癜 1

张某，女，49 岁。初诊：2022 年 1 月 10 日（小寒）。病案号：30231。

主诉：反复发作皮肤瘀点 1 年。

现病史：2021 年 3 月出现月经量增多，查血常规示 PLT $94 \times 10^9/L$，未治疗。同年 4 月复查血常规示 PLT $43 \times 10^9/L$，骨髓穿刺提示骨髓增生活跃，以巨核细胞为主，诊断为"免疫性血小板减少性紫癜"。患者拒绝服用激素，先后用氨肽素片、槐杞黄颗粒、艾曲波帕乙醇胺片口服治疗。一周前复查示 PLT $48 \times 10^9/L$，急诊入院治疗，并予醋酸泼尼松片 60mg/d 口服。现症见周身皮肤无瘀点，双下肢酸痛，食少纳呆，烦闷心悸，夜卧不宁，大小便正常。舌质紫暗，有瘀斑，苔白腻，脉沉细。

辅助检查：血常规示 WBC 6.12×10^9/L，RBC 4.43×10^{12}/L，Hb 110g/L，PLT 68×10^9/L。

西医诊断：免疫性血小板减少性紫癜。

中医诊断：紫癜病（瘀热互结）。

治法：凉血活血，养阴清热。

处方：四草四根汤（自拟方）加减。

仙鹤草 15g	旱莲草 15g	紫草 10g	生地黄 15g
茜草根 25g	白茅根 25g	芦根 25g	荷叶 15g
当归 10g	炒白芍 15g	酒黄精 15g	熟地黄 15g
茯神 15g	远志 15g	炒枣仁 25g	五味子 10g
合欢花 15g	玫瑰花 15g	槐花 15g	生甘草 10g

5 剂，水煎服，每日 1 剂，早晚饭后 30 分钟温服。

西药处方：醋酸泼尼松片，每日 60mg，晨起顿服；配合补钾、补钙。

二诊：2022 年 1 月 20 日。自诉服药第 3 天出现胃胀泛酸，水样便，次日症状消失，现无不适。1 月 18 日月经来潮，经量恢复如常。复查 PLT 145×10^9/L。继续予以四草四根汤加减。

仙鹤草 15g	旱莲草 15g	紫草 10g	生地黄 15g
茜草根 25g	白茅根 25g	芦根 25g	荷叶 15g
当归 10g	炒白芍 15g	炒白术 25g	防风 15g
淫羊藿 25g	补骨脂 25g	茯苓 15g	炙甘草 10g
生姜 10g	大枣 10g		

7 剂，水煎服，每日 1 剂，早晚饭后 30 分钟温服。

持续随诊，2022 年 1 月 27 日复查血常规示 WBC 6.23×10^9/L，RBC 4.33×10^{12}/L，Hb 130g/L，PLT 143×10^9/L。

【诊疗心得】血证多与虚、火、瘀相关。《景岳全书·血证》载："血本阴精，不宜动也，而动则为病……盖动者多由于火，火盛则逼血妄行。"缪希雍在《本草经疏》中说："夫血者，阴也，有形者也，周流乎一身者也。一有凝滞，则为癥瘕，瘀血血闭，或妇人月水不通，或击仆伤损积血，及心下宿血坚痛，皆从足厥阴受病，以其为藏血之脏也。"《血证论》言："经隧之中，既有瘀血踞住，则新血不能安行无恙，终必妄走而吐溢矣。"患者素体禀赋薄弱、饮食失宜、劳倦过度、七情失调，又值"七七，任脉虚，太冲脉衰少"，气血生化乏源；进而火盛，瘀血内生，伤于血络，血不循经，导致本病发生。故立"滋阴凉血、养血安神"之法，用四草四根汤加减。方中四草可凉血涩血，行血止血，通经活络，滋补肝肾，解毒透疹；四根可清热解毒，凉血止血，生津除烦，消肿止痛；加入生地黄功专滋阴清热，养血润燥，凉血止血，生津止渴，《珍珠囊》谓其可"凉血，生血，补肾水真阴"；荷叶升发清阳，清热散瘀，《本草纲目》述其可"生发元气，裨助脾胃，涩精滑，散瘀血，消水肿、痈肿，发痘疮。治吐血、咯血、衄血、下血、溺血、血淋、崩中、产后恶血、损伤败血"。诸药合用，可使阴血得生，血热得除，瘀血得散，新血得生，具有滋阴凉血活血之功效。

当归与白芍的伍用，见于《金匮要略》之"当归芍药散"。白芍可补血敛阴，柔肝和营。《本草求真》述："赤芍专入肝，与白芍主治略同，但白则有敛阴益营之力，赤则止有散邪行血之意；白则能于土中泻木，赤则能于血中活滞。"当归补血活血，止痛。《医学启源》："当归，气温味甘，能和血补血。"此外，白芍酸收性和，守而不走，主静而缓急；当归辛香性开，走而不守。二药相须为用，一守一走，动静结合，可补血活血、调经止痛，使补血而不滞血，活血而不耗血，共奏养血补血之功。《灵枢》载"血者，神气也"，患者更年期心血不足则心神失养，见入睡困难、多梦易醒，醒后难以再次入睡。予宁心之茯神、解郁之远志、敛神之五味子、安神之炒枣仁合用，可益心补气，宁心安神；槐花、合欢花、玫瑰花三者不仅可凉血止血，并有解郁安神，改善失眠的功效。

辨证精确，即能应手起效。患者复诊时血小板已明显上升，首方合拍，主法不变，用淫羊藿、补骨脂以补激素递减肾阳之虚。《本草纲目》云淫羊藿"性温不寒，能益精气"，《本草经疏》云补骨脂"能暖水脏，阴中生阳，壮火益土之要药也……脾气散精上归于肺，以荣养乎五脏，故主五脏之劳也"。原方随症调治，诸症渐平，血小板维持在正常范围，激素逐步停用，血小板升至 $143 \times 10^9/L$。

人之一身，不外阴阳。《礼记》曰："阴阳和而万物得。"《伤寒论》第 58 条说："凡病，若发汗，若吐，若下，若亡血，亡津液，阴阳自和者，必自愈。"这些都揭示了人体机能正常，是疾病自愈的关键。在本患的骨髓细胞学检查中，骨髓增生活跃，巨核细胞并未减少，只是血小板成熟障碍，从而导致血小板生成减少。《素问·阴阳应象大论》云："阳化气，阴成形。"我们认为巨核细胞为有形物质，属于阴；巨核细胞的成熟分化，是功能活动，属于阳。该患者存在阳虚失于温煦，阴血静凝不散，从而导致新血不能化生。辨证中充分考虑阴血有形物质的盈亏及阳气温煦作用的盛衰，在补阴的同时适量加入温阳之品，维系阴阳之平衡。从整体角度调节患者的体内环境，在使用肾上腺皮质激素的同时，辨证方法灵活，因人制宜，顾及人体正气，既能改善临床症状，又能减轻激素的用量及不良反应，使疾病难以复发。

医案整理：陶贵源

医案58：免疫性血小板减少性紫癜2

吴某，女，38岁。初诊：2021年1月26日（大寒）。病案号：04223。

主诉：反复发作皮肤瘀点瘀斑8年，加重2天。

现病史：2013年9月患者因反复发作皮肤瘀点瘀斑就诊于大连市某医院，诊断为"免疫性血小板减少性紫癜"，应用免疫球蛋白及激素治疗后症状改善。其后反复出现皮肤紫癜及牙龈出血，昨日再次出现下肢近端皮肤瘀点，伴有牙龈出血。现症见双下肢皮肤瘀点，压之不褪色，时有牙龈出血，面色萎黄，头昏乏力，食少纳呆，腹胀便溏。舌质淡，有齿痕及气郁点，苔白腻，脉弦滑。

辅助检查：血常规示 WBC 7.35×10^9/L，RBC 4.11×10^{12}/L，Hb 105g/L，PLT 14×10^9/L。

西医诊断：免疫性血小板减少性紫癜。

中医诊断：紫癜病（脾肺气虚，气不摄血）。

治法：补肺健脾，益气摄血，凉血止血。

处方：归脾汤合四草四根汤（自拟方）加减。

党参25g	黄芪25g	炒白术10g	防风10g
当归15g	炒白芍15g	生地黄15g	熟地黄15g
仙鹤草25g	旱莲草25g	紫草15g	荷叶15g
茜草根25g	白茅根25g	板蓝根15g	芦根15g
生栀子25g	连翘15g	阿胶10g	生甘草10g
大枣10g			

7剂，水煎服，每日1剂，早晚饭后30分钟温服。

西药处方：醋酸泼尼松片，每日30mg，分2次（早20mg、午10mg），口服。

成药处方：云南白药胶囊，每次1粒，日3次，口服。

二诊：2021年2月2日。服药后无不适，无新发瘀点。复查血常规示 PLT 20×10^9/L。西药及成药处方不变，中药继续前方14剂。

患者持续中药调治近1年，2021年5月激素减停，紫癜未再复发。2022年1月18日复查血常规示 WBC 5.32×10^9/L，RBC 4.33×10^{12}/L，Hb 120g/L，PLT 262×10^9/L。

【诊疗心得】血小板减少性紫癜是一种因血小板免疫性破坏，导致外周血中血小板减少的出血性疾病。其以广泛的皮肤黏膜及内脏出血、血小板减少、骨髓巨核细胞发育成熟障碍、血小板生存时间缩短及抗血小板自身抗体出现等为特征，成人发病率约为38/100万人。本病临床可分为急性型和慢性型，前者多见于儿童，后者好发于40岁以下的女性，病属中医学"血证""紫癜"之范畴。

本案患者来诊时见头晕、乏力、心悸、气短、自汗、月经量少色淡，活动后诸症加重。辨病位在心脾。心主血脉，脾主统血，心脾两虚，统摄无权，血不循经，外溢肌肤而形成紫癜。故予补肺健脾，益气摄血，凉血止血之法，方用归脾汤合四草四根汤加减。归脾汤为补益剂，具有益气补血、健脾养心之功效，《正体类要》称其可治"血上下妄行"。本患素体脾胃虚弱，导致气不摄血，血不归经，离经之血外溢，故用归脾汤中的参、术、芪、甘，甘温补脾益气。四草四根汤中，四草可凉血涩血、行血止血、通经活络、滋补肝肾、解毒透疹，四根可清热解毒、凉血止血、生津除烦、消肿止痛。诸药合用，可滋阴凉血、降火止血，使阴血得生，血热得除，瘀血得散，新血得生。

方中生地黄、熟地黄为临证常用的滋阴补肾、清热凉血药对。生地黄、熟地黄伍用，最早见于《素问病机气宜保命集》之"二黄散"。生地黄入营、血分，以养阴为主，具有寒而不滞、润而不腻的特点，功专清热凉血、养阴生津，为"补肾家之要药，益阴血之上品"；熟地黄滋腻之性重，以滋阴为主，功专补血生津、滋肾养肝。金代张洁古云："地黄生则大寒而凉血，血热者须用之。熟则微温而补肾，血衰者须用之。"二药相合，相互促进，其功益彰。配生栀子以苦寒降泄，消肌肤之热，清三焦之火，表里双解；加连翘清热解毒，破血结，散气聚，还可疏通气血，宣导经脉气滞瘀血。四药配伍，共奏滋阴补肾、清热凉血之功。本患阴血不足，取阿胶血肉有情之品，其有纯阴之味，滋阴补血尤佳。阿胶甘腻醇厚，以填精生阴血，形气俱补，同时还有较好的止血作用，可减少皮肤出血。加入防风，与归脾汤中黄芪、炒白术相使为用，成为"玉屏风散"。防风味辛甘、性温，《本草正》称其"为泄风之上剂，然以走窜宣散成功，必其人气血充足，体质坚实，猝为外邪所乘，乃能任此辛温宣泄，而无流弊"。全方散中寓补，补中兼疏，动静结合，相辅相成。

首方合拍，效不更方，守方加减，续以进之。患者随诊治疗 1 年，口服激素逐步减停，紫癜未再复发，血小板恢复正常，病情稳定。

医案整理：陶贵源

医案 59：免疫性血小板减少性紫癜 3

肖某，女，50 岁。初诊：2014 年 4 月 8 日（清明）。病案号：03303。

主诉：皮肤瘀点反复发作 8 个月，加重 2 个月。

现病史：2013 年 8 月体检时发现血小板减少，偶见皮肤瘀点，未予重视。9 月、11 月多次复查血常规示 PLT 在 51×10^9/L 左右，未进一步诊断与治疗。2014 年 2 月末因双下肢多发瘀点瘀斑，急查血常规示 PLT 25×10^9/L，急诊住院治疗，骨髓穿刺示巨核细胞成熟障碍、周围血的血小板减少，结合相关血液系统检查，诊断为"免疫性血小板减少性紫癜"。患者拒绝服用激素，口服升血小板胶囊治疗，出血症状有所改善，血小板数提升不明显。现症见双下肢皮肤散在瘀点瘀斑，面色萎黄，神疲乏力，时有右下腹疼痛，食少纳呆，大便黏滞。舌质淡暗，苔白微腻，脉沉弦。

既往史：甲亢后甲减 15 年，长期服用左甲状腺素钠片。

辅助检查：血常规示 WBC 5.92×10^9/L，RBC 5.32×10^{12}/L，Hb 115g/L，PLT 42×10^9/L。

西医诊断：免疫性血小板减少性紫癜。

中医诊断：紫癜病（脾虚湿困，湿热蕴结）。

治法：益气健脾，清热利湿。

处方：归脾汤合四草四根汤（自拟方）加减。

党参 15g	茯苓 25g	当归 15g	炒白芍 25g
陈皮 15g	升麻 15g	砂仁 10g	木香 10g
仙鹤草 15g	旱莲草 15g	茜草根 15g	白茅根 15g
茵陈 25g	虎杖 15g	野菊花 10g	连翘 15g
生甘草 10g	生姜 10g	大枣 10g	

7 剂，水煎服，每日 1 剂，早晚饭后 30 分钟温服。

二诊：2014 年 4 月 15 日。服药后身体困重乏力症状减轻，右下腹疼痛明显减轻，大便正常，仍心慌。舌质淡暗，两侧紫暗、中有裂纹，苔白、少津，脉濡细。血常规示 WBC 4.81×10^9/L，RBC 5.14×10^{12}/L，Hb 105g/L，PLT 53×10^9/L。效不更方，前方党参、茵陈加量，继续服用 7 剂。

三诊：2014 年 4 月 22 日。服药后右下腹疼痛消失，仍乏力心慌，大便不成形、日 2 次。舌质淡暗，两侧紫暗，中有裂纹，苔白、少津，脉濡细。血常规示 WBC 5.23×10^9/L，RBC 4.45×10^{12}/L，Hb 110g/L，PLT 55×10^9/L。大便不成形，考虑有苦寒伤阴之弊，继续补气升阳，上方继服 14 剂。

四诊至六诊略。

七诊：2014 年 6 月 10 日。乏力明显改善，无心慌，皮肤无紫癜，大便成形、日 1 次。舌质淡暗，两侧淡暗，中裂纹变浅，苔白、少津，脉濡细。病情平稳，不求急功近利，徐缓图之。

党参25g	茯苓25g	当归15g	炒白芍15g
陈皮10g	升麻10g	砂仁10g	木香10g
仙鹤草15g	旱莲草15g	茜草根15g	白茅根15g
茵陈15g	虎杖10g	野菊花10g	连翘10g
生甘草10g	生姜10g	大枣10g	

14 剂，水煎服，每日 1 剂，早晚饭后 30 分钟温服。

随访中，血小板波动于（40～70）$\times 10^9$/L，无出血倾向。

【诊疗心得】血小板减少性紫癜发生及进展过程中，主要以"热、毒、瘀、虚"的变化为主，且有相当一部分临床病例缠绵难愈，我们从湿毒入手，颇有体会。初感外邪，郁而化热，热盛动血，迫血妄行；血分伏热，热毒盛极，灼津煎液，炼而成瘀，血行不畅，血溢脉外；湿与热结，湿邪黏滞，阻碍气机，病程缠绵；病久伤正，脾肾两虚，气血乏源，气不摄血，血溢脉外。妄行之血，皆因热之所动，热则淖溢，热至则血溢血泄。

《血证论》云："火热相搏则气实，气实则逼血妄行。"

李铁教授在治疗血小板减少性紫癜时，不离醒脾化湿，多因苦寒之品易损伤脾胃，养阴之药又多滋腻，脾胃受损，难以受化，久而生湿；湿与热合，黏滞不爽，病程缠绵。吴鞠通于《温病条辨》中有此论述，即"湿性氤氲黏腻"，故"非若寒邪之一汗即解，温热之一凉即退，故难速已"。

该患者因湿热之邪蕴结体内，湿困体重，黏滞不爽，阻碍体内气机的运行，致使病程缠绵复杂；久病脾肾两虚，气血乏源，脾虚湿盛，夹杂热邪交织，阻碍气机而致病。肝胆湿热，蕴结不通，故而出现腹痛。用党参、茯苓、当归、炒白芍、陈皮、升麻意在补气升阳，提升中气，养血和血；砂仁、木香理气醒脾化湿；茵陈、虎杖、野菊花、连翘清利肝胆湿热；甘草、生姜、大枣补中，且调和诸药。

黄世林国医名师在治疗紫癜时，最喜用茵陈、虎杖两药配伍。李铁教授在总结黄世林教授经验的基础上，活用茵陈与虎杖、茵陈与滑石、茵陈与茯苓、滑石与虎杖、忍冬藤与虎杖等药对随证治之，颇有体会。

茵陈、虎杖：茵陈味苦辛、性凉。《本草经疏》曰："茵陈，其主风湿寒热，邪气热结，黄疸，通身发黄，小便不利及头热，皆湿热在阳明、太阴所生病也。苦寒能燥湿除热，湿热去，则诸症自退矣。除湿散热结之要药也。"《本草正义》曰："茵陈，味淡利水，乃治脾胃二家湿热之专药。湿疸、酒疸，身黄溲赤如酱，皆胃土蕴湿积热之证，古今皆以此物为主，其效甚速。荡涤肠胃，外达皮毛，非此不可。盖行水最捷，故凡下焦湿热瘙痒，及足胫跗肿，湿疮流水，并皆治之。"历代本草亦言其燥湿除热，然黄疸不外其症之一项，不可以偏概全。以此为功，则茵陈之能方现。虎杖味甘、性平，无毒，归肝、胆经。《本草述》曰："虎杖之主治，其行血似与天名精类，其疗风似与王不留行类，第前哲多谓其最解暑毒，是则从血所生化之原以除结热，故手厥阴之血脏与足厥阴之风脏，其治如鼓应桴也。方书用以疗痉病者，同于诸清热之味，以其功用为切耳，然于他证用之亦鲜，何哉？按：虎杖一名苦杖，方书用以治淋。又曰杜牛膝，即丹溪疗老人气血受伤之淋，亦以为要药，于补剂中用之矣。谓虚人服之有损者，与补剂并行，其庶几乎。"《药性论》谓虎杖"治大热烦躁，止渴，利小便，压一切热毒。"二药相合，燥湿除热，淡渗利湿，解热毒，故用于湿热之治疗，功效倍增。

茵陈、滑石：滑石味甘淡、性寒。《神农本草经》曰其"主身热泄澼，女子乳难，癃闭，利小便，荡胃中积聚寒热，益精气"。《本草衍义补遗》曰其"燥湿，分水道，实大肠，化食毒，行积滞，逐凝血，解燥渴，补脾胃，降心火之要药"。二药相合，湿热之邪从水而利，有"荡积热，分水道"之良效。

茵陈、茯苓：茯苓味甘淡、性平。《伤寒明理论》曰其"渗水缓脾。"《医学启源》曰其"除湿，利腰脐间血，和中益气为主"。《主治秘诀》云其"止泻，除虚热，开腠理，生津液。"王好古谓其"泻膀胱，益脾胃"。二药相合，淡渗利湿，循序渐进，泄中寓补。《本经疏证》所言最详："夫气以润而行，水以气而运，水停即气阻，气阻则水淤。茯苓者，纯以气为用，故其治咸以水为事……凡此皆起阴以从阳，布阳以化阴，使清者条畅，浊者自然退听，或从下行，或从外达，是用茯苓之旨，在补不在泄，茯苓之用，在泄不在补矣。"

滑石、虎杖：虎杖甘平，滑石甘淡。甘缓润燥，淡渗利湿。二药相合，通利水道，使湿热毒浊从下焦而出。

忍冬藤、虎杖：忍冬藤味甘、性寒，归心、肺经，能清热解毒、通络。《本草纲目》述其"治一切风湿气及诸肿毒，痈疽疥癣，杨梅恶疮，散热解毒"。《本草正义》曰："忍冬，《别录》称其甘温，实则主治功效皆以清热解毒见长，必不可以言温。故陈藏器谓为小寒，且明言其非温；甄权则称其味辛，盖惟辛能散，乃以解除热毒，权说是也。"忍冬藤、虎杖皆味甘，甘淡利湿，故二药相合，重在清湿热、解热毒。

医案整理：丁丽

医案 60：免疫性血小板减少性紫癜 4

史某，女，64 岁。初诊：2014 年 2 月 18 日（立春）。病案号：03144。

主诉：皮肤瘀点瘀斑反复发作 5 个月。

现病史：2007 年体检时发现血小板减少，因无特殊体征，未予进一步诊治。2013 年 9 月出现周身多处皮肤散在瘀斑，查血常规示 PLT 48×10^9/L，经骨髓穿刺诊断为"免疫性血小板减少性紫癜"，患者拒绝激素治疗。2014 年 1 月 21 日因鼻出血复查血常规示 PLT 4×10^9/L，急诊住院治疗，予激素冲击治疗 3 天，PLT 升至 13×10^9/L，1 月 28 日出院时 PLT 38×10^9/L，继续口服醋酸泼尼松片 45mg/d 至今。现症见双下肢皮肤散在瘀斑，偶有鼻出血，无齿龈出血，神疲乏力，畏寒肢冷，饮食及睡眠可，大小便正常。舌质淡红，苔白，脉细弱。

既往史：高血压、糖尿病、胆囊炎多年，间断服药。

辅助检查：血常规示 WBC 4.15×10^9/L，RBC 5.32×10^{12}/L，Hb 118g/L，PLT 18×10^9/L。

西医诊断：免疫性血小板减少性紫癜。

中医诊断：紫癜病（气不摄血，肾阳不足）。

治法：补气摄血，温阳活血。

处方：香砂六君子汤合四草四根汤（自拟方）加减。

党参 30g	茯苓 25g	炒白术 25g	炒白芍 25g
陈皮 15g	升麻 15g	砂仁 15g	木香 10g
仙鹤草 25g	旱莲草 25g	茜草 25g	紫草 15g
仙茅 25g	淫羊藿 25g	补骨脂 25g	巴戟天 15g
鹿角霜 10g	生甘草 10g		

7 剂，水煎服，每日 1 剂，早晚饭后 30 分钟温服。

西药处方：醋酸泼尼松片，每日 45mg，分 3 次（早 30mg、午 10mg、晚 5mg）口服。

二诊：2014 年 2 月 25 日。服药后乏力减轻，排便较前有力；仍有便秘，伴胃胀呃逆。舌质淡暗，苔白腻，脉沉细。血常规示 WBC 4.15×10^9/L，RBC 5.32×10^{12}/L，Hb 118g/L，PLT 25×10^9/L。醋酸泼尼松片减量至 40mg/d，分2次（早30mg、午10mg）口服。中药调整处方。

党参30g	茯苓25g	炒白术25g	炒白芍25g
砂仁10g	厚朴10g	香橼15g	佛手15g
仙鹤草25g	旱莲草20g	茜草15g	紫草15g
仙茅25g	淫羊藿25g	补骨脂25g	巴戟天15g
鹿角霜10g	生甘草10g		

14剂，水煎服，每日1剂，早晚饭后30分钟温服。

三诊：2014年3月11日。胃胀呃逆好转，大便正常。改予四物汤合四草四根汤加减调治，再服24剂。

此后患者定期复诊，激素递减至停药，血小板维持在 50×10^9/L 左右，随诊治疗1年，病情稳定，未再来诊。

【诊疗心得】 免疫性血小板减少性紫癜是一种获得性自身免疫性出血性疾病。临床表现为皮肤黏膜及内脏出血、血小板减少、骨髓巨核细胞成熟障碍、出血时间延长、血块收缩不良等。西医通常采用肾上腺皮质激素及免疫抑制剂等治疗，病情迁延难愈。近年来，在西药相应的治疗中配合中医辨证施治，取得了很好的临床疗效。

该患者2007年即发现血小板减少，病程较长，迁延日久，失治误治，暗耗气血，导致脾气虚弱，脾胃运化功能受损，脾不统血，血不循经，血溢脉外而致紫癜。加之治疗过程中大剂量激素导致脾虚，气虚则不能摄血，会出现鼻出血、肢体瘀斑等相应的出血症状；脾不升清，胃失和降，则生化乏源，更进一步加重气血亏虚，长期运化失司导致身体阳气不足，出现乏力、身重、畏寒等症。

对于此类脾虚、气不摄血的血小板减少性紫癜患者，多采用香砂六君子汤加减治疗。方中四君子汤是调脾的主要方剂，通过补气健脾以恢复后天之本脾的功能，使气血充足；加入砂仁、木香理气醒脾和胃；合陈皮、升麻提升中气，以加强补气摄血的功效。本案患者因长期服用激素纯阳刚燥之品，耗伤阴液，阴损及阳，进一步导致肾阳不足，出现畏寒肢冷等症状。加入仙茅、淫羊藿、补骨脂、巴戟天、鹿角霜意在温阳补血，通过温肾阳兼以温脾阳，并辅助激素逐渐减量；仙鹤草、茜草、旱莲草是李铁教授用于治疗血小板减少性紫癜的效药。二诊时，患者出现了胃脘部胀满、呃逆的症状，加砂仁、厚朴、香橼、佛手重在和胃行气除满。三诊时，胃脘部症状明显好转，改用四物汤合四草四根汤加减，以加强养血补血之功效。

本方的组方特点在于通过运脾醒脾、补气升阳、温阳化气、凉血止血之法，使先天之本得以顾护，后天之本得以温运，真正体现了标本兼治，最终激素得以逐渐减量直至停服，病情稳定。

医案整理：丁丽

医案61：原发性血小板减少性紫癜

郭某，女，54岁。初诊：2010年7月15日（小暑）。病案号：00794。

主诉：皮肤瘀点瘀斑1年，加重半个月。

现病史：患者2009年8月因皮肤瘀点瘀斑就诊于大连市某医院，查血常规示 PLT 43×10^9/L，骨髓穿刺提示巨核细胞生成减少、血小板成熟障碍，诊断为"原发性血小板减少性紫癜"。服用小剂量激素3个月后，血小板升至 60×10^9/L 左右，患者自行停服激素，曾服中药治疗。此后皮肤紫癜反复发作，血小板波动在（30～50）$\times 10^9$/L。半个月前感冒后，再度出现双下肢皮肤瘀点瘀斑。现症见双下肢皮肤瘀点瘀斑，周身乏力，面色萎黄，时有心慌，脘腹胀满，咳嗽少痰，食少纳呆，睡眠尚可，小便正常，大便黏滞。舌质淡暗、两侧紫暗、中有裂纹，苔薄白少津，脉濡细。

既往史：甲亢病史3年，服用甲巯咪唑片1片，日1次治疗，现甲状腺系列正常。

辅助检查：血常规示 WBC 8.12×10^9/L，RBC 4.46×10^{12}/L，Hb 100g/L，

PLT $20 \times 10^9/L$。

西医诊断：原发性血小板减少性紫癜。

中医诊断：紫癜病（气不摄血，湿毒瘀滞）。

治法：补气摄血，凉血止血。

处方：香砂六君子汤合四草四根汤（自拟方）加减。

党参 30g	黄芪 15g	炒白术 15g	茯苓 15g
清半夏 10g	陈皮 15g	砂仁 10g	木香 10g
仙鹤草 15g	旱莲草 15g	紫草 15g	生地黄 15g
茜草根 30g	白茅根 25g	芦根 25g	荷叶 10g
鸡血藤 10g	炙甘草 10g		

7 剂，水煎服，每日 1 剂，早晚饭后 30 分钟温服。

西药处方：醋酸泼尼松片，每日 30mg，分 2 次（早 20mg、午 10mg），口服。

二诊：2010 年 7 月 22 日。服药后患者双下肢皮肤瘀点瘀斑明显减少，无新发瘀点，周身乏力、心慌改善；仍觉腹胀不适，大便黏腻不爽。舌质淡暗，两侧紫暗中裂纹，苔白少津，脉濡细。血常规示 WBC $8.31 \times 10^9/L$，RBC $4.58 \times 10^{12}/L$，Hb 103g/L，PLT $28 \times 10^9/L$。原方继服 7 剂。醋酸泼尼松片减至 20mg/d，分 2 次（早 15mg、午 5mg）口服。

三诊：2010 年 7 月 29 日。服药后患者双下肢皮肤瘀点瘀斑基本消失，无新瘀点，舌质淡暗，两侧紫暗中裂纹，苔白少津，脉濡细。血常规示 WBC $8.95 \times 10^9/L$，RBC $4.68 \times 10^{12}/L$，Hb 119g/L，PLT $30 \times 10^9/L$。原方继服 14 剂，醋酸泼尼松片减至 15mg/d。

后随访半年，醋酸泼尼松片逐渐减量至停服，病情较平稳，血小板维持在（50～60）$\times 10^9/L$。

【诊疗心得】本案患者血小板减少性紫癜诊断明确，病程缠绵日久而致脾虚，且口服激素后进一步耗伤正气，导致脾虚气不摄血，统血功能失常，以致血溢脉外，出现皮肤瘀点瘀斑。根据患者周身乏力、面色萎黄、心慌等症，不难判断为脾虚；气血生化乏源，舌脉征象提示患者阴血不足，气血亏虚，运化无力。遣方用药首先考虑益气醒脾，使脾胃恢复纳化功能，选用香砂六君子汤作为主方正应此意。四君子汤补气；砂仁、木香醒脾养胃，培补后天之本，升提阳气，以养血摄血。四草四根汤具有清热凉血、解毒化瘀之功效，在凉血、止血、消瘀的同时尚可补虚，属养阴清热凉血。通过凉血和阴，行瘀通经，以达凉血止血而不留瘀、清热而不燥的目的。荷叶味苦涩、性平，可清热解暑，升发清阳，凉血止血，《本草纲目》谓其可"生发元气，裨助脾胃，涩精滑，散瘀血，消水肿、痈肿，发痘疮。治吐血、咯血、衄血、下血、溺血、血淋、崩中、产后恶血、损伤败血"。荷叶虽为触手可及之物，然功效斐然。选用此药，循孟河医派"醇正尚和缓，平淡见神奇"的用药原则。

综上所述，病程缠绵者必定伤及脾胃，故本案的治疗思路应以夯实脾土、顾护中州、运化气血为主，在补气摄血的同时凉血止血，即所谓"治病求本"。患者服药后临床症状明显好转，虽说血小板未恢复至正常范围，但停用激素，血小板维持在（50～60）×10⁹/L，病情稳定即可。

医案整理：丁丽

医案62：幼儿免疫性血小板减少性紫癜1

陆某，男，5岁。初诊：2019年11月7日（霜降）。病案号：20996。

主诉：反复双下肢皮肤瘀点瘀斑6个月。

现病史：患者2019年5月末因咳嗽、喷嚏服用感冒药及头孢类抗生素后，出现双下肢皮肤多发瘀点瘀斑，无瘙痒，无关节及腹部疼痛，未诊治。6月初双下肢瘀斑增多，诊断为"免疫性血小板减少性紫癜"，予丙种球蛋白治疗3天，患者拒绝骨髓穿刺检查，出院时PLT 97×10⁹/L。出院后血小板逐渐减少，波动于（17～31）×10⁹/L，于大连多家医院治疗。2019年8月初行骨髓穿刺检查，提示"骨髓增生活跃，巨系增生亢进，血小板少见"，自服中药3个月，仍有瘀斑反复出现。现症见双下肢皮肤多发瘀点瘀斑，口干口渴，多动烦躁，饮食尚可，夜寐欠佳，大小便正常。舌质红，舌尖赤，苔薄黄，脉沉细数。

辅助检查：血常规示 WBC 6.23×10^9/L，RBC 5.17×10^{12}/L，Hb 101g/L，PLT 30×10^9/L。

西医诊断：免疫性血小板减少性紫癜。

中医诊断：紫癜病（血热妄行）。

治法：清热凉血，止血消斑。

处方：犀角地黄汤加减。

生栀子5g	水牛角10g	赤芍5g	牡丹皮5g
仙鹤草5g	旱莲草5g	茜草10g	紫草5g
板蓝根5g	白茅根10g	金银花5g	连翘5g
槐花5g	荷叶5g	生地黄5g	生甘草3g

7剂，水煎服，每日1剂，早晚饭后30分钟温服。

二诊：2019年11月14日。服药后双下肢瘀斑明显改善，口干口渴，多动烦躁较前缓解。舌质红，苔薄白，脉沉细。复查血常规示 WBC 5.48×10^9/L，RBC 4.43×10^{12}/L，Hb 107g/L，PLT 38×10^9/L。维持原方不变，继服7剂。

三诊：2019年11月21日。服药后双下肢无瘀斑。舌质红，苔薄白，脉沉细。复查血常规示 WBC 4.57×10^9/L，RBC 4.33×10^{12}/L，Hb 106g/L，PLT 62×10^9/L。效不更方，继服上方14剂。

此后，患者按照上方加减治疗，血小板维持在（60~90）$\times 10^9$/L。

【诊疗心得】原发性血小板减少性紫癜是一种因外周血的血小板计数 $< 100 \times 10^9$/L，导致的以皮肤、黏膜或内脏出血为特点的疾病。血小板减少见于多种血液性疾病、风湿免疫病、放化疗损伤及药物相关性血小板减少等。根据血小板减少程度可出现不同临床表现：轻者可有皮肤瘀点瘀斑、牙龈渗血、鼻衄；重者可表现为脏器出血，如呕血、黑便、血尿及脑出血等。本病有急性、慢性之分：急性好发于儿童，多数有病毒感染史，

大部分患者可自行缓解；成人多为慢性型，起病隐匿，迁延难愈，出血常反复发作。本病的病因与外感六淫、饮食不节、情志不调、久病体虚有关。热、瘀、虚是本病的病机。急性期以热证、瘀证为主，外邪入里化热，热盛迫血妄行，灼伤脉络，血溢脉络之外，留于肌腠之间，则发为紫癜；病程日久，缠绵难愈，后期出现脏腑受损，可见脾肾亏虚、肝肾阴虚、气阴两虚等证。《血证论》载本病"惟以止血为第一要法""以消瘀为第二法""以宁血为第三法"，将止血和消瘀作为血证治疗大法。叶天士在《温热论》中提出："入血就恐耗血动血，直须凉血散血。"据此，李铁教授概括"凉血散血"是血小板减少性紫癜血热妄行证的治疗原则，用犀角地黄汤凉血止血、养阴解毒、散血化瘀。

本案患者为5岁幼儿，起病急，发病前有感受外邪病史。双下肢可见瘀点瘀斑、色红，口干口渴，多动烦躁，夜寐不宁，舌质红、舌尖赤，苔薄白，脉沉细数。证属紫癜病血热妄行证。其病因病机为患儿禀赋不足，脏腑娇嫩，感邪入里化热，热盛迫血妄行，灼伤脉络，血溢脉外，则发为紫癜、斑点色红。方用犀角地黄汤加减。水牛角为犀角替代品，其味苦咸、性寒，具有较强的走散之性，清热凉血而不留瘀；生地黄清热凉血、滋阴生津，《药性赋》述其"味甘、苦，性寒，无毒，其用有四：凉心火之血热，泻脾土之湿热，止鼻中之衄热，除五心之烦热"。再用微寒辛苦之牡丹皮和微寒味苦之赤芍，清热凉血，活血散瘀。同时加用治疗血小板减少性紫癜经验方四草四根汤（加减）：仙鹤草收敛止血、补虚；茜草凉血止血、清热解毒；紫草凉血止血、解毒透疹；旱莲草凉血止血；板蓝根、白茅根、金银花、连翘、槐花、荷叶清热解毒透疹。一方到底，随证加减。

医案整理：牛新萍

医案63：幼儿免疫性血小板减少性紫癜2

吕某，男，4岁。初诊：2021年12月9日（大雪）。病案号：23527。

主诉：周身皮肤散在瘀点2个月。

现病史：患儿2021年10月无诱因突发双下肢皮肤瘀点，后延及躯干、四肢，就诊于大连市某医院，查血常规示 PLT 10×10^9/L，诊断为"免疫性血小板减少性紫癜"，住院期间予丙种球蛋白、甲强龙等治疗，出院时 PLT $> 100 \times 10^9$/L，目前甲强龙已停服1周。现症见周身皮肤散在瘀点，颜色鲜红，面如满月，多汗，食少纳呆，小便正常，大便秘结。舌质淡红、舌尖微赤，苔薄白，脉弦短。

辅助检查：血常规示 WBC 6.22×10^9/L，RBC 4.43×10^{12}/L，Hb 140g/L，PLT 318×10^9/L。

西医诊断：免疫性血小板减少性紫癜。

中医诊断：紫癜病（瘀热互结）。

治法：清热解毒，凉血散瘀。

处方：四草四根汤（自拟方）合银翘散加减。

| 茜草根10g | 白茅根10g | 紫草5g | 荷叶5g |
| 金银花10g | 连翘10g | 防风5g | 生甘草10g |

7剂，水煎服，每日1剂，分2～3次，饭后30分钟温服。

西药处方：氨肽素片，每次0.4g，日2次，口服，配合补钙。

二诊：2021年12月16日。皮肤紫癜较前减退，无新发瘀点，纳可，大便正常。血常规示 WBC 7.22×10^9/L，RBC 4.51×10^{12}/L，Hb 133g/L，PLT 368×10^9/L。骨髓穿刺提示血小板生成不良（幼细胞为主）。首方去紫草，改予芦根10g，继续以原法治疗。

| 茜草根10g | 白茅根10g | 芦根10g | 荷叶5g |
| 金银花10g | 连翘10g | 防风5g | 生甘草10g |

14剂，水煎服，每日1剂，分2～3次，饭后30分钟温服。

三诊：2021年1月6日。紫癜完全消退，无不适，纳可，大便正常。舌质淡红，苔薄白，脉和缓。血常规示 WBC 7.42×10^9/L，RBC 4.59×10^{12}/L，Hb 127g/L，PLT 344×10^9/L。患儿病情明显好转，停服氨肽素、钙片。继

续原法治疗，减白茅根、芦根、金银花。

茜草根 10g　　　荷叶 5g　　　　连翘 10g　　　　防风 5g

生甘草 3g

20 剂，水煎服，每日半剂，早晚饭后 30 分钟温服。

【诊疗心得】小儿免疫性血小板减少性紫癜主要是由于感染、药物或其他不明因素引起的患儿免疫系统异常，导致体内产生抗血小板抗体，使血小板生成减少，寿命缩短，破坏增多。临床表现以血小板数目降低为主，因其症状常伴有皮肤、黏膜自发性出血，故又称"特发性血小板减少性紫癜"。中医并无对应病名，根据其症状常伴有皮肤、黏膜自发性出血甚则紫暗色斑，可归于"紫癜"范畴。当此病发展成慢性血小板减少症时，多伴有贫血、乏力等症，亦可归于"虚劳"的范畴。

慢性期的血小板减少性紫癜，可反复出现皮肤散在瘀点、色暗红，PLT 减少或时有正常，且多数患者经过长期激素、免疫抑制剂治疗。此时病势缠绵，久治难愈。本案患儿因先天禀赋不足，后天失养，卫外不固，感受风热邪毒，加之长期使用激素等助阳之品，耗伤阴津，导致阴虚火旺，迫血妄行，渗出脉外，溢于肌表。小儿阳常有余，阴常不足，为纯阳之体，热毒入里如火上浇油，火毒之势更烈，内扰营血，灼伤血络，迫血妄行而出现广泛瘀点。同时，反复出血亦会耗气伤阴，阴损及阳，致其脾肾气虚甚则阳虚，加重血液生化不足及血不循经。皮肤紫癜久而不退则为瘀，瘀血不去，新血不生，亦会导致反复出血。

正如唐宗海在《血证论》中明确提出的"血证气盛火旺者十居八九"，故在治疗时采取凉血止血与疏散风热并重，兼以活血解毒之法。针对患儿体弱、病情复杂、存在激素不良反应的特点，取四草四根汤及银翘散之精华拟为小方，获得了很好的疗效。四草四根汤取茜草根活血化瘀，止血生新；白茅根清热生津，凉血止血；紫草凉血活血解毒；配以荷叶凉血止血。诸药合用，可使血热除而血自止，瘀血散而新血生，消热毒的同时还可减少激素的副作用。金银花、连翘伍用，见于《温病条辨》之"银翘散"。金银花质体轻扬，气味芳香，既能清气分之热，又能解血分之毒。《本草正》述："其性微寒，善于化毒，故治痈疽肿毒、疮癣、杨梅、风湿诸毒诚为要药。毒未成者能散，毒已成者能溃。"《本草求真》载："金银花……书言能补虚者，因其芳香味甘，性虽入内逐热，而气不甚迅利伤损之意也；书言能养血者，因其毒结血凝，服此毒气顿解，而血自尔克养之谓也。究之止属清热解毒之品耳，是以一切痈疽等病，无不借此内入，取其气寒解热，力主通利。"连翘轻清上浮，善走上焦，可泻心火、破血结、散气聚、消痈肿、利小便，为"疮家圣药"。《神农本草经》述其"主寒热、鼠瘘、瘰疬、痈肿、恶疮、瘿瘤、结热、蛊毒……"李杲谓其"散诸经血结气聚，消肿"。二药相须为用，并走于上，轻清升浮宣散，清气凉血、清热毒之力倍增；同时二药伍用，还能流通气血，宣导十二经脉之气滞血凝，消肿散结，对于消除激素引起的满月脸也有一定的作用。防风味辛甘、性温，气味俱薄，浮而升，为手足太阳经之本经药，又行足阳明、太阴二经，为肝经气分药，可治上焦风邪，泻肺实，为治风之通用药，不仅可辛散外风，还可息内风以止痉。李东垣曰："防风治一身尽痛，乃卒伍卑贱之职，随所引而至，风药中润剂也。"辛润之防风与金银花、连翘合用，可增强疏风清热之力。

二诊患儿已无新发瘀点，且大便已通。首方去紫草，以甘寒凉润之芦根代替，服14剂。三诊时，患儿紫癜已消，延续原法，将药味减量，每日半剂服之以调护，并停服西药。本案将凉血止血法、活血解毒法、疏散风热法结合于寥寥几味中药之中，标本同治，虚实兼顾，取得了可观的临床疗效。

医案整理：陶贵源

医案64：儿童免疫性血小板减少性紫癜

纪某，男，12岁。初诊：2021年3月4日（雨水）。病案号：22514。

主诉：周身皮肤散在瘀点4个月。

现病史：2020 年 11 月末因感冒发热后出现周身皮肤瘀点，就诊于大连市某医院，查血常规示 WBC 6.07 × 10^9/L，RBC 4.78 × 10^{12}/L，Hb 127g/L，PLT 14 × 10^9/L，骨髓穿刺提示骨髓增生活跃，巨系增生亢进，血小板少见，诊断为"免疫性血小板减少性紫癜"，予丙种球蛋白治疗 3 天，拒绝激素治疗。出院时复查 PLT 54 × 10^9/L，出院后未应用药物治疗，血小板维持在（20～40）× 10^9/L。2021 年 2 月末因鼻出血查 PLT 8 × 10^9/L，再次住院，予丙种球蛋白、醋酸泼尼松片治疗，复查 PLT 40 × 10^9/L。现服醋酸泼尼松片 5mg/d、槐杞黄颗粒，仍反复出现皮肤瘀点、鼻出血。现症见周身皮肤散在瘀点，时有鼻衄，倦怠乏力，平素体弱，常易感冒，食少纳呆，睡眠正常，小便正常，大便黏滞。舌质淡暗、体胖大，苔薄白、剥脱，脉细弱。

辅助检查：血常规示 WBC 6.22 × 10^9/L，RBC 4.56 × 10^{12}/L，Hb 122g/L，PLT 30 × 10^9/L。

西医诊断：免疫性血小板减少性紫癜。

中医诊断：紫癜病（脾虚湿困）。

治法：健脾补肾，化湿解毒。

处方：归脾汤合四草四根汤（自拟方）加减。

党参 15g	黄芪 10g	炒白术 10g	茯苓 10g
当归 15g	炒白芍 10g	生地黄 10g	熟地黄 10g
茜草根 10g	白茅根 10g	芦根 10g	荷叶 5g
仙鹤草 10g	旱莲草 10g	紫草 10g	槐花 5g
鹿角霜 10g	阿胶 10g	炙甘草 5g	生姜 5g
大枣 10g			

7 剂，水煎服，每日 1 剂，早晚饭后 30 分钟温服。

西药处方：醋酸泼尼松片，每日 5mg，晨起顿服。

二诊：2021 年 3 月 11 日。服药后皮肤瘀点较前减少，无鼻出血，食少纳呆好转；仍倦怠乏力，大便不成形。舌质淡暗、体胖大，苔薄白、剥脱，脉细弱。复查 PLT 48×10^9/L，醋酸泼尼松片减至 3.75mg/d。中药加大补气补血力度，但不可操之过急，必须徐缓图之，以防"虚虚实实"之戒。

党参 15g	黄芪 15g	炒白术 10g	茯苓 10g
当归 15g	炒白芍 10g	生地黄 10g	熟地黄 10g
仙鹤草 10g	旱莲草 10g	紫草 10g	槐花 5g
茜草根 10g	白茅根 10g	芦根 10g	荷叶 5g
鹿角霜 10g	阿胶 10g	炙甘草 5g	生姜 5g
大枣 10g			

14 剂，水煎服，每日 1 剂，早晚饭后 30 分钟温服。

三诊：2021 年 3 月 25 日。服药后无出血症状，饮食正常，大便正常，舌质淡暗、体胖大，苔薄白、剥脱，脉细弱。查 PLT 75×10^9/L。继服上方 12 剂，醋酸泼尼松片减为 2.5mg/d。

此后维持上方加减治疗 2 个月，醋酸泼尼松片维持量 2.5mg/d，患者一直无出血症状，日常学习未受影响。2021 年 5 月 14 日复查 PLT 102×10^9/L，予停服醋酸泼尼松片。继续维持上方加减治疗 2 个月，患者无出血症状，血小板维持在（100～130）$\times 10^9$/L。

【诊疗心得】免疫性血小板减少症是一种获得性自身免疫性出血性疾病，表现为散在的皮肤瘀点或其他出血症状，如鼻出血、牙龈出血等。本病发病前 1～3 周常有急性感染史，偶有预防接种史，儿童可发生在各个年龄段。本病在小儿属本虚标实，病机可概括为热、虚、瘀。其中小儿正气亏虚是发病的内因，外感风热时邪是发病的外因。《灵枢·逆顺肥瘦》认为"婴儿者，其肉脆、血少、气弱"，《小儿药证直诀·变蒸》述"小儿五脏六腑，成而未全，全而未壮"，表明小儿五脏六腑娇嫩，功能未全，皮肤薄弱，卫外功能不固，易感外邪，邪易伤正，脾肾亏虚，气虚统摄无权，血溢脉外，而成血证，故正气亏虚为发病之本。《黄帝素问宣明论方·小儿门》言："小儿病者纯阳，热多冷少也。"指出小儿为纯阳之体，外感风热邪气，邪易从热化，热邪与气血相搏，灼伤血络，血溢脉外，故见瘀斑瘀点；由于小儿脏腑、气血娇嫩稚弱，故病久难愈，最终出现邪盛伤正、正气耗伤之虚证，正气亏虚，无力祛邪外出，日久成毒，热、瘀、毒互结，进一步耗伤正气，灼津伤阴，损伤血脉，瘀血不去，新血不生，故而发病。本病分为急性期和慢性期：急性期血分热邪较重，治疗以祛邪为主，采用疏风清热、凉血解毒法；慢性期脾肾亏虚，热灼血脉而伤阴，以正虚为主，治疗主以扶助正气兼以解毒。

在本案中，患儿久病迁延，周身皮肤瘀斑瘀点，食少纳呆，乏力，舌质淡暗，有纵深裂纹，苔薄白、剥脱，脉细弱，符合紫癜病脾虚湿困证。鉴于紫癜毒瘀之标贯穿始终，扶正需与解毒同用，方能补气而不助邪动血，祛邪而不耗气伤正。本案治则为益气健脾、凉血解毒，方用归脾汤合四草四根汤加减。四草四根汤是李铁教授自拟治疗血小板减少性紫癜的代表方，用于热毒灼津伤液，阴液耗伤，血液黏稠，脉道涩滞，日久成瘀。同时，考虑小儿为"稚阴稚阳"之体，方中选用甘寒药物滋阴清热，而非苦寒药物。芦根甘寒，清热泻火生津；白茅根甘寒，清热生津，凉血止血。《本草正义》曰："白茅根寒凉而味甚甘，能清血分之热而不伤于燥，又不黏腻，故凉血而不虑其积瘀。"另配伍槐花清热凉血止血；荷叶散瘀止血，清暑利湿。全方止血不留瘀，补血不动血。

小儿紫癜病的内因为正气亏虚，正虚以脾虚为主，脾为后天之本、气血生化之源，五脏六腑之血全赖脾之统摄。血有形属阴而主静，气无形属阳而主动，血液的正常运行必须依靠脾气的固摄作用才不会溢出脉外。脾气虚则统摄无权，导致血溢脉外。唐容川在《血证论》中提出："可知治血者，必以脾为主，乃为有要。至于治气，亦宜以脾为主……人身之生，总以气统血。"他主张血证可采用益气健脾摄血法。本案中以党参、黄芪补气，取其长于补气升阳、益卫固表；配伍茯苓、白术健脾益气。四药合用，共同加强健脾益气之力，血随气生，从而发挥气能生血、气能摄血的功效。

本案中当归补血活血，白芍味酸平而入肝脾，长于补血敛阴、平肝柔肝。当归配伍白芍为常用养血药对，补血而不散血，行血而不耗血。生地黄性寒而味甘苦，清热凉血，滋阴生津，吴鞠通述其"去积聚而补阴"；熟地黄味甘温，归肝、肾、心经，有补阴血、益肾精的功效；生地黄配伍熟地黄补血凉血，滋阴润燥，补中有清，滋而不腻；鹿角霜和阿胶均为血肉有情之品，鹿角霜味咸性温，温肾助阳、收敛止血，阿胶补血止血。全方注重扶阳与解毒兼顾，益气健脾，清热凉血，化瘀解毒，故诸症可解。

服药 1 周后，患者瘀点较前减少，食少纳呆好转，血小板计数略有升高，仍有倦怠乏力、大便不成形，故在原方的基础上将黄芪加量，以益气健脾除湿。经过两个月中药加减治疗，七诊时患儿激素减停，血小板一直维持在 $100 \times 10^9/L$ 以上，无出血征象，无食少纳呆、乏力等不适，正常上学。

医案整理：牛新萍

医案 65：青少年免疫性血小板减少性紫癜

李某，男，14 岁。初诊：2021 年 12 月 2 日（小雪）。病案号：20996。

主诉：反复周身皮肤瘀点瘀斑 5 个月，鼻出血 4 天。

现病史：患者 2021 年 5 月无明显诱因出现周身皮肤瘀点瘀斑，无发热，无鼻出血、牙龈出血，当时未予重视。同年 6 月末因瘀点瘀斑持续不缓解，就诊于大连市某医院，查 PLT $10 \times 10^9/L$，诊断为"免疫性血小板减少性紫癜"，予激素治疗，出院时周身瘀点瘀斑消失，PLT $181 \times 10^9/L$。出院后，周身瘀点瘀斑仍反复出现，血小板维持在 $30 \times 10^9/L$ 左右，10 月开始口服艾曲波帕乙醇胺片、醋酸泼尼松片等药物治疗 1 个月，血小板恢复正常，自行停药。4 天前多发瘀点瘀斑并有鼻出血，故而来诊。现症见周身皮肤多发瘀点瘀斑，色泽鲜红，时有鼻衄，口干口渴，饮食及睡眠可，小便正常，大便秘结。舌质淡暗、体胖大，有热瘀点，苔薄白腻，脉弦滑数。

家族史：堂兄患有系统性红斑狼疮，未愈。

辅助检查：血常规示 WBC 5.21×10^9/L，RBC 4.16×10^{12}/L，Hb 111g/L，PLT 24×10^9/L。

西医诊断：免疫性血小板减少性紫癜。

中医诊断：紫癜病（血热妄行，气阴两虚）。

治法：清热凉血，益气养阴，解毒祛瘀。

处方：犀角地黄汤合四草四根汤（自拟方）加减。

生栀子25g	水牛角25g	赤芍10g	牡丹皮10g
仙鹤草25g	旱莲草15g	茜草根25g	紫草15g
忍冬藤15g	虎杖15g	野菊花10g	连翘10g
黄芪15g	炒白术15g	炒白芍15g	生山药15g
白茅根15g	荷叶10g	生甘草10g	

7剂，水煎服，每日1剂，早晚饭后30分钟温服。

西药处方：艾曲泊帕乙醇胺片，每次25mg，日1次，口服；氨肽素片，每次0.4g，日3次，口服。

二诊：2021年12月9日。服药后腹泻、日2～3次，周身瘀点瘀斑减少，无鼻衄，仍有口干。舌质淡暗、体胖大，有热瘀点，苔薄白腻，脉弦滑数。复查血常规示 WBC 5.01×10^9/L，RBC 4.20×10^{12}/L，Hb 110g/L，PLT 32×10^9/L。方中生栀子、水牛角苦寒泄热，出现腹泻是邪热下泄，是处方本义，故续服上方7剂。

三诊：2021年12月16日。服药后周身瘀点瘀斑消失，大便正常；出现背部瘙痒，双下肢关节疼痛。舌质红、舌尖赤、体胖大，有热瘀点，苔薄黄腻，脉弦滑。继续给予滋阴清热、凉血祛瘀，加芦根甘淡清热、养阴生津，以通为补。

生栀子30g	水牛角30g	赤芍15g	牡丹皮10g
仙鹤草25g	旱莲草15g	茜草根30g	紫草15g
忍冬藤30g	虎杖15g	野菊花15g	连翘15g

| 黄芪 25g | 炒白术 15g | 炒白芍 15g | 茯苓 15g |
| 白茅根 30g | 芦根 30g | 荷叶 10g | 生甘草 10g |

14 剂，水煎服，每日 1 剂，早晚饭后 30 分钟温服。

四诊略。

五诊：2022 年 1 月 6 日。近期因期末考试熬夜，偶有牙龈出血，舌两侧可见溃疡，食少纳呆，大小便正常。舌质淡红、舌尖微赤、体胖大，热瘀点减少，苔薄白微腻，脉弦滑。血常规示 WBC 6.44×10^9/L，RBC 5.43×10^{12}/L，Hb 152g/L，PLT 37×10^9/L；肝功能正常。继服上方，嘱其慎起居，注意休息，勿劳累。

六诊略。

七诊：2022 年 1 月 27 日。服药后无不适症状。舌质淡红、舌尖微赤、体胖大，苔薄白，脉弦滑。血常规示 WBC 6.01×10^9/L，RBC 4.74×10^{12}/L，Hb 150g/L，PLT 40×10^9/L。病情平稳，调整药量，巩固疗效。

生栀子 15g	水牛角 15g	赤芍 10g	牡丹皮 10g
仙鹤草 15g	旱莲草 15g	茜草根 15g	紫草 10g
白茅根 20g	芦根 20g	荷叶 10g	薄荷 10g
黄芪 25g	炒白术 15g	防风 10g	生甘草 10g

14 剂，水煎服，每日 1 剂，早晚饭后 30 分钟温服。

【诊疗心得】 免疫性血小板减少性紫癜是一种因血小板免疫性破坏，导致外周血中血小板减少的出血性疾病，以广泛皮肤黏膜及内脏出血、血小板减少、骨髓巨核细胞发育成熟障碍、血小板生存时间缩短及抗血小板自身抗体出现等为特征。

该患年纪较轻，发病急，其病因以血热为主，热毒壅盛，迫血妄行，灼伤络脉，血液外渗，故见周身皮肤瘀点瘀斑、色泽鲜红；血随火升，上出清窍则鼻衄；胃络受损则齿衄；口干、便秘均为热毒内盛，血分郁热之象；舌质红、舌尖赤、有热瘀点、脉数有力是血分热盛之征。血分证虽有各种不同病理变化，溯本穷源，热毒病邪是其根本原因。治疗上应以清热解毒祛邪为主，在用犀角地黄汤清热解毒的基础上，配伍金银花、连翘、荷叶、薄荷、野菊花等轻清透泄之品，使热邪有外达之机，促其透转气分而解。叶天士云："热病用凉药，须佐以活血之品，始不至有冰伏之虑。盖凡大寒大热病后，脉络之中必有推荡不尽之瘀血，若不驱除，新生之血不能流通，元气终不能复。"合用四草四根汤凉血养阴，化瘀止血；配黄芪、炒白术、茯苓、甘草补气生血。

医案整理：王冬梅

医案66：老年免疫性血小板减少性紫癜

栾某，女，67岁。初诊：2014年11月11日（立冬）。病案号：03784。

主诉：周身皮肤瘀点瘀斑1年余。

现病史：患者2013年9月发现四肢皮肤瘀斑，无瘙痒、无疼痛，未予诊治。12月病情加重，周身皮肤多处瘀点瘀斑，就诊于大连市某医院，查血常规示PLT 12×10^9/L，经骨髓穿刺，诊断为"免疫性血小板减少性紫癜"，门诊对症治疗。2014年1月开始口服醋酸泼尼松片30mg/d，四肢瘀斑减少，逐渐减量至5月停服。6月病情反复且加重，口服甲泼尼龙片80mg/d、达那唑400mg/d。服药3天后，肝功能提示转氨酶升高，停用达那唑。现症见周身皮肤散在瘀斑瘀点，平素畏寒，手足不温，饮食、睡眠尚可，大小便正常。舌质紫暗，苔薄白，脉弦涩。

既往史：慢性萎缩性胃炎3年。

辅助检查：血常规示WBC 12.51×10^9L，RBC 4.3×10^{12}/L，Hb 131g/L，PLT 65×10^9/L；肝功能示AST 221U/L；尿常规示潜血（＋）。

西医诊断：免疫性血小板减少性紫癜；药物性肝损害。

中医诊断：紫癜病（湿毒内蕴）。

治法：化湿解毒。

处方：四草四根汤（自拟方）加减。

仙鹤草15g	旱莲草15g	茜草15g	紫草10g

茵陈 15g	虎杖 15g	野菊花 10g	连翘 15g
当归 10g	荷叶 10g	生地黄 15g	熟地黄 15g
生地榆 15g	白及 10g	炮姜 5g	炙甘草 10g

7 剂，水煎服，每日 1 剂，早晚饭后 30 分钟温服。

西药处方：甲泼尼龙片，每日 80mg，晨起顿服。

二诊：2014 年 11 月 18 日。服药后皮肤瘀斑瘀点减少，手足不温改善，偶有齿龈出血。舌质紫暗，苔薄白，脉弦涩。血常规示 WBC 9.32×10^9/L，RBC 4.13×10^{12}/L，Hb 129g/L，PLT 71×10^9/L。初见疗效，激素递减。原方去野菊花，加生栀子清热凉血止血；加五味子、阿胶散中有收，滋阴养肝。

仙鹤草 15g	旱莲草 15g	茜草 15g	紫草 10g
茵陈 15g	虎杖 15g	生栀子 25g	连翘 15g
当归 10g	荷叶 10g	生地黄 15g	熟地黄 15g
生地榆 15g	白及 10g	五味子 10g	阿胶 10g
炙甘草 10g			

7 剂，水煎服，每日 1 剂，早晚饭后 30 分钟温服。

三诊：2014 年 11 月 25 日。服药后皮肤瘀点瘀斑明显减少，手足不温改善，未见齿龈出血。舌质淡暗，苔薄白，脉弦。血常规示 WBC 8.22×10^9/L，RBC 4.55×10^{12}/L，Hb 129g/L，PLT 74×10^9/L；肝功能恢复正常。继续递减激素，予四草四根汤加减治疗 3 个月，病情稳定，激素减量至停用，无紫癜复发。

四诊至十四诊略。

十五诊：2015 年 3 月 5 日。患者自述前日因感冒后再次出现皮肤瘀斑瘀点，伴鼻塞，咳嗽，无发热，尿赤，大便正常。舌质紫暗，苔薄黄，脉浮弦。血常规示 WBC 11.26×10^9/L，RBC 4.65×10^{12}/L，Hb 122g/L，PLT 44×10^9/L。治以疏风解表、凉血消斑，拟银翘散加减。

| 金银花 15g | 连翘 25g | 荆芥 15g | 防风 15g |

柴胡 10g	黄芩 15g	杏仁 10g	厚朴 15g
野菊花 15g	鱼腥草 15g	大青叶 10g	板蓝根 30g
生甘草 10g			

3 剂，水煎服，每日 1 剂，分 3 次饭后 30 分钟温服。

服药 3 天后外感症状消失，皮肤散在少量瘀斑瘀点，大小便正常。舌质紫暗，苔薄白，脉浮弦。续用四草四根汤加减治疗。

十六诊至五十二诊略。

五十三诊：2016 年 3 月 12 日。患者坚持服药，皮肤偶有瘀点瘀斑，自觉眼干、时有涩痛，视力下降。舌质淡暗、体胖大，有湿郁、毒瘀点，苔白腻，脉沉细涩。血常规示 WBC 8.27×10^9/L，RBC 4.32×10^{12}/L，Hb 132g/L，PLT 54×10^9/L；肝功能正常。考虑久病及肾，肾阴不足，虚火上浮，加清肝明目、养阴柔肝、滋补肾阴之品。

仙鹤草 15g	旱莲草 15g	茜草 15g	紫草 15g
板蓝根 10g	白茅根 25g	生地黄 15g	荷叶 10g
当归 15g	生白芍 15g	陈皮 10g	升麻 10g
青葙子 15g	密蒙花 10g	木贼花 10g	熟地黄 15g
生甘草 10g			

14 剂，水煎服，每日 1 剂，早晚饭后 30 分钟温服。

五十四诊至九十九诊略。

一〇〇诊：2017 年 12 月 15 日。患者规律服药，一直未用激素，注重自我调节，双下肢偶有散在瘀点出现，一般持续 5～7 天后即可消失，现无腰痛腹痛，大小便正常；近期出现小便不适，烧灼感，尿色混浊。舌质淡暗、体胖大，有湿郁、毒瘀点，苔白腻，脉沉细涩。血常规示 WBC 6.11×10^9/L，RBC 4.3×10^{12}/L，Hb 130g/L，PLT 58×10^9/L；肝功能正常。尿常规示潜血（－），尿蛋白（－）。

太子参 25g	黄芪 15g	炒白术 15g	茯苓 15g
仙鹤草 25g	旱莲草 25g	茜草 15g	白茅根 25g

野菊花 15g　　　半枝莲 15g　　　滑石 25g　　　猪苓 15g

生栀子 15g　　　生地黄 15g　　　淡竹叶 10g　　　阿胶 10g

生甘草 10g

14 剂，水煎服，每日 1 剂，早晚饭后 30 分钟温服。

一〇一诊至一三五诊略。

一三六诊：2020 年 9 月 15 日。持续在我门诊中药治疗 6 年，近两年间断用药，定期复诊，紫癜基本消失，无明显不适，大小便正常。舌质淡红，苔薄白，脉弦缓。定期复查血常规，血小板波动在（45～70）×10^9/L 之间。予自拟代茶饮方调护。

芦根 15g　　　荷叶 10g　　　野菊花 10g　　　槐花 10g

合欢花 10g　　　佩兰 10g　　　生甘草 5g

24 剂，每日 1 剂，代茶饮。

【诊疗心得】本例患者治疗周期有 7 年之久，持续服中药治疗 6 年，病情一直比较稳定，虽然血小板增长幅度不明显，但能够维持在（45～70）×10^9/L，无出血倾向。紫癜病应用大剂量激素冲击治疗和免疫抑制剂后，极易耗伤阳气，劫烁真阴，损伤脏腑，后期多兼阳虚血瘀、气血亏虚。特别是本案患者来诊时已经出现药物性肝损害，治疗采用清肝凉血、养阴解毒，佐以温阳活血，用四草四根汤加减治疗。

血病治肝也是李铁教授多年治疗血液病的体会。成无己说"肝者血之源"。水谷精微源于脾胃，脾胃纳化水谷，输布精微，赖肝气为之疏泄。《血证论》云："食气入胃，全赖肝木之气以疏泄之而水谷乃化。"《柳宝诒医案》云："调治之道，自当疏肝和气，为治血之本。"《血证论》谓"凡周身之血，总视血海为治乱"，此乃"调血求肝"的生理基础。四草四根汤中四草均归肝经：仙鹤草味微苦涩、性平，凉肝血，补肝虚；旱莲草即墨旱莲，其气味俱阴，入走肝肾，善补肝肾之阴，凉血散血，主心腹邪气五疸而补中益气；茜草味苦、性寒，归肝经，凉肝血和肝阴，行肝瘀，通经活络；紫草味甘咸、性寒，凉肝血，活肝瘀，解肝血之毒。四药合用以为君药，共奏清肝凉血、养阴解毒之功。四根中板蓝根及山豆根味苦、性寒，归心、胃、肺经，清热解毒凉血，利咽消肿，止痛；白茅根甘寒，归肺、胃、膀胱经，凉血止血而不留瘀，增强四草清热解毒凉血之功；芦根甘淡清热，养阴生津，以通为补。四药合以为臣。佐以茵陈、虎杖、生栀子、连翘清热解毒；生地榆、白及补血止血；当归、生地黄、熟地黄、五味子、阿胶清热养阴养血。

《诸病源候论》所谓："斑毒之病，是热气入胃。"在其理论的启发下，我们常从肝治血，顾护中州脾胃。故首诊以化湿解毒为治则，并佐以四草养阴活血、炮姜温阳健脾。在临证中，不可见斑疹而一味清热，应兼以顾护胃气，使得生化之源不绝，方可持久获效。历经七载的临证实践，坚持中医治疗，守正求本，我们也验证了"调血求肝"治疗的有效性。

医案整理：周正国

医案 67：老年血小板减少性紫癜

刘某，女，68 岁。初诊：2021 年 10 月 14 日（寒露）。病案号：70522。

主诉：皮肤瘀点瘀斑反复发作 2 年余，加重 2 个月。

病史：2019 年体检时发现血小板减少，未进一步明确诊断。自行间断口服生血宝、氨肽素治疗。2021 年 6 月在社区医院查 PLT 73×10^9/L，8 月体检查血小板降至 31×10^9/L，未进一步检查与治疗。现症见皮肤散在瘀点瘀斑，手足不温，睡眠、饮食尚可，大小便正常。舌质紫暗、体胖大、边尖赤，苔白，脉濡细。

既往史：高血压 5 年，口服降压药，血压控制尚可。

辅助检查：血常规示 WBC 5.8×10^9/L，RBC 4.31×10^{12}/L，Hb 134g/L，PLT 38×10^9/L。

西医诊断：血小板减少性紫癜。

中医诊断：紫癜病（气不摄血，阳虚寒滞）。

治法：益气健脾，温阳摄血。

处方：四草四根汤（自拟方）合当归四逆汤加减。

仙鹤草 15g	旱莲草 15g	紫草 15g	生地黄 15g
茜草根 30g	白茅根 25g	芦根 25g	荷叶 10g
当归 10g	炒白芍 15g	桂枝 15g	干姜 10g
忍冬藤 25g	虎杖 15g	野菊花 15g	槐花 15g
炙甘草 10g	大枣 10g		

6 剂，水煎服，每日 1 剂，早晚饭后 30 分钟温服。

西药处方：氨肽素片，每次 1.0g，日 3 次，口服。

成药处方：益血生胶囊，每次 4 粒，日 3 次，口服。

二诊：2021 年 10 月 21 日。服药后瘀斑瘀点明显减少，纳可，大小便正常。舌质紫暗、体胖大，苔白，脉濡细。血常规示 WBC 6.3×10^9/L，RBC 4.25×10^{12}/L，Hb 133g/L，PLT 33×10^9/L。继服原方 7 剂。

三诊：2021 年 10 月 28 日。服药后瘀斑瘀点消失，手足不温略有减轻；近 3 日左腹不适。舌质紫暗、体胖大、齿痕、纵深裂纹，苔薄白，脉沉涩。血常规示 WBC 5.58×10^9/L，RBC 4.37×10^{12}/L，Hb 129g/L，PLT 38×10^9/L。加炒白术、陈皮理气健脾护胃，继服 7 剂。

仙鹤草 25g	旱莲草 25g	紫草 15g	生地黄 15g
茜草根 25g	白茅根 25g	芦根 25g	荷叶 15g
当归 10g	炒白芍 15g	桂枝 15g	干姜 10g
忍冬藤 25g	虎杖 15g	野菊花 15g	槐花 15g
炒白术 30g	陈皮 10g	炙甘草 10g	大枣 10g

7 剂，水煎服，每日 1 剂，早晚饭后 30 分钟温服。

六诊：2021 年 12 月 30 日。因疫情休诊 1 个月，现周身无瘀点，腹痛好转；自觉平素乏力，偶有自汗、指尖麻木。舌质紫暗、体胖大、瘀斑、纵深裂纹，苔薄白，脉沉涩。血常规示 WBC 4.66×10^9/L，RBC 4.37×10^{12}/L，Hb 130g/L，PLT 48×10^9/L。前方去当归、炒白芍、陈皮，加党参、防风益气扶正。

仙鹤草 25g	旱莲草 25g	紫草 15g	生地黄 15g
茜草根 25g	白茅根 25g	芦根 25g	荷叶 15g
党参 25g	炒白术 15g	桂枝 15g	防风 15g
忍冬藤 25g	虎杖 15g	野菊花 15g	槐花 15g
炙甘草 10g	大枣 10g		

14 剂，水煎服，每日 1 剂，早晚饭后 30 分钟温服。

患者服药 7 剂后，乏力症状好转，现每两周复诊一次，已持续服药 4 个多月，述自汗、乏力明显减轻，周身无瘀点，无腹痛。2022 年 2 月 22 日查血常规示 WBC 4.56×10^9/L，RBC 4.03×10^{12}/L，Hb 128g/L，PLT 68×10^9/L。

【诊疗心得】本案患者为老年女性，气血亏虚，脏腑虚衰，脾阳不足，失于温运，阴寒内生，寒凝血脉，经脉失养，不达四末；脾虚难以摄血，表现为血小板减少，以及乏力、腹痛、手足不温、指尖麻木等症状。治疗上以益气健脾、温阳摄血为思路，在用四草四根汤养阴止血、升补血小板的同时，我们喜用当归四逆汤养血散寒、温经通脉。

当归四逆汤在《伤寒论》中用治血虚寒厥证，症见"手足厥寒，脉细欲绝者"。阴血内虚，则不能荣于脉；阳气外虚，则不能温于四末。故用当归为君以补气血，芍药为臣以养营气，桂枝散寒温阳以为佐，大枣、甘草之甘为使，和益其中，补其不足。细辛辛温，且有小毒，易伤阴液，对老年人不适合，改用药性温和之干姜。再配合氨肽素片、益血生胶囊益气助升血小板，提高机体免疫力。本方较为温和，可作为日后调养基础方。另外，通过对本案的分析整理，我们也要认识到，在治疗老年患者时，要注重顾护胃气，用药宜少，药量宜小，药性宜轻，药效适中，以免伤正耗本，得不偿失。

医案整理：刘妍辰

医案68：更年期血小板减少症

胡某，女，50岁。初诊：2021年11月2日（霜降）。病案号：23486。

主诉：月经量多4年，加重伴双下肢皮肤瘀点1个月。

病史：患者自2017年开始月经量多，未予治疗。2021年9月体检发现 PLT 82×10^9/L，自服花生衣、谷维素等，未进一步检查与治疗。10月中旬复查血常规示 PLT 27×10^9/L，拒绝西药治疗而来诊。现症见双下肢皮肤散在瘀点，倦怠乏力，心悸烘汗，偶有头痛及肩背痛，平素月经量多，手足不温，食少纳呆，夜卧不宁，大小便正常。舌质紫暗、体胖大，苔薄白微腻，脉沉细涩。

既往史：乳腺结节、乳腺导管扩张1年。

月经史：月经不规律，周期35～42天，色正常，量多4年，伴血块、痛经。上次月经：2021年10月2日。

辅助检查：血常规示 WBC 4.49×10^9/L，RBC 4.02×10^{12}/L，Hb 131g/L，PLT 24×10^9/L。

西医诊断：血小板减少症。

中医诊断：紫癜病（气不摄血，阳虚血瘀）。

治法：益气摄血，温阳消斑。

处方：香砂六君子汤合四草四根汤（自拟方）加减。

党参30g	黄芪25g	炒白术25g	茯苓25g
陈皮10g	升麻10g	砂仁10g	木香10g
仙鹤草15g	旱莲草25g	茜草根25g	白茅根25g
芦根25g	荷叶10g	艾叶5g	炮姜5g
炙甘草10g	生姜10g	大枣10g	

7剂，水煎服，每日1剂，早晚饭后30分钟温服。

二诊：2021年11月30日。因疫情休诊3周，自服前方14剂。现皮肤无瘀点，手足温暖。月经11月12日来潮，此次周期40天，经量较上次月经减少，轻度痛经，少量血块。舌质紫暗、体胖大，苔薄白微腻，脉沉细涩。复查血常规示 WBC 4.43×10^9/L，RBC 4.11×10^{12}/L，Hb 131g/L，PLT 40×10^9/L。前方去艾叶、炮姜，加菟丝子、巴戟天温肾助阳。

党参 30g	黄芪 25g	炒白术 25g	茯苓 25g
陈皮 10g	升麻 10g	砂仁 15g	木香 10g
仙鹤草 15g	旱莲草 25g	茜草根 30g	白茅根 30g
芦根 25g	荷叶 10g	菟丝子 15g	巴戟天 15g
炙甘草 10g	生姜 10g	大枣 10g	

7 剂，水煎服，每日 1 剂，早晚饭后 30 分钟温服。

三诊：2021 年 12 月 7 日。皮下瘀点瘀斑消失，头痛、肩背痛好转，食欲改善；仍入睡困难，心烦口微苦。舌质紫暗、体胖大，有热瘀点，苔薄白微腻，脉沉细小数。复查血常规示 WBC 5.3×10^9/L，RBC 4.66×10^{12}/L，Hb 135g/L，PLT 42×10^9/L。加用氨肽素片 1.0g，日 3 次，口服。结合症状及舌脉之象，考虑为体虚患病日久，郁而化热。前方加水牛角清热凉血，再服 14 剂。

党参 30g	黄芪 25g	炒白术 25g	茯苓 25g
陈皮 10g	升麻 10g	砂仁 15g	木香 10g
仙鹤草 15g	旱莲草 25g	茜草根 30g	白茅根 30g
芦根 25g	荷叶 10g	菟丝子 15g	巴戟天 15g
水牛角 30g	炙甘草 10g	生姜 10g	大枣 10g

14 剂，水煎服，每日 1 剂，早晚饭后 30 分钟温服。

四诊：2021 年 12 月 21 日。患者已服中药汤剂 5 周，自觉乏力减轻，心烦失眠改善。月经 12 月 17 日来潮，此次周期 35 天，经量接近正常，无痛经及血块。舌质淡暗、体胖大，苔薄白，脉沉细。复查血常规示 WBC 5.35×10^9/L，RBC 4.89×10^{12}/L，Hb 134g/L，PLT 46×10^9/L。前方去水牛角、陈皮、升麻，减量炒白术、茯苓，加紫草、生地黄，维持治疗。

| 党参 30g | 黄芪 25g | 炒白术 15g | 茯苓 15g |

紫草 10g	生地黄 15g	砂仁 15g	木香 10g
仙鹤草 15g	旱莲草 25g	茜草根 30g	白茅根 30g
芦根 25g	荷叶 10g	菟丝子 15g	巴戟天 15g
炙甘草 10g	生姜 10g	大枣 10g	

14 剂，水煎服，每日 1 剂，早晚饭后 30 分钟温服。

此后患者持续治疗 1 年余，近 3 次月经周期维持在 30～35 天，经量正常。2022 年 2 月 10 日血常规示 WBC $4.77 \times 10^9/L$，RBC $4.5 \times 10^{12}/L$，Hb 133g/L，PLT $62 \times 10^9/L$。

【诊疗心得】本案患者更年期前后，肾精亏虚，难以生髓化血，"任脉虚，太冲脉衰少，天癸竭，地道不通"，加之月经量多失血日久，脾胃化生乏源，统摄失司，进一步加重出血。治疗上要以摄血消斑、温阳调经治标，补脾固肾治本，予香砂六君子汤合四草四根汤加减。

香砂六君子汤是在六君子汤基础上加砂仁、木香而成，具有芳香化浊、醒脾和胃之功。脾为后天之本，气血生化之源，脾主统血，脉为血之府，血液生成之后，在脉中不停运行，发挥营养人体的作用。《景岳全书·血证》曰："盖脾统血，脾气虚则不能收摄；脾化血，脾气虚则不能运化，是皆血无所主，因而脱陷妄行。"今湿浊困厄中州，食饮不化。气血生化无源，气虚不能固摄血液而致血溢脉外。《医方集解·补养之剂》云："人参甘温，大补元气为君。白术苦温，燥脾补气为臣。茯苓甘淡，渗湿泻热为佐。甘草甘平，和中益土为使也。气足脾运，饮食倍进，则余脏受荫，而色泽身强矣。再加陈皮以理气散逆，半夏以燥湿除痰，名曰六君，以其皆中和之品，故曰君子也。"加入香、砂二味运气醒脾，使湿毒自化。全方健中有消，行中有补。再入芦根升发清阳，佐少量荷叶养阴止血。患者手足不温，为肾阳虚衰、气血痹阻不畅所致，以小剂量艾叶、炮姜温经散寒，调和气血。二诊时手足即温，故去艾叶、炮姜，加菟丝子、巴戟天温肾助阳。三诊时气血经络通畅，中焦气机升降运化恢复，则头痛、肩背痛好转，食欲改善。然患者脾肾亏虚日久，阳损及阴，久而化热，内扰心神出现失眠、烦躁，蒸于舌面出现热瘀点，故加水牛角凉血解毒兼以安神。至四诊后，诸症减轻无热象，去水牛角，换为紫草、生地黄清热凉血，生津止血。后期随诊中，月经周期稳定，血小板渐升。

脾胃为气血生化之源，脾主统血，所以在治疗失血证时补益中焦脾胃之气尤为重要，即所谓"有形之血不能速生，无形之气所当急固"。临证时，若见更年期女性失血者，要在补气摄血的同时，加用滋补肝肾药物。《素问·五运行大论》云："北方生寒，寒生水，水生咸，咸生肾，肾生骨髓，髓生肝。"揭示了肝肾两脏之间相互联系、相互影响的密切关系，肾藏精，肝藏血，肾为肝之母。《张氏医通》曰："气不耗，归精于肾而为精，精不泄，归精于肝而化清血。"此言肝血为肾精所化生，厥阴必待少阴之精足，方能血充气畅，疏泄条达。正所谓"母子相生，精血同源"，补血之源，才能使新血生而泉源不竭，瘀血去而沉疴不宿。

医案整理：刘妍辰

医案 69：继发免疫性血小板减少性紫癜

崔某，女，74 岁。初诊：2021 年 12 月 23 日（冬至）。病案号：23585。

主诉：周身皮肤散在瘀点瘀斑 20 天。

现病史：患者 20 天前无明显诱因出现周身皮肤散在瘀点瘀斑，伴有口腔黏膜水肿、疱疹，无发热，无鼻出血及牙龈出血，未予重视。此后上述症状持续不解，12 月 9 日就诊于大连市某医院，查 PLT 4×10^9/L，住院后复查血常规示 WBC 5.73×10^9/L，RBC 4.67×10^{12}/L，Hb 133g/L，PLT 8×10^9/L；EB 病毒、巨细胞疱疹病毒（＋）；核抗体谱示 SSA（±），肝肾功正常。骨髓穿刺检查，诊断为"结缔组织病（干燥综合征可能性大）、继发免疫性血小板减少性紫癜"，予输血小板、甲强龙 40mg 及人免疫球蛋白 20g，日 1 次静点，配合醋酸泼尼松片、环孢素口服治疗 3 天，血小板恢复到 94×10^9/L，症状好转出院。出院后继服醋酸泼尼松片 40mg/d，环孢素 3 粒、日 2 次，12 月 19 日因肢体疼痛自行停药。现症见周身皮肤无瘀点瘀斑，倦怠乏力，头晕心悸，口干口渴，食少纳呆，睡眠欠佳，小便频，大便秘结、2～3日一行。舌质淡红，苔薄白微腻，脉沉细无力。

既往史：高血压、糖尿病8年；心脏支架术后1年。

家族史：女儿患有再生障碍性贫血。

辅助检查：血常规示 WBC $9.12 \times 10^9/L$，RBC $4.13 \times 10^{12}/L$，Hb 118g/L，PLT $94 \times 10^9/L$。

西医诊断：结缔组织病；继发免疫性血小板减少性紫癜。

中医诊断：紫癜病（气不摄血）。

治法：补中健脾，益气摄血。

处方：归脾汤加减。

党参25g	黄芪15g	炒白术15g	炒白芍15g
当归15g	川芎10g	生地黄15g	熟地黄15g
仙鹤草25g	茜草25g	紫草15g	荷叶10g
补骨脂15g	菟丝子15g	酒黄精15g	阿胶10g
生甘草10g	大枣10g		

7剂，水煎服，每日1剂，早晚饭后30分钟温服。

西药处方：醋酸泼尼松片，每日40mg，分3次（早20mg，午10mg，晚10mg）口服；环孢素软胶囊，每次75mg，日2次，口服，停用抗凝药。

二诊：2021年12月30日。患者服药无不适，仍有乏力，口渴纳呆，入睡困难，自觉排尿困难，便秘。舌质淡红，苔薄白微腻，脉沉细无力。减量醋酸泼尼松片为每日35mg，分3次（早20mg，午10mg，晚5mg）口服。患者排尿不畅，予泽兰、通草以利尿，以通为用，减菟丝子、酒黄精。

党参25g	黄芪15g	炒白术15g	茯苓25g
当归15g	川芎10g	生地黄15g	熟地黄15g
仙鹤草25g	茜草25g	紫草10g	荷叶10g
补骨脂15g	泽兰15g	通草10g	生甘草10g

大枣 10g　　　　阿胶 10g

7 剂，水煎服，每日 1 剂，早晚饭后 30 分钟温服。

三诊：2022 年 1 月 6 日。服药后周身瘀点瘀斑消失，头晕心悸减轻，排尿困难改善；于 1 月 4 日自行停用激素，现仍乏力，纳呆，畏寒，睡眠欠佳，便秘。舌质淡红，苔薄白微腻，脉沉细无力。血常规示WBC $6.71 \times 10^9/L$，RBC $4.22 \times 10^{12}/L$，Hb 128g/L，PLT $98 \times 10^9/L$。建议继续服用醋酸泼尼松片，每日 20mg，分 2 次（早 15mg，午 5mg）口服。患者脾肾阳虚为主，故在上方基础上加淫羊藿 25g，补骨脂用量增加至 25g，以增强补益脾肾功效。

党参 25g	黄芪 15g	炒白术 15g	茯苓 25g
当归 15g	川芎 10g	生地黄 15g	熟地黄 15g
仙鹤草 25g	茜草 25g	紫草 10g	荷叶 10g
淫羊藿 25g	补骨脂 25g	泽兰 15g	通草 10g
阿胶 10g	生甘草 10g	大枣 10g	

7 剂，水煎服，每日 1 剂，早晚饭后 30 分钟温服。

四诊：2022 年 1 月 13 日。服药后头晕心悸明显改善，乏力缓解，食欲增加，小便正常，便秘略好转；入睡困难，寐中易醒，醒后难以入睡。舌质淡红，苔薄白微腻，脉沉细无力。复查血常规示 WBC $5.34 \times 10^9/L$，RBC $4.37 \times 10^{12}/L$，Hb 120g/L，PLT $102 \times 10^9/L$。醋酸泼尼松片减至每日 15mg，续服上方 7 剂。

阳不入阴则入睡难，后期予菟丝子 15g，夜交藤 15g 以导阳入阴，以养心安神；停用泽兰、通草。继服 7 剂后停药，继续递减激素。一个月后随访，患者状态可，周身无出血，饮食可，睡眠尚可，大小便正常。

【诊疗心得】继发性血小板减少性紫癜是一种比较常见的疾病，通常患者有明确的继发原因，可由物理、化学等因素引起，或因免疫性破坏、药物、感染等相关因素，使血小板破坏增加或消耗过多。

该患者为老年女性，大病后耗伤气血，气虚则生血统血失职，血不循经，溢于脉外，出现周身皮肤瘀点、瘀斑，神疲乏力，纳呆；血虚则头晕心悸；舌质淡红，苔薄白，脉沉细无力，均为气不摄血之象。治宜补中健脾、益气摄血，予归脾汤加减。归脾汤源于宋代《济生方》。方中党参、炒白术、茯苓、甘草补气健脾；黄芪、当归益气生血；可酌情加熟地黄、生地黄、菟丝子、酒黄精滋阴养血；阿胶补血止血；仙鹤草、紫草、茜草收敛止血；荷叶凉血止血；川芎为血中之气药，既能行散，上行可达颠顶，又入血分，下行可达血海，走而不守。诸药合用，共奏益气养血、活血止血之功效。汪昂《医方集解·补养之剂》赞其"气壮则能摄血，血自归经，而诸症悉除矣"。这也正是孟河医派"用药朴实无华，崇尚简便廉验"的大医精诚精神的再现。

医案整理：王冬梅

医案70：甲状腺癌术后血小板减少症

孙某，女，49岁。初诊：2021年7月8日（小暑）。病案号：23079。

主诉：反复牙龈出血10年。

现病史：患者2011年行甲状腺乳头癌手术，术后出现反复牙龈出血，血常规示血小板减少，未做系统检查。此后于多处就诊，均疗效不佳，反复出现牙龈出血。现症见反复牙龈出血，平素胃胀反酸，多梦易醒，小便正常，大便秘结、2日一行。舌质红、舌尖赤，苔薄黄，脉细涩。

辅助检查：血常规示 WBC 7.08×10^9/L，RBC 5.09×10^{12}/L，Hb 149g/L，PLT 30×10^9/L。

西医诊断：甲状腺癌术后；血小板减少症。

中医诊断：紫癜病（瘀热互结）。

治法：清热解毒，凉血散瘀。

处方：犀角地黄汤合四草四根汤（自拟方）加减。

生栀子25g	水牛角25g	赤芍10g	牡丹皮10g
仙鹤草15g	旱莲草15g	茜草25g	紫草15g

板蓝根 15g	白茅根 25g	芦根 25g	荷叶 10g
当归 15g	炒白芍 15g	生地黄 25g	熟地黄 15g
野菊花 15g	半枝莲 15g	虎杖 10g	生甘草 10g

7 剂，水煎服，每日 1 剂，早晚饭后 30 分钟温服。

成药处方：升血小板胶囊，每次 4 粒，日 3 次，口服。

二诊：2021 年 7 月 15 日。服药后无不适，睡眠改善；时有牙龈出血，大便秘结。舌质红、舌尖赤，苔薄黄，脉细涩。复查血常规示 WBC 6.53×10^9/L，RBC 4.59×10^{12}/L，Hb 135g/L，PLT 36×10^9/L。继服前方 14 剂。

三诊：2021 年 7 月 29 日。牙龈出血减轻，便秘略改善、日 1 次。舌质红、舌尖赤，苔薄黄，脉细涩。复查血常规示 WBC 6.81×10^9/L，RBC 5.15×10^{12}/L，Hb 142g/L，PLT 48×10^9/L。前方调整用量，去板蓝根，加用槐花凉血止衄。

生栀子 25g	水牛角 30g	赤芍 10g	牡丹皮 10g
仙鹤草 25g	旱莲草 25g	茜草 25g	紫草 15g
白茅根 25g	芦根 25g	槐花 10g	荷叶 10g
当归 15g	炒白芍 15g	生地黄 25g	熟地黄 15g
野菊花 15g	半枝莲 15g	虎杖 10g	生甘草 10g

24 剂，水煎服，每日 1 剂，早晚饭后 30 分钟温服。

【诊疗心得】血小板减少症见于多种血液性疾病、风湿免疫病、放化疗损伤及药物相关性血小板减少等。本案患者甲状腺癌术后即出现牙龈出血、血小板减少反复发作，迁延难愈。究其根本，一则正气虚衰发为癌病，癌毒及手术治疗耗伤气血津液，气虚致瘀，血行涩滞，聚而成瘀；二则气郁日久必致血瘀，瘀血日久必化热，"阳络伤则血外溢，血外溢则衄血"，瘀热之邪损伤阳络，灼伤营血，迫血妄行，致使血不循经，溢出脉外而发生齿衄。《血证论》云"离经之血不与好血相合是谓瘀血"，瘀热互结，热壅血瘀，瘀与热互为因果，循环不已，故病情迁延难愈。

张仲景在《伤寒论》中首次提出"瘀热"一词："太阳病六七日，表证仍在，脉微而沉，反不结胸……瘀热在里故也。"巢元方的《诸病源候论》中记载"诸阳受邪热，初在表，应发汗，而汗不发，致使热毒入深，结于五脏，内有瘀积，故吐血也"，提出瘀热搏结五脏而致出血证。叶天士在《温热论》中指出"入血就恐耗血动血，直须凉血散血"，明确了热入血分证的治疗在于凉血散瘀。针对本患立清热解毒、凉血散瘀之法，用犀角地黄汤合四草四根汤加减。

犀角地黄汤原为热毒炽盛于血分，迫血妄行所设，其为清热凉血之剂。孙思邈《备急千金要方》论其治疗"鼻衄、吐血不尽，内余瘀血"。本方既能清热解毒，又能凉血散瘀，兼有养阴之功，无耗血之虑。方中用苦咸寒之水牛角为君药，清热凉血，泻火解毒，寒而不遏，直入血分，使火平热降、凉血解毒则血自安；臣以生地黄，味甘、苦，性寒，清热凉血，滋阴生津，能清能补，既助君药解血分之热，又善走血分，止血生血；赤芍味苦、性微寒，凉血散瘀，助生地黄泄热凉血；牡丹皮苦辛微寒，清热凉血散瘀，与赤芍共为佐使药。

四草四根汤基本药物为仙鹤草、旱莲草、茜草、紫草，板蓝根、山豆根、白茅根、芦根等。本方中去山豆根，予以荷叶代替，《本草纲目》载其能"生发元气，裨助脾胃，涩精滑，散瘀血，消水肿、痈肿，发痘疮。治吐血、咯血、衄血、下血、溺血、血淋、崩中、产后恶血、损伤败血"。野菊花清热解毒，泻火平肝；半枝莲清热解毒，化瘀利尿。李铁教授常用这两个药配对，清解血分热毒，特别是热毒瘀滞、缠绵难愈者。虎杖清热解毒、散瘀生新，对血小板减少症见热毒壅滞者亦有一定作用。《医学启蒙汇编》所谓"去其所害，气血自生"，辨证精确，即能应手起效，血小板岂有不升之理？患者复诊时，血小板逐渐上升，病情稳定。首方合拍，效不更方，随症调治，诸症渐平，血小板维持在（60～70）×10^9/L，无出血倾向，配合口服中成药升血小板胶囊以清热解毒，凉血止血，散瘀消斑，随访至今未复发。

医案整理：陶贵源

医案71：放化疗后血小板减少性紫癜

郝某，女，61岁。初诊：2021年8月24日（处暑）。病案号：04315。

主诉：间断皮肤瘀点、瘀斑4年余，加重20天。

病史：患者2014年6月因宫颈癌行放化疗治疗，病情稳定。2017年7月化疗后出现皮肤瘀点、瘀斑，查血常规示 PLT 62×10^9/L，在我处服中药治疗半年，PLT 维持在（80～100）$\times 10^9$/L，病情稳定，无出血倾向。2021年8月注射免疫抑制剂后周身皮肤出现针尖样出血点，伴头晕心悸，自服稳心颗粒等药物未改善。8月21日复查 PLT 24×10^9/L，急来求诊。现症见周身皮肤散在瘀点、瘀斑，头晕心悸，倦怠乏力，自汗盗汗，无鼻衄及齿龈出血，食欲尚可，睡眠欠佳，大小便正常。舌质淡暗，有裂纹，少苔，脉弦细。

既往史：2011年行甲状腺良性结节手术。

辅助检查：血常规示 WBC 3.44×10^9/L，RBC 4.54×10^{12}/L，Hb 134g/L，PLT 24×10^9/L；肝功能示 ALT 87.5IU/L，AST 59.2IU/L；心电图示频发室早二联律。

西医诊断：宫颈癌术后；血小板减少性紫癜。

中医诊断：紫癜病（气营亏虚，药毒炽盛）。

治法：益气养营，凉血解毒。

处方：养营汤合四草四根汤（自拟方）加减。

太子参30g	黄芪25g	炒白术25g	防风15g
仙鹤草15g	旱莲草15g	紫草15g	紫苏叶15g
茜草根25g	白茅根25g	芦根25g	荷叶15g
当归10g	炒白芍15g	炒枣仁15g	五味子15g
乌梅10g	炙甘草10g	大枣10g	

7剂，水煎服，每日1剂，早晚饭后30分钟温服。

西药处方：氨肽素片，每次1.0g，日3次，口服。

成药处方：益血生胶囊，每次4粒，日3次，口服。

二诊：2021 年 8 月 31 日。服药后无不适，头晕明显减轻；偶有心悸，平素少气懒言，时有汗出。舌质淡暗，有裂纹，少苔，脉弦细。血常规示 WBC 3.64×10⁹/L，RBC 4.47×10¹²/L，Hb 134g/L，PLT 26×10⁹/L。配合益血生胶囊、氨肽素片口服，续服前方 7 剂。

三诊：2021 年 9 月 7 日。患者述周身乏力、心悸有所改善，自汗减轻；仍有盗汗，睡眠轻浅。舌质淡红，有裂纹，苔薄白，脉和缓。血常规示 WBC 3.97×10⁹/L，RBC 4.61×10¹²/L，Hb 138g/L，PLT 26×10⁹/L。前方去当归，加麦冬 25g 滋阴养心安神，四草四根汤加量，再服 14 剂。

太子参 30g	黄芪 25g	炒白术 25g	防风 15g
仙鹤草 15g	旱莲草 15g	紫草 15g	紫苏叶 15g
茜草根 30g	白茅根 30g	芦根 30g	荷叶 15g
麦冬 25g	炒白芍 25g	炒枣仁 25g	五味子 15g
乌梅 10g	炙甘草 10g	大枣 10g	

14 剂，水煎服，每日 1 剂，早晚饭后 30 分钟温服。

四诊：2021 年 9 月 21 日。患者述服药后头目清利，心悸完全好转，自汗、盗汗改善，睡眠质量提高，无皮肤瘀点瘀斑。舌质淡红，有裂纹，苔薄白，脉和缓。复查血常规示 WBC 4.01×10⁹/L，RBC 4.52×10¹²/L，Hb 138g/L，PLT 42×10⁹/L。心阴得复，神有所驻，故前方去紫苏叶、麦冬、炒白芍、炒枣仁、五味子、乌梅，加生地黄、忍冬藤、连翘各 15g，配合益血生胶囊、氨肽素片，服 20 剂巩固治疗。

太子参 30g	黄芪 25g	炒白术 25g	防风 15g
仙鹤草 15g	旱莲草 15g	紫草 15g	生地黄 15g
茜草根 30g	白茅根 30g	芦根 30g	荷叶 15g
忍冬藤 15g	连翘 15g	炙甘草 10g	大枣 10g

20 剂，水煎服，每日 1 剂，早晚饭后 30 分钟温服。

此后每月复诊一次，随证加减。患者心悸、乏力、头晕等症状改善。2022 年 2 月 24 日复查血常规示 WBC 4.13×10⁹/L，RBC 4.62×10¹²/L，

Hb 142g/L，PLT 68×10^9/L；肝功能正常。

【诊疗心得】患者为老年女性，有肿瘤病史，在长期的放化疗过程中，气血耗伤、药毒内蕴而逐渐引发皮下瘀点、血小板减少，于我处治疗3年，血小板维持在接近正常水平。2021年注射免疫抑制剂后，机体产生免疫应答，一定程度上引起了免疫介导的血小板破坏增加，抑制了骨髓的造血功能而复发血小板减少。此次发病首诊有自汗、盗汗，是脾肺气虚，卫外不固，营阴不守所致；血虚心脉失养，阴亏虚火内生，故见头晕、心悸。此时火盛表现并不明显，故以益气养阴和营、凉血解毒生津为主，拟养营汤合四草四根汤加减。

养营汤有补气益血养营之功，用以治疗气营亏虚，脏腑虚损。其中选用性味偏凉的太子参代替人参，以防温燥伤阴；炒白芍、炒枣仁、五味子三者味酸，与当归合用，药性寒温调和，意在养血柔肝、补血养心、滋阴安神。四草四根汤凉血化瘀、生血止血，是我们治疗血小板减少性紫癜的常用方剂。防风味辛、甘，性温，为"风药中之润剂"，常用以祛风解表、胜湿止痛；紫苏叶性温，常用以解表散寒、行气解毒。但本案患者无寒、无风、无湿，表现为卫虚营弱，气虚血瘀之象，故此处用二药并非解风寒湿之外邪，乃为宣肺升阳、化瘀解毒之意。阳气得升，气机得畅，使化血有源，以助君臣。再配合益血生胶囊、氨肽素片口服，加速血小板生成，提高免疫力。

三诊时，周身乏力、头晕心悸有所改善，自汗减轻，但仍有盗汗，睡眠轻浅，故去当归、加麦冬滋养心阴，安神醒脑，同时加大四草四根汤用量以增强化瘀止血之功。四诊来时头目清利，心悸好转，已无自汗盗汗，睡眠改善，舌脉恢复，血小板升至 42×10^9/L。五脏平和，则心脉阴血恢复，故去养心诸药，加生地黄、忍冬藤、连翘凉血解毒。持续巩固用药后，乏力明显好转。后期随诊，患者血小板呈持续上升状态。

医案整理：刘妍辰

四、血管性紫癜

医案 72：血管性紫癜 1

于某，女，60 岁。初诊：2019 年 5 月 9 日（立夏）。病案号：20216。

主诉：双下肢皮肤散在瘀点瘀斑 10 年。

现病史：2002 年出汗后出现双下肢皮肤瘀点瘀斑，逐渐向身体上部蔓延，瘀斑消退后有色素沉着，余无不适，于当地医院诊断为"毛细血管扩张症"，予芦丁片、维生素 C 片治疗无明显改善。现症见双下肢皮肤散在红色瘀点，伴少量色素旧斑，无腹泻及关节痛，无瘙痒，周身倦怠，口干口渴，饮食尚可，夜卧不宁，大小便正常。舌质淡红，苔薄白，脉沉细。

辅助检查：尿常规示尿蛋白（±），潜血（−）。

西医诊断：血管性紫癜。

中医诊断：紫癜病（阴虚血亏，络脉瘀滞）。

治法：养阴凉血，化瘀消斑。

处方：四草四根汤（自拟方）合银翘散加减。

仙鹤草 15g	旱莲草 15g	茜草根 25g	板蓝根 25g
紫草 10g	紫苏叶 10g	防风 10g	蝉蜕 10g
金银花 15g	连翘 15g	槐花 15g	荷叶 10g
天花粉 15g	生牡蛎 30g	生甘草 10g	

7 剂，水煎服，每日 1 剂，早晚饭后 30 分钟温服。

二诊：2019 年 5 月 16 日。服药后双下肢瘀点减少，未见新发色素沉着；仍有乏力口干，入睡困难。舌质淡红，苔薄白，脉沉细。

仙鹤草 15g	旱莲草 15g	茜草根 25g	板蓝根 25g
紫草 10g	紫苏叶 10g	防风 10g	蝉蜕 10g
金银花 15g	连翘 15g	槐花 15g	荷叶 10g
天花粉 15g	生牡蛎 30g	生甘草 10g	

7 剂，水煎服，每日 1 剂，早晚饭后 30 分钟温服。

三诊至四诊略。

五诊：2019 年 6 月 27 日。患者双下肢无新出皮疹，无瘙痒、疼痛，乏力、口干减轻，睡眠略改善；偶有自汗、盗汗。予银翘饮调理善后。

金银花 15g　　　连翘 15g　　　防风 10g　　　荷叶 10g

炒麦芽 10g　　　炒谷芽 10g　　　生甘草 3g

28 剂，水煎服，每日 1 剂，早晚饭后 30 分钟温服。

【诊疗心得】毛细血管扩张症是指毛细血管的弹性减退，脆性增加，导致血管持续不均匀扩张，甚或破裂，出现皮肤泛红、肉眼可见扩张的毛细血管等情况，常伴有红色或紫红色斑状、点状、线状或星状损害的现象。中医病名为"紫斑"，以血液溢出肌肤之间、皮肤呈现青紫斑点或斑块为临床特征，多由热毒炽盛、阴虚火旺或气虚不摄所致。《素问·皮部论》云："皮者，脉之部也。邪客于皮，则腠理开，开则邪入客于络脉。络脉满，则注于经脉；经脉满，则入舍于腑脏也。故皮者有分部，不与而生大病也。"《灵枢·百病始生》云："夫百病之始生也，皆生于风雨寒暑，清湿喜怒，喜怒不节则伤脏，风雨则伤上，清湿则伤下。"又说："起居不节，用力过度则络脉伤，阳络伤则血外溢。"本案患者既往体健，"年四十而阴气自半"，营阴不足，脉络不坚，易感外邪，不耐受力。

四草四根汤清热养阴、凉血止血、化瘀消斑，是我们治疗紫癜的经验方剂。方中仙鹤草涩平，收敛止血；旱莲草滋补肝肾，凉血止血；茜草以根入药，凉血行血止血，通经活络；紫草凉血散瘀，透疹消斑；板蓝根清热解毒凉血。诸药合用，可使阴血得生，血热得除，瘀血得散，则新血生，有滋阴凉血、降火止血之功。紫苏叶辛香舒郁，利气开结，是治疗各种过敏症的效药。金银花补虚疗风，连翘清热解毒，二药共用，能轻清解表，凉血消斑。防风发散解表，胜湿止痛，祛风解痉，既疏散风邪，实卫固表，又能升发清阳，引血归经，用于多汗及出血证。蝉蜕疏散风热，透疹。《本草纲目》记载："蝉，主疗皆一切风热证，古人用身，后人用蜕。大抵治脏腑经络，当用蝉身；治皮肤疮疡风热，当用蝉蜕。"槐花、荷叶清暑利湿，升阳止血，治出血证常与生地黄、侧柏叶等同用。患者素有口渴，实乃阴津不足，天花粉最善养阴清热、生津止渴，《本经疏证》云其能"启脾家阴津上潮"，其止渴的作用是"易成亦易消"。生牡蛎功能养阴潜阳，清热解渴，软坚散结，《本草备要》载其"微寒以清热补水，治虚劳烦热"。两者配伍，组成栝楼牡蛎散，具有养阴清热、生津止渴功效。《医宗金鉴》曰："与百合洗身而渴不瘥者，内热甚而津液竭也。栝楼根苦寒，生津止渴，牡蛎咸寒，引热下行也。"两药相伍，一升一降，润肺清肾，一主清润，一主消散，相辅相成，共奏养阴清热之功。生甘草益气补中，清热解毒。全方清热养阴，凉血止血，化瘀消斑，坚络通脉，畅行营气。

医案整理：孙晖

医案 73：血管性紫癜 2

奚某，男，4 岁。初诊：2019 年 2 月 28 日（雨水）。病案号：20027。

主诉：左下肢皮肤反复瘀点半年，间断发热 1 个月。

现病史：2018 年 8 月患儿感冒后出现左下肢皮肤瘀点，初呈紫红色，压之不褪，随后逐渐变浅，无瘙痒，遇热加重，反复发作，就诊于大连市某医院，疑诊为"湿疹样皮炎"，予外用药无效。2019 年 2 月初，患儿受凉后突发高热，体温 40℃，伴咽痛，查血常规正常，尿蛋白（±），对症治疗 7 天后痊愈出院。半个月后，患儿无明显诱因再次出现高热，体温 40℃，伴鼻塞，咽痛，扁桃体 II 度肿大，再次就诊考虑为"自身炎症发热综合征"，予布洛芬混悬液及抗生素治疗 2 天，体温恢复，出院后再次发热来诊。现症见发热，体温 37.5℃，左下肢皮肤紫红色瘀点，鼻塞咽痛，精神萎靡，食少纳呆，小便短赤，大便不通。舌质红，苔黄腻，脉滑数。

家族史：父亲荨麻疹病史 10 余年。

辅助检查：血常规示 WBC 5.43×10^9/L，RBC 4.11×10^{12}/L，Hb

131g/L，PLT 186×10^9/L；尿常规示尿蛋白（±）。

西医诊断：血管性紫癜。

中医诊断：紫癜病（风热袭表，热入血分）。

治法：辛凉透表，清热凉血。

处方：四草四根汤（自拟方）加减。

仙鹤草5g	茜草10g	白茅根5g	芦根5g
青蒿5g	黄芩3g	防风3g	蝉蜕5g
鱼腥草3g	大青叶5g	薄荷3g	生甘草3g

7剂，水煎服，每日1剂，早晚饭后30分钟温服。

二诊：2019年3月7日。服药后左下肢瘀点及咽痛减轻，无发热，精神好转；仍食少纳呆，小便黄，大便不通。舌质红，苔黄腻，脉滑数。尿常规示尿蛋白（±），潜血（－）。考虑外邪渐解，加荷叶、紫苏叶凉血消斑，透邪出表。

仙鹤草5g	茜草10g	白茅根5g	芦根5g
青蒿5g	黄芩3g	防风3g	荷叶5g
鱼腥草3g	大青叶5g	紫苏叶3g	薄荷3g
生甘草3g			

7剂，水煎服，每日1剂，早晚饭后30分钟温服。

三诊：2019年3月14日。未再发热，左下肢瘀点颜色变浅，无咽痛，食欲改善，小便淡黄，大便2日一行。舌质红，苔薄黄腻，脉滑数。血常规示 WBC 5.25×10^9/L，RBC 4.42×10^{12}/L，Hb 126g/L，PLT 198×10^9/L；尿常规示尿蛋白（－），潜血（－）。前方每日半剂，续服14天。

四诊：2019年4月2日。服药后瘀点完全消失，饮食可，大小便正常。舌质红，苔薄白，脉滑数。血常规示 WBC 5.27×10^9/L，RBC 4.15×10^{12}/L，Hb 118g/L，PLT 168×10^9/L；尿常规示尿蛋白（－），潜血（－）。上方每日半剂，再服14剂，1个月后随访未见复发。

【诊疗心得】血管性紫癜是血管壁或血管周围组织有缺陷引起皮肤和

黏膜出血的一类疾病，一般无血小板缺陷及凝血功能障碍。血管性紫癜属中医"肌衄"范畴。《血证论》云："知阳乘阴而内逆者，发为吐衄，则知阳乘阴而外泄者，发为皮肤血汗矣。"《中国医学大辞典》云："血从汗孔出者，谓之肌衄。"本病的成因为外感风热、热毒，入里化热，或内生郁热，热迫血行，血溢脉外；或素体脾虚，正气不足，统摄血液无权；或阴血耗损，肾阴不足，虚火内生，灼伤脉络所致。疾病初期发病急，变化多，若见皮肤紫癜常伴瘙痒、色多赤紫、鲜如锦纹等，皆属风热为患。

该患儿暑季感受风热之邪后，出现下肢紫癜，乃风热袭表，伤及营血，迫入血分，血液离经而致。故遇热紫癜加重，血热不清，每感风热外袭，再次扰动营血，紫癜反复发作。外邪从口鼻、皮毛入侵，肺卫首当其冲。《素问·太阴阳明论》说："伤于风者，上先受之。"肺位于上焦，主呼吸，气道为出入升降的通路；喉为其系，开窍于鼻，外合皮毛，职司卫外，为人身之藩篱。风热犯表，热瘀肌腠，出现卫表不和及上焦肺系症状，如体温升高、鼻塞咽痛；脾胃失和，腑气不通，故而食少纳呆、大便不通；风热伤及营血见下肢皮肤紫红色瘀点；心火下移小肠则小便短赤；舌质红，苔黄腻，脉数，皆为风热袭表之象。

小儿乃稚阴稚阳之体，脏腑娇嫩，形气未充，用药宜轻灵，当辛凉透表、凉血消斑，以辛凉之品散表热、透郁热。青蒿泻暑热之火，既能泻火热而不耗气血，又能透热于表；黄芩清上焦之火，泄肺经热；防风升发而能散，治风通用。用四草四根汤中的仙鹤草凉血止血，下气通腑，茜草活血化瘀，止血生新，白茅根清热生津，凉血止血，芦根清热生津，透热除烦；蝉蜕与薄荷配伍，既能清透里热，又能祛风消斑；薄荷味辛能散，性凉而清，其性锐而轻清，善行头面，利咽喉，其气香而利窍，善走肌表，散肌热；鱼腥草、大青叶清热解毒，是治疗小儿病毒发热的效药。二诊患儿表证渐解，加用荷叶、紫苏叶凉血消斑，透邪出表。荷叶味苦、性平，《本草纲目》载其能"生发元气，裨助脾胃，涩精滑，散瘀血，消水肿痈肿，发痘疮，治吐血、咯血、衄血、下血、溺血、血淋、崩中、产后恶血、损伤败血"。

患者用中药调治一个半月，皮肤瘀点消退，未再复发，随诊复查血常规、尿常规均正常，病情平稳。

医案整理：刘通强

第三章　血瘀证

一、概述

早在《黄帝内经》对"瘀血"就有"恶血""衃血""血有余""留血"等记载。张仲景《伤寒杂病论》完善了活血化瘀理论。其一是论述了瘀血证病因病机，包括以下几种：热邪致瘀，"热结膀胱，其人如狂"；寒邪致瘀，"伤寒有热，少腹满，应小便不利，今反利者，为有血也"；因虚致瘀，"内有干血，肌肤甲错，两目黯黑"；水与血结，"经水前断，后病水，名曰血分"。其二是总结了瘀血证致病特点，包括以下两种：疼痛，"产后七八日，无太阳证，少腹坚痛，此恶露不尽"；肿块，"疟母""癥瘕害"及面色黎黑、肌肤甲错、唇舌青紫、大便黑、黄疸、脉迟涩等症状。其三是规范了瘀血证的治则方药，包括泻热逐瘀法的桃核承气汤、大黄牡丹皮汤等，温经逐瘀法的温经汤、当归生姜羊肉汤、旋覆花汤配葱白等，化癥逐瘀法的大黄䗪虫丸、鳖甲煎丸等，破血逐瘀法的抵当丸、下瘀血汤等，利水逐瘀法的大黄甘遂汤、当归芍药散、茵陈蒿汤、赤小豆当归散等，补虚逐瘀法的黄芪桂枝五物汤等。清代叶天士提出"久病入络"的理论，倡导"通络"之说，提出了"入血尤恐耗血动血，直须凉血散血"的重要理论。王清任所创的五个逐瘀汤（血府逐瘀汤、膈下逐瘀汤、少腹逐瘀汤、身痛逐瘀汤、通窍活血汤）至今仍广泛应用于临床。唐容川《血证论》根据"瘀血不去，新血不生"的理论，提出了"止血，消瘀，宁血，补虚"的治疗出血四步骤。

瘀之重者，久者可化为血实之证。《素问·调经论》言："气血以并，阴阳相倾，气乱于卫，血逆于经，血气离居，一实一虚。"由此可知，"血实"是指机体营血过盛而引起的疾病。我们将真性红细胞增多症、原发性血小板增多症、骨髓纤维化、恶性淋巴瘤、多发性骨髓瘤等血浓病归结为血实证范畴。

血实证是血瘀证的特殊表现，在中医血液病中是一个特有概念。血实证当"从毒论治"。《素问·五常政大论》言："夫毒者，皆五行标盛暴烈之气所为也。"因此，我们把邪气亢盛剧烈或蕴结日久产生的病理产物皆称之为"毒"。六淫之邪过盛皆可化毒，如风毒、寒毒、暑毒、湿毒、燥毒、火毒。与普通的致病因素相比，血实证的致病在程度深浅上有着明显的不同。在血液系统疾病中，多为邪气亢盛及邪瘀体内日久而为毒。临证中以热毒、湿毒、瘀毒、痰毒为常见，其中也包含化疗药物及免疫抑制剂的副作用引起机体的病理特征，我们称之为"药毒"。

（一）生理病理

在血液系统疾病中，血瘀证的主要病因病机包括以下几个方面：首先，血虚脉道失充，血行不畅，因虚致瘀。人体血液以一定的量在经脉之中环流不止以濡养全身，从而维持机体各种生理活动。若各种原因导致血虚经脉失养，血液流动就会减慢甚至停滞成瘀。其次，气虚推动无力，血滞脉中。《血证论》云："运血者，即是气。"气虚无力推动血液运行，或缓或停，聚而为瘀。第三，阴虚阳竭，泣而不行。血液病患者经过化疗、免疫抑制剂治疗后，阳气耗伤严重，激素类药物如焚林之法，涸竭阳气，血液运行不畅。第四，离经之血停聚不散。《灵枢·贼风》曰："尝有所伤于湿气，藏于血脉之中，分肉之间，久留而不去。"出血后气血两虚，加之大病、久病，入络成瘀，又影响新血化生，如此循环往复，气阴耗散，积重难返，瘤疾难愈。而"血实"这一类病证又有湿热互结、痰瘀互结、热壅血瘀的病机所在。核心病机是热、瘀、湿、毒。脏腑亏虚为本，热瘀、血瘀、湿瘀、痰瘀、毒瘀为标，而脏腑功能失调，正气虚损贯穿疾病始终。

（二）临床表现

血瘀证主要表现：①疼痛：刺痛、定痛、久痛、夜痛、拒按是血瘀病证的五大特征。②肿块：固定性肿块，如肝、脾、淋巴结肿大，关节腔瘀血肿大等。③出血：机体各部位急性或慢性出血，血色暗红或紫黑或兼有血块，或肌肤有瘀斑、瘀点等。④发热：局部或全身出现发热症状。局部发热多由血肿郁热而致，常伴有红、肿、热、痛等。全身发热则见持续性高热，或寒热并见，也可见潮热或低热等。⑤舌脉：舌质黯淡、瘀紫，或舌体瘀斑、瘀点。脉涩、结、代或无脉等。

《素问·调经论》曰："血气与邪并客于分腠之间，其脉坚大，故曰实。实者外坚充满，不可按之，按之则痛。"《灵枢·百病始生》曰："凝血蕴里而不散，津液涩渗，著而不去，而积皆成矣。"《金匮要略》说："病人胸满，唇痿舌青，口燥，但欲漱水不欲咽，无寒热，脉微大来迟，腹不满，其人言我满，为有瘀血。病者如有热状，烦满，口干燥而渴，其脉反无热，此为阴伏，是瘀血也。"又说："五劳极虚羸瘦，腹满不能饮食，食伤，忧伤，饮伤，房室伤，饥伤，劳伤，经络营卫气伤，内有干血，肌肤甲错，两目黯黑。"吴又可论曰："邪热久羁，无由以泄，血为热搏，留于经络，败为紫血，溢于肠胃，腐为黑血，便色如漆。"

临证中除上述症状外，亦可见神志改变。《伤寒论》云："妇人伤寒发热，经水适来，昼日明了，暮则谵语，如见鬼状者，此为热入血室。"又说："热结膀胱，其人如狂。"《脉经》述："阳明证，其人喜忘者，必有畜血。"《重订通俗伤寒论》曰："热陷包络神昏，非痰迷心窍，即瘀阻心孔。"心主血脉又主神志，肝藏血亦藏魂。若瘀热上扰于心，血热入肝而风动，就会出现神明紊乱，神志活动失常的表现。

（三）治则治法及常用方药

血瘀证的临床治疗，在《黄帝内经》里已有详细的论述。《素问·阴阳应象大论》有"血实宜决之，气虚宜掣引之"，揭示了"血实宜决之"是活血化瘀的治疗大法；《素问·调经论》谓"病在脉，调气血"，《素问·至真要大论》云"……必先五胜，疏其血气，令其调达，而致和平"，就是说，治疗疾病的关键之一，就是条达气血，根据病因病机的不同，辅以温阳化气、养阴解毒诸法。

1. 益气养血祛瘀法

"气为血之帅，血为气之母"，气血旺盛，则血流通畅；反之，血虚脉道不能得到充盈，血液运行就会不通畅甚至停滞而形成血瘀。正如《景岳全书》所论："凡人之气血犹源泉也，盛则流畅，少则壅滞。故气血不虚则不滞，虚则无有不滞者。"气虚致瘀是血瘀证的主要病因病机之一，临床中常用人参、党参、太子参、黄芪、白术等中药益气活血，用当归、白芍、丹参、鸡血藤、何首乌、熟地黄等中药养血活血。

治疗气虚血瘀常用的配伍有人参配黄芪补中益气；党参配黄芪益气健脾；太子参配黄芪补气滋阴；黄芪配当归补气生血；白术配茯苓健脾利水等。治疗血虚血瘀常用的配伍有当归配川芎养血活血；当归配赤芍活血止痛；当归配鸡血藤活血通络；当归配丹参化瘀止痛；当归配熟地黄补阴养血等。

常用的方剂有补中益气汤（《脾胃论》）、八珍汤（《正体类要》）、十全大补汤（《太平惠民和剂局方》）、当归补血汤（《内外伤辨惑论》）、大黄䗪虫丸（《金匮要略》）、桃红四物汤（《医宗金鉴》）等。

2. 温阳活血祛瘀法

"肾为先天之本，脾为后天之本"，肾为元阳之根，肾阳是推动脏腑气化功能和维持生命活动的原动力。肾阳又能温煦脾阳，脾肾阳虚，寒凝经脉，血液运行不畅而凝滞为瘀。"血得热则行"，临床常用仙茅、淫羊藿、补骨脂、巴戟天、熟附子、肉桂、炮姜、细辛等温补肾阳，用吴茱萸、干姜、桂枝、小茴香、高良姜、乌药等温运脾阳。

常用的配伍有仙茅配淫羊藿补肾壮阳，祛风除湿；补骨脂配巴戟天补肾强腰；高良姜配乌药温中祛寒；桂枝配细辛散寒止痛；桂枝配干姜解表散寒，温经除痹；干姜配肉桂温补脾阳，散寒化湿；吴茱萸配干姜温中散寒，止呕止痛；姜黄配桂枝温经散寒，利血通脉；乳香配没药行气活血止痛；乌药配小茴香散寒止痛，除下焦寒湿等。

常用的方剂有金匮肾气丸（《金匮要略》）、右归丸（《景岳全书》）、理中丸（《伤寒论》）、吴茱萸汤（《伤寒论》）、当归四逆汤（《伤寒论》）、当归四逆加吴茱萸生姜汤（《伤寒论》）、温经汤（《金匮要略》）、当归生姜羊肉汤（《金匮要略》）、艾附暖宫丸（《仁斋直指方论》）、生化汤（《傅青主女科》）等。

3. 养阴活血祛瘀法

《灵枢·决气》云："中焦受气，取汁变化而赤，是谓血。"精血同源、津血同源、血汗同源而相互滋养。"精血同源"，《诸病源候论·虚劳病诸候下》云："肾藏精，精者，血之所成也。"年老久病之人，乙癸阴耗，肾精不足，血则化生无根；肝阴不足，血则行无所藏。血壅脉道，发为瘀血。"津血同源"，《读医随笔·气血精神论》云："津亦水谷所化，其浊者为血，清者为津。"外有风、热邪毒，内有药毒（放疗、化疗等）所伤，邪毒入里，化燥生风，耗伤阴液，劫耗真阴，耗血动血则迫血妄行；"夺血者无汗，夺汗者无血"，阴液耗伤，煎熬阴津，涸而成瘀。

治疗阴虚血瘀常用的填精补血药物有熟地黄、酒黄精、何首乌、丹参、仙鹤草、紫河车、阿胶、桑椹、桂圆；滋阴生津药物有沙参、麦冬、石斛、玉竹、女贞子、旱莲草、百合；养阴活血药物有当归、赤芍、茜草、益母草。

常用的配伍有沙参配麦冬清养肺胃，生津润燥；沙参伍玉竹滋阴清肺，和胃生津；女贞子配旱莲草滋阴益肾养肝；丹参伍赤芍活血散瘀，化滞止痛；酒黄精配熟地黄滋肾润肺，益精填髓等。

常用的方剂有二至丸（《医方集解》）、生脉饮（《医学启源》）、沙参麦冬饮（《温病条辨》）、茜根散（《太平圣惠方》）、四物汤（《太平惠民和剂局方》）等。

4. 化湿解毒祛瘀法

《叶香岩外感温热篇》云："邪留三焦，亦如伤寒中少阳病也。彼则和解表里之半，此则分消上下之势，随证变法，如近时杏、朴、苓等类。"叶氏所论湿邪留滞三焦的治法，亦适宜血证瘀血之治。血证之中湿瘀为病，蕴毒生热，湿热交灼，深伏血分，用分消走泄的治法。选用杏仁苦辛，轻开肺气以宣上焦；厚朴苦辛温，燥湿行气以宣畅中焦；茯苓甘淡，健脾益肾，导湿邪下行以渗下焦。他根据湿邪严重程度及病程进行分期，具体分为湿郁、湿热、湿浊、湿毒，并提出了"湿邪郁滞，生化不足""湿热伤血，湿热至瘀""浊瘀互结，久瘀成积"及"湿毒不解，毒瘀互结"的致病理论，创立了"宣湿郁""清湿热""化湿浊""解湿毒"的治湿大法。

所谓"宣湿郁"，就是采用辛香发散之品宣气清湿、宣表透邪、醒脾清湿，常用藿朴夏苓汤（《医原》）、三仁汤（《温病条辨》）等，以藿香、佩兰、紫苏叶、蝉蜕、薄荷、杏仁等药物为主。

所谓"清湿热"，是指辛开苦降、清热利湿，常用茵陈蒿汤（《伤寒论》）、白虎加苍术汤（《类证活人书》）、黄芩滑石汤（《温病条辨》）、猪苓汤（《伤寒论》）等清热利湿、理气和中、升降平衡，以茵陈、虎杖、芦根、荷叶、黄芩、茅苍术等药物为主。

所谓"化湿浊"，是以三焦辨证为主，采取分消走泄之法宣上、畅中、渗下来化湿浊。常用藿香正气散（《千金翼方》）、萆薢分清饮（《医学心悟》）等。以杏仁宣上、厚朴畅中、茯苓渗下；以砂仁、杏仁、白蔻仁、白芷宣肺化湿；半夏、陈皮、苍术、厚朴健脾燥湿；猪苓、茯苓、滑石、通草淡渗利湿。

所谓"解湿毒"，是苦温化湿、解毒祛瘀之法。苦能清热解毒，温可化湿补虚，达到"祛邪不伤正、扶正不留邪"。常用甘露消毒丹（《医效秘传》）、茵陈蒿汤（《伤寒论》）、三仁汤（《温病条辨》）等，以忍冬藤、虎杖、野菊花、半枝莲、土茯苓、白花蛇舌草等药物为主。

对于瘀毒阻络者，治以化瘀解毒、理气行滞之法。常用血府逐瘀汤（《医林改错》）、桃红四物汤（《医宗金鉴》）、活络效灵丹（《医学衷中参西录》）等，以三棱、莪术、桃仁、红花、川芎、牛膝、丹参、赤芍、乳香、没药、延胡索、姜黄、郁金、王不留行等药物为主。

痰毒为病者，先理气健脾以除痰之源，再化湿解毒以治痰之流，源流同治，标本兼顾。常用二陈汤（《太平惠民和剂局方》）、导痰汤（《重订严氏济生方》）、涤痰汤（《奇效良方》）、三子养亲汤（《韩氏医通》）等，以法半夏、胆南星、陈皮、紫菀、浙贝母、瓜蒌、茯苓等药物为主。

常用的配伍有藿香配佩兰，芳香化湿，醒脾开胃，《本草纲目》云"肝郁散，则营卫流行而病邪解"；泽兰配佩兰，芳香化湿，调气行血，雷敩言"雌者调气生血，雄者破血通积，正合二兰主治"；芦根配荷叶，清热解暑，散瘀止血，《本草纲目》云"盖荷叶能升发阳气，散瘀血，留好血"；黄芩配滑石，清热燥湿，泻火解毒，《主治秘诀》云"（黄芩）除上焦热及脾湿，八也……酒炒上行，主上部积血，非此不能除"，《本草衍义补遗》云"（滑石）燥湿，分水道，实大肠，化食毒，行积滞，逐凝血，解燥渴，补脾胃，降心火之要药"；莪术配生薏苡仁，行气破血，健脾化湿，《萃金裘本草述录》云"（莪术）破气中之血，血涩于气中则气不通，此味能疏阳气以达于阴血，血达而气乃畅，故前人谓之益气"，《本草新编》云"薏仁最善利水，不至损耗真阴之气，凡湿盛在下身者，最宜用之"；白僵蚕配草薢，祛风燥湿，化湿行血，《本草求真》云"僵蚕祛风散寒，燥湿化痰，温行血脉之品"，《药品化义》云"草薢性味淡薄，长于渗湿，带苦亦能降下……以此渗脾湿，能令血脉调和也"；土茯苓伍白花蛇舌草，清热散瘀，利湿解毒。

二、真性红细胞增多症

医案74：真性红细胞增多症1

郑某，女，66岁。初诊：2012年2月14日（立春）。病案号：00964。

主诉：腹胀、头晕反复发作6年。

现病史：患者2005年因腹胀、头晕在河南当地医院确诊为"真性红细胞增多症"，遵医嘱口服羟基脲片 0.5g，日 2 次治疗，定期复查血常规，红细胞基本控制在正常水平。平素易感冒，常伴低热，迁延难愈。现症见胃脘胀满，头晕头痛，周身倦怠，嗳气呃逆，皮肤瘙痒，饮食及睡眠尚可，大小便正常。舌质红、舌体胖大、舌尖赤，边有瘀斑，苔薄白，脉滑数。

辅助检查：血常规示 WBC 5.24×10^9/L，RBC 5.8×10^{12}/L，Hb 183g/L，PLT 239×10^9/L。

西医诊断：真性红细胞增多症。

中医诊断：髓毒血积病（瘀热蕴毒，热入营血）。

治法：清营凉血，解毒化瘀。

处方：犀角地黄汤加减。

生栀子 15g	水牛角 15g	赤芍 15g	牡丹皮 10g
柴胡 10g	黄芩 15g	法半夏 10g	枳实 15g
野菊花 15g	半枝莲 10g	莪术 15g	连翘 25g
淡竹叶 15g	薄荷 10g	生甘草 10g	

7 剂，水煎服，每日 1 剂，早晚饭后 30 分钟温服。

二诊：2012 年 2 月 21 日。服 3 剂后，因胃脘胀满不适、呃逆，自行停药。舌质红、体胖大、舌尖赤，边有瘀斑，苔薄白，脉滑数。血常规示 WBC 3.9×10^9/L，RBC 5.8×10^{12}/L，Hb 178g/L，PLT 232×10^9/L，HCT 52%。予四逆散 3 剂调理中焦脾胃，使气机升降出入条达。

柴胡 15g	延胡索 15g	法半夏 10g	厚朴 10g
枳实 10g	炒白芍 15g	香橼 10g	佛手 10g
黄连 5g	木香 10g	炙甘草 10g	大枣 10g

3 剂，水煎服，每日 1 剂，分 4 次温服。

三诊：2012 年 2 月 24 日。胃脘胀满好转，无呃逆，头晕头痛有所缓解。舌质红、舌尖赤，苔薄白，脉滑数。仍以清热凉血方药为主。

生栀子 15g	水牛角 15g	生地黄 25g	牡丹皮 15g

玄参25g　　　　麦冬25g　　　　野菊花15g　　　　连翘15g

升麻5g　　　　黄连10g　　　　淡竹叶10g　　　　生甘草15g

7剂，水煎服，每日1剂，早晚饭后30分钟温服。

四诊：2012年3月22日。患者口服中药后，再无胃肠不适之证，倦怠乏力、皮肤瘙痒症状渐轻，舌质淡红，苔薄白，脉数。血常规示WBC 7.94 × 10^9/L，RBC 3.52 × 10^{12}/L，Hb 131g/L，PLT 293 × 10^9/L，HCT 50%。续服犀角地黄汤、四逆散加减。连续复诊3年，定期复查血常规正常，病情稳定。

【诊疗心得】真性红细胞增多症是一种以克隆性红细胞异常增多为主的慢性骨髓增生性疾病，常伴有白细胞和血小板增多、脾大，还可出现血栓和出血并发症。临床中常见的非特异症状有头痛、虚弱、眩晕、疲乏等，部分患者会出现皮肤瘙痒、消化道不适等。治疗目的是尽快使血容量及红细胞容量接近正常，抑制骨髓异常造血，从而缓解病情，减少并发症。

真性红细胞增多症属中医"髓毒血积"范畴，病性为本虚标实。本患者年老体衰，"阴气自半"为病之本，外感温热毒邪加之情志不遂，郁而化热，久病成瘀为病之标。情志不畅，郁而化火，上扰清窍，血积于胃肠，使脾胃不能收纳化物，导致清阳不升、浊阴不降，则头晕头痛、胃脘部胀满不适、呃逆频频；久病化瘀成毒，阻遏气机，见周身倦怠；瘀毒充斥于肌肤，则瘙痒难忍；舌质红、舌尖赤，边有瘀斑，脉滑数，均为热瘀内结，热入营血之征象。因此，首方用犀角地黄汤清热凉血，加柴胡、黄芩、连翘疏肝和血、解郁清热，野菊花、半枝莲、莪术解毒祛瘀。服药后，出现胃肠不适应征象，用四逆散3剂徐服以疏肝解郁，调节气机升降。清阳得升，浊阴得降，则胃脘胀满好转，呃逆消失。继用犀角地黄汤凉血清热，以生地黄凉血滋阴；牡丹皮凉血清热；玄参、麦冬养阴清热，化瘀消积；升麻可宣畅郁遏之伏火，使郁火得以宣发，与黄连配伍，使散火无生焰之虞；淡竹叶甘淡，能清利湿热，气轻上浮则清心火，使热从下焦淡渗而出。全方共奏清宣表热、宣发郁热、凉血滋阴清热、养阴清热化积之功效。

医案整理：丁丽

医案 75：真性红细胞增多症 2

韩某，男，63 岁。初诊：2017 年 10 月 24 日（霜降）。病案号：07987。

主诉：头晕 1 年，确诊真性红细胞增多症 5 个月。

现病史：2016 年年初出现头晕，当时未介意，之后头晕反复发作。2017 年 4 月头晕加重，伴乏力腹胀、右耳鸣，就诊于大连市某医院，查血常规示 WBC 8.78×10^9/L，RBC 692×10^{12}/L，Hb 184g/L，PLT 492×10^9/L，彩超示脾略增大，进一步行骨髓穿刺等检查，确诊为"真性红细胞增多症"，口服羟基脲片治疗 2 个月停药，5 月开始皮下注射干扰素，每 3 日 1 次。现症见头晕耳鸣，腹胀纳呆，睡眠尚可，小便频，大便正常。舌质红、舌尖赤，边有瘀斑，苔薄黄腻，脉紧。

辅助检查：血常规示 WBC 7.34×10^9/L，RBC 4.9×10^{12}/L，Hb 161g/L，PLT 278×10^9/L。

西医诊断：真性红细胞增多症。

中医诊断：髓毒血积病（热毒壅盛，瘀血阻滞）。

治法：清热解毒，活血逐瘀。

处方：犀角地黄汤加减。

生栀子 25g	生地黄 25g	赤芍 15g	牡丹皮 15g
当归 15g	川芎 15g	桃仁 15g	红花 15g
清半夏 10g	厚朴 15g	茯苓 15g	枳实 10g
野菊花 15g	半枝莲 15g	土茯苓 25g	白花蛇舌草 25g
生甘草 10g			

7 剂，水煎服，每日 1 剂，早晚饭后 30 分钟温服。

西药处方：注射用重组人干扰素，每次 300 万 IU，每 3 日 1 次行皮下注射。

二诊：2017 年 10 月 31 日。服药无不适，腹胀稍有减轻，小便正常；仍有头晕耳鸣，食欲一般。舌质红绛，有热瘀、毒瘀点，边有瘀斑，苔薄黄腻，脉紧。血常规示 WBC 7.91×10^9/L，RBC 5.01×10^{12}/L，Hb 161g/L，PLT 286×10^9/L。再服原方 14 剂。

三诊：2017 年 11 月 16 日。食欲改善，无腹胀；时有头晕，右耳鸣较重，影响睡眠。舌质红绛，有热瘀、毒瘀点，边有瘀斑，苔薄黄微腻，脉紧。血常规示 WBC 9.45×10^9/L，RBC 5.16×10^{12}/L，Hb 169g/L，PLT 354×10^9/L。继续清热解毒，凉血散血，平肝降逆。

生栀子 25g	生地黄 25g	赤芍 15g	牡丹皮 15g
当归 15g	川芎 25g	桃仁 15g	红花 15g
清半夏 10g	厚朴 15g	钩藤 15g	生牡蛎 30g
野菊花 15g	半枝莲 15g	土茯苓 25g	白花蛇舌草 25g
生甘草 10g			

14 剂，水煎服，每日 1 剂，早晚饭后 30 分钟温服。

四诊：2017 年 11 月 30 日。头晕明显减轻，睡眠好转，仍有耳鸣。舌质红，边有瘀斑，苔薄黄，脉弦紧。复查血常规示 WBC 9.73×10^9/L，NE 83%，LY 7%，RBC 5.17×10^{12}/L，Hb 166g/L，PLT 349×10^9/L。减用干扰素为 300 万 IU，每 5 日 1 次行皮下注射，调整中药。

当归 15g	川芎 25g	桃仁 15g	红花 15g
姜半夏 10g	厚朴 15g	青皮 15g	陈皮 10g
三棱 25g	莪术 25g	野菊花 15g	半枝莲 15g
龙葵 10g	山慈菇 10g	玄参 15g	生甘草 10g

14 剂，水煎服，每日 1 剂，早晚饭后 30 分钟温服。

五诊略。

六诊：2017 年 12 月 28 日。患者头晕症状逐渐减轻，睡眠较前好转，偶有心悸。舌质淡暗，边有瘀斑，苔薄白，脉沉弦。复查血常规示 WBC

10.48×10^9/L，RBC 5.12 $\times 10^{12}$/L，Hb 168g/L，PLT 396 $\times 10^9$/L。

沙参 25g	玄参 25g	麦冬 25g	五味子 15g
当归 15g	川芎 25g	桃仁 15g	红花 10g
夏枯草 15g	野菊花 15g	化橘红 10g	山慈菇 10g
淡竹叶 15g	生甘草 10g		

20 剂，水煎服，每日 1 剂，早晚饭后 30 分钟温服。

再次来诊时，诸症好转，嘱停用干扰素。2018 年 1 月 18 日复查血常规示 WBC 8.48 $\times 10^9$/L，RBC 5.34 $\times 10^{12}$/L，Hb 153g/L，PLT 311 $\times 10^9$/L。彩超示脾脏略大，较前无变化。

【诊疗心得】 本案老年患者，确诊后西医治疗及时，红细胞增生有效控制，但临床症状比较顽固，头晕耳鸣、失眠、胃脘不适症状时有反复。辨证为热毒壅盛，瘀血阻滞，制订清热逐瘀、活血解毒之法，也就是我们确立的"从毒论治"。《素问·五常政大论》王冰注："夫毒者，皆五行标盛暴烈之气所为也。"因此，我们把邪气亢盛剧烈或蕴结日久产生的病理产物皆称为"毒"。在血系疾病中，血实证的成毒因素主要为邪气亢盛、邪病久瘀两种。临证中以热毒、湿毒、瘀毒、痰毒为常见。热毒炽盛者常用犀角地黄汤，鉴于患者虚、热、毒、瘀的病理变化，本虚标实，因此将犀角地黄汤中的犀角改为生地黄，清热解毒中暗寓滋阴清热之法，再加上当归、川芎、桃仁、红花活血化瘀，清半夏、厚朴、茯苓、枳实化湿解毒，降逆和胃。野菊花、半枝莲、土茯苓、白花蛇舌草是我们用于治疗血证化湿解毒的常用药组。野菊花苦辛微寒，入肝、肺经，具疏散风热、化湿消肿、解毒散瘀的功效，《本草汇言》言其能"破血疏肝，解疗散毒。主妇人腹内宿血，解天行火毒丹疗"，为化湿解毒的主药；半枝莲味微苦、性凉，能清热解毒、散瘀止血、利尿抗癌；土茯苓甘淡，可解毒除湿、通利关节，《本草正义》载其"利湿去热，能入络，搜剔湿热之蕴毒"；白花蛇舌草味甘苦、性寒，《广西中药志》指其"入胃、大肠、小肠三经，能清热解毒、利尿消痈"，上中下三焦的湿热皆可治疗。上述四药合为药组，辛散热毒，凉解血毒，苦化热毒，淡化湿毒，甘缓药毒，湿化、毒解、热去又不伤正气。《素问·五常政大论》云：“常毒治病，十去其七；小毒治病，十去其八；无毒治病，十去其九。谷肉果菜，食养尽之。无使过之，伤其正也。不尽，行复如法。”久伤之病，不能一举见效，抽丝剥茧，方能日久见功。热毒炽盛、瘀血阻络必定影响中州脾胃气血运化之功能，故调理气机升降，醒脾化湿解毒势在必行。整体遣方寓意清中有补，清解风热之毒、养阴清热解毒、化湿解毒醒脾，解毒蕴含其中。治疗老年患者用药应谨慎，首诊 7 剂中药患者服后无不适，继续巩固治疗 2 周后腹胀好转，故去茯苓、枳实，加钩藤、生牡蛎平肝安神，治疗头晕耳鸣。后期头晕减轻，查舌质红、苔薄黄、脉弦紧，表明痰湿已化，热毒渐退，则瘀滞当除，故用当归、川芎、桃仁、红花活血化瘀，换清半夏为姜半夏温中和胃，野菊花、半枝莲解毒化瘀，三棱、莪术逐瘀通脉，青皮、陈皮行气散郁，山慈菇、龙葵、夏枯草软坚散结，是治疗血实瘀结的常用中药。全程注重滋阴养胃，平肝养心。

纵观整个辨证过程，髓毒血积病属血实证范畴。本病的发病多为本虚标实，在疾病的发展中致病因素虚、热、湿、瘀皆见，采用“从毒论治”正是临证中思酌再三而论的。所谓“毒”，是病理因素过盛而致，寓意病情较重，缠绵难愈。经过辨证论治使病情保持稳定，不进一步发展，抑或有所好转，功在于此。

医案整理：丁丽

三、原发性血小板增多症

医案 76：原发性血小板增多症 1

王某，女，58 岁。初诊：2021 年 5 月 13 日（立夏）。病案号：15207。

主诉：发现血小板增多 2 年。

现病史：患者 2018 年 8 月因骨节刺痛，四肢麻木，周身瘙痒，就诊于当地医院，查 PLT 1063×10^9/L，诊断为“血小板增多症”。2019 年于吉林某医院行骨髓穿刺，考虑"骨髓增殖性疾病"，持续口服羟基脲片治疗，最大用量2.5g/d，血小板控制不佳。现症见骨节疼痛，手指麻木，头晕倦怠，心烦失眠，食少纳呆，大小便正常。舌质紫暗，两侧有大片瘀斑，苔薄，脉和缓。

辅助检查：血常规示 WBC $8.37 \times 10^9/L$，RBC $3.65 \times 10^{12}/L$，Hb 124g/L，PLT $844 \times 10^9/L$。

西医诊断：原发性血小板增多症。

中医诊断：髓毒血实病（血瘀阻络，热毒壅盛）。

治法：活血化瘀通络，清热化湿解毒。

处方：桃仁红花煎加减。

当归15g	川芎10g	桃仁10g	红花10g
三棱15g	莪术15g	怀牛膝15g	盐杜仲15g
野菊花10g	半枝莲15g	土茯苓10g	白花蛇舌草10g
炙甘草10g			

7剂，水煎服，每日1剂，早晚饭后30分钟温服。

西药处方：羟基脲片，每次0.5g或1.0g，交替顿服。

二诊：2021年7月1日。患者返乡后间隔一个半月来诊，自述在当地按原方服药半个月后，自觉周身舒适；5月24日复查PLT $620 \times 10^9/L$，自行停服羟基脲片10天。现舌质紫暗，两侧有大瘀斑，苔薄，脉和缓。血常规示 WBC $7.02 \times 10^9/L$，RBC $3.38 \times 10^{12}/L$，Hb 109g/L，PLT $558 \times 10^9/L$。暂停羟基脲片，再服上方14剂。

三诊：2021年7月15日。患者骨节疼痛及手麻感觉减轻。舌质紫暗，瘀斑较前明显减少，苔薄，脉和缓。复查PLT $641 \times 10^9/L$。上方桃仁加至15g，再服24剂。

四诊：2021年8月12日。患者症状减轻，自觉周身轻快。舌质暗红，有少量瘀斑，苔薄，脉和缓。复查血常规示 WBC $9.98 \times 10^9/L$，RBC $3.92 \times 10^{12}/L$，Hb 121g/L，PLT $582 \times 10^9/L$。原方继续巩固治疗随诊。

【诊疗心得】原发性血小板增多症是一种造血干细胞克隆性疾病，隶属于骨髓增殖性肿瘤。其以骨髓巨核细胞异常增殖，导致外周血小板水平显著持续增高，伴血液流变学改变及血小板功能异常为主要特征。在临床上存在反复血栓形成及出血风险，并可转化为骨髓纤维化或急性白血病，西医降细胞治疗首选羟基脲。

中医古典医籍所描述的"癥瘕""积聚""血证""血实"等病名与之相类似。《中医血液病学》将本病归为"髓毒血实病"。该病以瘀毒互结的实证为主。《金匮要略》中云："热之所过，血为之凝滞。"本例医案患者舌质紫暗、舌面两侧有大片瘀斑，瘀血见症明显；血瘀不畅，经络不通可致乏力身痛、麻木等症；肝主藏血，日益加重的血瘀，久必化热，郁热充斥肝经，夹肝火上扰清窍则头痛、头晕，肝火扰乱心神则出现烦躁、失眠等。故而临床辨证属瘀血阻络、热毒壅盛。《素问·阴阳应象大论》云："血实宜决之，气虚宜掣引之。"故治疗上以活血化瘀、解毒通络为思路，《素问·至真要大论》提倡"疏其血气，令其调达，而致和平"，予桃仁红花煎加减。桃仁红花煎出自《陈素庵妇科补解》，是在桃红四物汤的基础上，加入了行气止痛的香附、延胡索、青皮、乳香等药物，具有活血化瘀、行气止痛的作用。本方中当归、川芎、桃仁、红花活血化瘀；三棱、莪术相配伍，破血逐瘀，行气止痛，疏通血脉、经络、关节之痹阻；怀牛膝引血下行；盐杜仲补肾通络。

野菊花、半枝莲、土茯苓、白花蛇舌草是李铁教授临床中常用的清热化湿、解毒通络的药组。野菊花苦辛、微寒，入肝、肺经，具疏散风热、清热解毒、消肿散瘀的功效，《本草汇言》言其能"破血疏肝，解疔散毒。主妇人腹内宿血，解天行火毒丹疔"；半枝莲微苦、凉，能清热解毒、散瘀止血、利尿抗癌；土茯苓甘淡、平，能解毒除湿、通利关节，《本草正义》载其"利湿去热，能入络，搜剔湿热之蕴毒"，可治疗湿热蕴结经络与皮肤的多种疾病，包括结节性痒疹、痛风等；白花蛇舌草苦甘、寒，《广西中药志》指其"入胃、大肠、小肠三经，能清热解毒，利尿消痈"，能化上中下三焦之湿热。三棱、莪术不仅可以活血，还有散结、抗肿瘤作用，是治疗血实证的效药；再加清热解毒药组，切中病机。患者服药后，骨节疼痛及手麻症状明显减轻，舌质由紫暗转为暗红，舌边两侧瘀斑减少，效果明显。初期中药配合羟基脲片治疗，血小板从治疗前的 $844 \times 10^9/L$ 迅速降到 $558 \times 10^9/L$，后期逐渐减量羟基脲片直至停服，单纯予中药治疗，血小板略有上升，总体稳定在 $600 \times 10^9/L$ 上下。

医案整理：董琳琳

医案77：原发性血小板增多症2

徐某，男，69岁。初诊：2021年9月14日（白露）。病案号：23345。

主诉：发现血小板增多1年余。

现病史：患者2020年6月于社区医院体检时发现血小板增多，血小板近 $700 \times 10^9/L$，其后偶发胸胁胀痛。9月就诊于大连市某医院，复查 PLT > $700 \times 10^9/L$，骨髓穿刺检查失败，建议应用羟基脲片治疗，患者拒绝。现症见胸胁胀痛，口苦胸闷，纳谷不馨，睡眠尚可，小便色黄，大便正常。舌质红、边尖赤，苔白腻，脉弦滑。

辅助检查：血常规示 WBC $9.39 \times 10^9/L$，RBC $4.71 \times 10^{12}/L$，Hb 146g/L，PLT $937 \times 10^9/L$。

西医诊断：原发性血小板增多症。

中医诊断：髓毒血实病（湿毒内蕴）。

治法：清热利湿解毒。

处方：茵陈蒿汤合蒿芩清胆汤加减。

茵陈25g	虎杖15g	生栀子15g	生地黄15g
青蒿10g	黄芩15g	竹茹10g	枳实15g
野菊花15g	半枝莲15g	土茯苓15g	白花蛇舌草15g
生甘草10g	大枣10g		

10剂，水煎服，每日1剂，早晚饭后30分钟温服。

西药处方：羟基脲片，每次 0.5g，日 1 次，口服。

二诊：2021 年 9 月 23 日。口苦胸闷改善，胸胁胀痛缓解；仍纳谷不馨，小便略黄。舌质红、边尖赤，苔白腻，脉弦滑。复查血常规示 WBC 9.30×10⁹/L，RBC 4.75×10¹²/L，Hb 148g/L，PLT 920×10⁹/L。茵陈、土茯苓、白花蛇舌草加至 25g，续服上方 18 剂。

三诊：2021 年 10 月 12 日。患者无口苦胸闷，胸胁胀痛明显缓解，纳寐可，小便正常。舌质红、边尖赤，苔白，脉弦滑。复查血常规示 WBC 8.55×10⁹/L，RBC 4.61×10¹²/L，Hb 146g/L，PLT 857×10⁹/L。前方去茵陈，加忍冬藤。

忍冬藤 25g	虎杖 15g	生栀子 25g	生地黄 15g
青蒿 10g	黄芩 15g	竹茹 10g	枳实 15g
野菊花 15g	半枝莲 15g	土茯苓 25g	白花蛇舌草 25g
生甘草 10g	大枣 10g		

14 剂，水煎服，每日 1 剂，早晚饭后 30 分钟温服。

四诊：2021 年 10 月 28 日。患者无不良主诉，饮食尚可，大小便正常。舌质红，苔白，脉弦滑。复查血常规示 WBC 8.1×10⁹/L，RBC 4.36×10¹²/L，Hb 143g/L，PLT 777×10⁹/L。调生栀子 15g，续服上方 14 剂。

五诊至八诊略。

九诊：2022 年 1 月 13 日。患者无不良主诉，饮食尚可，夜寐正常，大便略干。舌质红，苔白，脉弦滑。复查血常规示 WBC 7.41×10⁹/L，RBC 4.19×10¹²/L，Hb 144g/L，PLT 625×10⁹/L。调整处方。

忍冬藤 30g	虎杖 15g	生栀子 25g	生地黄 15g
青蒿 10g	黄芩 15g	竹茹 10g	枳实 15g
野菊花 15g	半枝莲 25g	土茯苓 15g	白花蛇舌草 15g
生甘草 10g	大枣 10g		

14 剂，水煎服，每日 1 剂，早晚饭后 30 分钟温服。

患者现病情稳定，无不良主诉，持续中药治疗中，嘱定期复查血常规。

【诊疗心得】原发性血小板增生症的特征是出血倾向及血栓形成，伴有脾肿大，病程较长，难以根治。中医学认为，原发性血小板增生症的病位在髓，与肝、脾、肾密切相关。《素问·通评虚实论》曰："邪气盛则实，精气夺则虚。"该病主要以肝、脾、肾亏虚为内因，毒邪伤肝、瘀阻血脉为外因，内、外因相互作用而发癥积。本病多属本虚标实之证，脾肾阳虚为本，毒邪阻滞脉络为标。

患者年近七旬，脾运不健，水谷不化精微，反生痰浊、水湿；加之情志不遂，肝胆疏泄不利，阻滞气机，脾胃升降失调，湿浊停聚，湿热胶结不解，蕴结成毒。瘀热在里，弥漫三焦，出现三焦湿热、胆热痰阻的口苦胸闷，胸胁胀痛，纳谷不馨，小便色黄，舌质红、边尖赤，苔白腻，脉现弦滑之象，故立清胆利湿、分消湿热之法。

茵陈蒿汤为张仲景治疗湿热黄疸的代表方，其病机的关键是"瘀热在里"，与本例血小板增多症所表现的胸胁苦满、不欲饮食、小便色黄病机相当。方中茵陈苦辛、微寒，清热利湿；栀子苦寒，清利三焦湿热，使湿热从小便而去；虎杖寒、微苦，祛风利湿、散瘀止痛，属于利水渗湿的利湿退黄药物，替代大黄推壅塞之瘀，更注重于利湿泄浊；生地黄清热、生津、滋阴、养血以固护真阴。蒿芩清胆汤出自清代俞根初《重订通俗伤寒论》，具有清胆利湿、和胃化痰之功，是治少阳三焦湿热或痰热的有效良方。由于少阳三焦联系最广，外通皮毛，内连肝胆，上系心肺，中近肠胃，下出肾系，无所不包，湿热及痰热每随气之升降出入而无所不达，无处不有，所以此方可泛用于五脏的湿热或痰热为患。青蒿之芳香辛凉，有疏发升散之功，能宣疏肝胆之郁火，黄芩能清胆经之火，一清一宣，相得益彰；枳实、竹茹宽胸和胃，降逆化痰；辨病应用野菊花、半枝莲、土茯苓、白花蛇舌草以解毒化癥。诸药合用，分消走泄，邪去正复，药专效宏。

三诊患者口苦胸闷、胸胁胀痛、纳谷不馨的症状缓解，易茵陈为忍冬藤与虎杖配伍，则侧重于清热化湿解毒，使热去湿孤，分而治之。《素问·六微旨大论》曰："成败倚伏生乎动，动而不已，则变作矣。"疾病的发生、发展及转归，无时无刻不在变化，临床不可墨守成规。湿热内蕴，寒热错杂，加之体质、诱因不同，寒化、热化迥异。"观其脉证，知犯何逆，随证治之"，临床针对杂病病机变化，知常达变，圆机活法，合方治病，以求方证相应，才可取效。

医案整理：周春友

医案78：原发性血小板增多症3

吴某，男，46岁。初诊：2021年12月2日（小雪）。病案号：23495。

主诉：发现血小板增多3年。

现病史：患者2018年体检时发现血小板增多，PLT > 400×10^9/L，未诊治。2021年7月中旬查 PLT 660×10^9/L，口服中药汤剂治疗1个月，具体处方不详。2021年11月2日复查血常规示 WBC 11.52×10^9/L，NE 7.24×10^9/L，RBC 4.3×10^{12}/L，Hb 128g/L，PLT 751×10^9/L，拒绝骨髓穿刺检查。现症见时有头晕，倦怠乏力，饮食尚可，睡眠欠佳，大小便正常。舌质紫暗、边尖赤，苔白腻，脉弦数。

既往史：高血压10年，间断口服苯磺酸氨氯地平片，血压控制尚可；高脂血症4年。

辅助检查：血常规示 WBC 10.79×10^9/L，RBC 4.95×10^{12}/L，Hb 155g/L，PLT 810×10^9/L；肝功能示 ALT 及 AST 正常，甘油三酯（TG）1.49mmol/L，总胆固醇（CHOL）5.83mmol/L，低密度脂蛋白（LDL）3.75mmol/L，余正常。

西医诊断：原发性血小板增多症。

中医诊断：髓毒血实病（毒瘀内蕴）。

治法：活血化瘀解毒。

处方：血府逐瘀汤加减。

当归15g	川芎10g	桃仁10g	红花10g
三棱15g	莪术15g	怀牛膝25g	枳壳25g

野菊花 15g　　　半枝莲 15g　　　土茯苓 15g　　　白花蛇舌草 15g

炙甘草 10g

7 剂，水煎服，每日 1 剂，早晚饭后 30 分钟温服。

二诊：2021 年 12 月 9 日。服药后无不适，头晕略减轻，仍觉乏力。舌质紫暗、边尖赤，苔白腻，脉弦数。续服上方 14 剂。

三诊：2021 年 12 月 23 日。患者头晕、乏力缓解；时有心烦懊恼，睡眠欠安。舌质淡暗、边尖赤，苔白腻，脉弦数。复查血常规示 WBC 7.63×10^9/L，RBC 5.51×10^{12}/L，Hb 161g/L，PLT 747×10^9/L。调整处方。

当归 15g　　　　川芎 10g　　　　桃仁 10g　　　　红花 10g

三棱 15g　　　　莪术 15g　　　　怀牛膝 25g　　　枳壳 25g

野菊花 15g　　　半枝莲 25g　　　土茯苓 15g　　　白花蛇舌草 15g

生栀子 25g　　　淡竹叶 15g　　　炙甘草 10g

14 剂，水煎服，每日 1 剂，早晚饭后 30 分钟温服。

四诊：2022 年 1 月 6 日。患者无头晕，乏力减轻，情绪好转，夜寐尚可。舌质淡暗，苔白微腻，脉弦数。复查血常规示 WBC 6.6×10^9/L，RBC 4.87×10^{12}/L，Hb 151g/L，PLT 610×10^9/L。续服上方 10 剂。

患者现病情稳定，无不良主诉，持续中药治疗中，未服用羟基脲片等药物，嘱定期复查血常规。

【诊疗心得】 中医古籍中无原发性血小板增多症病名的记载，但有大量关于该病临床表现的描述。《灵枢·海论》曰"血海有余……怫然不知其所病"，指出血海有余与一系列属热、属实的证候关系密切；《素问·痹论》云"夫痹之为病……在于脉则血凝而不流"，与手足麻木症状的描述一致；《金匮要略·血痹虚劳病脉证并治》中"内有干血，肌肤甲错，两目黯黑"的描述，与患者存在高凝状态的表现相似。综其症状，可归于血实证范畴。

《血证论》曰"瘀血在经络脏腑间，则结为癥瘕"，可见瘀血作为一种病理产物直接影响血证的形成。瘀血阻滞气机，久滞使血煎熬成块致瘀，气滞与血瘀互为因果，终成瘀毒。《证治准绳》言："血既妄行……不去蓄利瘀，则以妄为常，曷以御之？"指出瘀血为患，可变生多种疾病，认为血瘀者宜当祛瘀，力推祛毒活血化瘀法，清理血脉中糟粕，使气血调和，常选用活血化瘀药物，直中病所。

血府逐瘀汤出自清代著名医学家王清任的《医林改错》，可行血分之瘀滞，同时还可解气分之郁结，具有活血而不耗血、祛瘀生新的作用，选用当归、川芎、桃仁、红花为君药。《血证论》云："此血在身，不能加于好血……故凡血证，总以去瘀为要。"血气得以疏通，机体方能条达，临床上注重三棱、莪术相须为用。三棱首载于《本草拾遗》，善于活血化瘀破血，行气止痛；莪术辛苦、温，归肝、脾二经，具有行气破血、消积止痛功效；怀牛膝可祛瘀通脉且有助于引血下行，协助君药以促进活血化瘀之效，三棱、莪术、怀牛膝共为臣药。枳壳具有理气宽中的作用，能够促使气血并行，为佐药。我们常用野菊花、半枝莲、土茯苓、白花蛇舌草清热化湿，清解血毒。毒邪在血络胶结，损伤正气，病势缠绵不断，顽恶之性难解，若毒邪不清，则病情难愈。原发性血小板增多症离不开虚、郁、瘀等因素，在治疗时以祛毒活血化瘀为治疗大法，以经典的血府逐瘀汤为基础，配合三棱、莪术等活血化瘀，使瘀血出之有路。全方配伍，共奏活血化瘀、破血行滞、清热解毒、疏肝行气之功，且该方活血而无耗血之虑，祛瘀与养血同施，既行血分瘀滞，又使气血和调，兼顾清热、解毒、补虚，合而用之则诸症可愈。

本案患者拒绝服用羟基脲片等西药，单纯应用中药治疗7周，达到预期目标，体现了中医治疗本病的优势。

医案整理：周春友

四、骨髓纤维化

医案79：原发性骨髓纤维化1

赵某，男，76岁。初诊：2018年7月13日（小暑）。病案号：10592。

主诉：诊断原发性骨髓纤维化 1 个月。

现病史：2010 年体检发现脾大，当时未介意。2018 年 5 月出现周身疲乏无力，就诊于大连市某医院，查血常规示 WBC 3.82×10^9/L，RBC 3.32×10^{12}/L，Hb 92g/L，PLT 140×10^9/L，经骨髓穿刺诊断为"原发性骨髓纤维化"。西医对症治疗后，仍周身不适，伴体重下降。现症见乏力胸闷，胃脘、胁肋胀满，右手背瘀斑，食少纳呆，心烦失眠，大小便正常。舌质紫暗，有血瘀点，苔白腻、水滑，脉弦涩。

既往史：慢性阻塞性肺气肿 3 年。

辅助检查：血常规示 WBC 4.42×10^9/L，RBC 3.95×10^{12}/L，Hb 92g/L，PLT 210×10^9/L。

西医诊断：原发性骨髓纤维化。

中医诊断：髓毒微癥病（血瘀气滞，痰湿阻滞）。

治法：行气活血，化湿解毒。

处方：血府逐瘀汤加减。

当归 15g	川芎 10g	桃仁 10g	红花 10g
柴胡 10g	延胡索 25g	法半夏 10g	厚朴 15g
枳实 15g	炒白芍 15g	砂仁 10g	生薏苡仁 15g
炒白术 15g	茯苓 15g	山慈菇 10g	化橘红 10g
生甘草 10g	生姜 10g	大枣 10g	

7 剂，水煎服，每日 1 剂，早晚饭后 30 分钟温服。

二诊：2018 年 7 月 20 日。服药后胃脘胀满减轻，胁下胀满略有缓解，稍有食欲。舌质紫暗，有血瘀点，苔白腻、水滑，脉弦涩。血常规示 WBC 4.42×10^9/L，RBC 4.03×10^{12}/L，Hb 92g/L，PLT 216×10^9/L。前方去砂仁、炒白术、茯苓，加杏仁、野菊花、半枝莲加强解毒化湿之功。

当归 15g	川芎 15g	桃仁 10g	红花 10g
柴胡 10g	延胡索 25g	法半夏 10g	厚朴 15g
枳实 15g	炒白芍 15g	杏仁 10g	生薏苡仁 15g

野菊花 15g　　半枝莲 15g　　山慈菇 10g　　化橘红 10g

生甘草 10g　　生姜 10g　　大枣 10g

20 剂，水煎服，每日 1 剂，早晚饭后 30 分钟温服。

三诊：2018 年 8 月 10 日。胃脘、胁肋胀满减轻，食欲增加，睡眠较前好转；仍有心烦胸闷。舌质淡暗，苔白腻，脉弦略涩。血常规示 WBC 4.86×10⁹/L，RBC 4.35×10¹²/L，Hb 90g/L，PLT 240×10⁹/L。调整中药处方。

柴胡 10g　　　延胡索 25g　　法半夏 10g　　厚朴 15g

枳实 15g　　　炒白芍 15g　　杏仁 10g　　　生薏苡仁 15g

野菊花 15g　　半枝莲 15g　　山慈菇 10g　　化橘红 10g

青皮 10g　　　煅牡蛎 30g　　生甘草 10g　　生姜 10g

大枣 10g

20 剂，水煎服，每日 1 剂，早晚饭后 30 分钟温服。

服药后回访患者，病情平稳。

【诊疗心得】原发性骨髓纤维化，又称"骨髓硬化症""原因不明的髓样化生"。本病有不同程度的骨髓纤维组织增生，以及主要发生在脾、其次在肝和淋巴结内的髓外造血。中医根据其肝脾肿大、骨髓纤维增生的临床症状，将其归为血实证，命名为"髓毒微癥病"。古人认为本病的表现为正气亏虚，与有形之瘀毒、湿毒并存，当属虚实夹杂，治疗上根据病情变化及正邪虚实转化调整扶正与祛邪的权重。如《医宗必读·积聚》中论述："治积之要，在知攻补之宜，而攻补之宜，当于孰缓孰急中辨之。"《素问·阴阳应象大论》云："血实宜决之。"《素问·至真要大论》中曰："坚者削之，客者除之，劳者温之，结者散之，留者攻之。"

本病为素体痰湿气滞，日久血瘀，湿瘀阻滞，气机不畅而致，且血瘀证较明显。脘腹胀满，胁下胀闷不适，皆因瘀血阻滞肝脾之络所致；肝气郁滞，失于条达则心烦易怒；脾胃不和，运化失司，痰湿阻滞则纳呆，进而乏力、体重下降。治疗上，在活血祛瘀的同时化湿解毒，此为治标之法。首选王清任的血府逐瘀汤，为《医林改错》中五个逐瘀汤之一，是治疗瘀血内阻、气机郁滞的主方。本案患者首方以血府逐瘀汤为主，合四逆散调理中焦气机升降出入，加上砂仁、生薏苡仁、炒白术、茯苓化湿健脾，条达气机，使痰湿瘀滞得化。方中的山慈菇、化橘红具有软坚散结的功效，祛除瘀于胁下之癥瘕积聚。二诊时，血瘀气滞的征象有所缓解，进一步加强活血通络、化湿解毒、软坚散结的作用，加入野菊花、半枝莲，其与山慈菇、化橘红合用，加强化湿瘀、解湿毒、软坚散瘀之功效。患者服药后胁肋胀满、胃脘痞闷的症状逐渐缓解，食欲增加。三诊加入青皮、煅牡蛎，着重在于加强行气、软坚的作用。煅牡蛎收敛固涩、重镇安神，同时可化痰软坚散结，取其安神、软坚散结之功效，可预防青皮疏肝破气之力过强而致发散太过；青皮疏肝破气，消积化滞，可佐制煅牡蛎的收敛太过，使其收敛有度。二药一散一收，相得益彰。

综上，本案主要阐述了血实证中血瘀气滞、痰湿阻滞的治疗方案，重在化瘀毒、解湿瘀、调气机，目的在于稳定患者的病情。

医案整理：丁丽

医案80：原发性骨髓纤维化2

关某，女，53岁。初诊：2018年4月26日（谷雨）。病案号：08741。

主诉：诊断原发性骨髓纤维化3年。

现病史：2015年5月因肝脾肿大就诊于大连市某医院，诊断为"原发性骨髓纤维化"，间断服用沙利度胺片等药物治疗。现症见周身倦怠，眼睑浮肿，头晕头痛，脘腹胀满，双下肢水肿，睡眠欠佳，食少纳呆，小便量少，大便正常。舌质红，苔白腻、水滑，脉滑数。

既往史：腔隙性脑梗死3年。

辅助检查：血常规示 WBC 8.12×10^9/L，RBC 4.14×10^{12}/L，Hb 125g/L，PLT 447×10^9/L。消化系统彩超示脾肿大。

西医诊断：原发性骨髓纤维化。

中医诊断：髓毒微癥病（湿热阻遏，水湿内停）。

治法：清热燥湿，化湿利水。

处方：除湿胃苓汤加减。

清半夏 10g	陈皮 15g	茅苍术 15g	厚朴 15g
茯苓 25g	桂枝 15g	炒白术 15g	泽泻 15g
滑石 30g	通草 10g	砂仁 10g	杏仁 15g
生薏苡仁 25g	生甘草 10g		

7 剂，水煎服，每日 1 剂，早晚饭后 30 分钟温服。

西药处方：沙利度胺片，每次 25mg，日 2 次，口服。

二诊：2018 年 5 月 3 日。眼睑浮肿，双下肢水肿，乏力症状较前有所缓解。舌质红，苔白腻、水滑，脉滑略数。茯苓增加至 30g，以加强利水渗湿的作用。

清半夏 10g	陈皮 15g	茅苍术 15g	厚朴 15g
茯苓 30g	桂枝 15g	炒白术 15g	泽泻 10g
滑石 25g	通草 10g	砂仁 10g	杏仁 15g
生薏苡仁 25g	生甘草 10g		

7 剂，水煎服，每日 1 剂，早晚饭后 30 分钟温服。

间断随诊半年，周身水肿渐退，病情平稳。

【诊疗心得】原发性骨髓纤维化在《中医血液病学》中名为"髓毒微癥病"，属血实证范畴。《难经·五十六难》云："肝之积，名曰肥气，在左胁下，如覆杯，有头足……脾之积，名曰痞气，在胃脘，覆大如盘……肺之积，名曰息贲，在右胁下，覆大如杯。"其中的息贲是指右叶肝肿大，痞气是指左叶肝肿大，肥气是指脾肿大。本案之骨髓纤维化所表现的临床症状以肝脾肿大、眼睑四肢浮肿为主，其与气血化生之源的脾、骨髓密切相关，也离不开肝藏血之功能。素体中阳虚弱，脾失健运，气化不利，水湿内停；日久湿瘀化热，湿热瘀滞，阻遏三焦，使气血升降之通道不利，久之痰郁化为有形之癥积，阻于胁肋部；水湿不化，泛溢于肌肤，则见眼睑、四肢浮肿；水饮痰湿阻碍气机，运行不畅，则倦怠乏力。选用除湿胃苓汤合三仁汤加减化裁。

除湿胃苓汤出自《医宗金鉴》卷六十四，重在清脾、肺二经之湿热壅遏，茅苍术、厚朴、陈皮、甘草是平胃散，功在燥湿运脾、行气和胃。茅苍术具有健脾燥湿、解郁辟秽之功效，《本草纲目》载其"治湿痰留饮，或夹瘀血成窠囊，及脾湿下流，浊沥带下，滑泻肠风"，《玉楸药解》载其"燥土利水，泄饮消痰，行瘀，开郁，去漏，化癖，除癥，理吞酸去腐，辟山川瘴疠，回筋骨之痿软，清溲溺之混浊"；厚朴燥湿消痰，下气温中；泽泻渗湿利水泄热，常与茯苓、炒白术配伍畅利三焦，使水湿痰饮从小便而解，用于水湿内停证；滑石清热渗湿，《本草衍义补遗》载其"燥湿，分水道，实大肠，化食毒，行积滞，逐凝血，解燥渴，补脾胃，降心火之要药"；与泽泻配伍，使湿热下行而出；砂仁、杏仁、生薏苡仁此三仁健脾除湿，与茯苓、滑石、泽泻、通草共同作用，将湿热之邪分消走泄，分别宣上、畅中、渗下，给湿热之邪以出路。

依据张仲景在《金匮要略·痰饮咳嗽病脉证并治》所述"病痰饮者当以温药和之"，李铁教授常将炒白术、泽泻、茯苓、桂枝合用，有苓桂剂温阳化饮、健脾利湿之功效，亦有五苓散健脾助阳、化气利水渗湿之功。中焦脾主运化，为气血升降之枢纽。若中阳不足，脾失健运，为痰为饮，随气机升降则无处不到。茯苓健脾利湿，淡渗利水；与桂枝之温阳化气、平冲降逆同用，消除已生之痰饮，又降逆上冲饮邪；佐以炒白术健脾燥湿，与茯苓同用共治生痰之源。

医案整理：丁丽

医案 81：原发性骨髓纤维化 3

姜某，男，72 岁。初诊：2017 年 1 月 5 日（小寒）。病案号：06781。

主诉：确诊原发性骨髓纤维化 2 个月。

现病史：2016 年 11 月中旬在天津市某医院诊断为"原发性骨髓纤维化"，出院后予益血生胶囊等药物持续治疗。现应用达那唑胶囊 0.1g，日 2 次口服，沙利度胺片 50mg，隔日口服。现症见倦怠乏力，双下肢轻度浮肿，散在皮肤瘀点瘀斑，偶有夜眠欠佳，平素畏寒，多汗。舌质淡红，苔白厚腻，脉沉细。

辅助检查：血常规示 WBC 4.03×10^9/L，RBC 2.84×10^{12}/L，Hb 81g/L，PLT 56×10^9/L。

西医诊断：原发性骨髓纤维化。

中医诊断：髓毒微癥病（气血不足，湿毒内盛）。

治法：益气生血，化湿解毒。

处方：八珍汤加减。

太子参 15g	黄芪 25g	炒白术 25g	茯苓 25g
当归 15g	炒白芍 15g	生地黄 15g	熟地黄 15g
法半夏 10g	厚朴 15g	陈皮 10g	升麻 10g
莪术 25g	生薏苡仁 25g	杏仁 10g	白芷 10g
制首乌 15g	鸡血藤 15g	鹿角胶 15g	生甘草 10g

7 剂，水煎服，每日 1 剂，早晚饭后 30 分钟温服。

西药处方：达那唑胶囊，每次 0.1g，日 2 次，口服；沙利度胺片，每次 50mg，隔日 1 次，口服。

二诊：2017 年 1 月 12 日。水肿消退，双下肢无新发瘀点，出汗减轻，偶有夜寐欠佳。舌质淡红，苔白微腻，脉沉细。血常规示 WBC 5.26×10^9/L，RBC 2.98×10^{12}/L，Hb 91g/L，PLT 50×10^9/L。

太子参 15g	黄芪 25g	炒白术 25g	茯苓 25g
当归 15g	炒白芍 15g	生地黄 15g	熟地黄 15g
仙鹤草 15g	紫草 15g	茜草根 25g	白茅根 25g
莪术 25g	生薏苡仁 25g	杏仁 10g	白芷 15g
制首乌 15g	鸡血藤 15g	鹿角胶 15g	生甘草 10g

7 剂，水煎服，每日 1 剂，早晚饭后 30 分钟温服。

三诊：2017 年 1 月 19 日。倦怠乏力减轻，睡眠改善。舌质淡红，苔白微腻，脉沉细。血常规示 WBC 4.31×10^9/L，RBC 2.96×10^{12}/L，Hb 92g/L，PLT 60×10^9/L。患者病情较平稳，继续服用上方 10 剂。

随访半年，病情较平稳。

【诊疗心得】骨髓纤维化是血系疾病中病程较长，病邪伤及骨髓而引发的比较难治愈的疾病，属中医"髓毒微癥病"。西医治疗这一类疾病已有规范，部分患者血象可得到有效缓解，但临床症状难以改善。本病的特点体现在髓毒致病，正虚邪盛。所谓正气虚，主要是指脾肺气虚，气血生化乏源，无力提升中气，致使气虚不能摄血，血溢于肌表，出现瘀点瘀斑；脾气虚，生化乏源的同时运化失司，痰饮水湿内停，气机运行不畅，滞留体内，久成湿浊，进一步形成湿毒、瘀毒，留滞体内，最终化为有形之癥积入五脏而致本病。治疗思想在于益气健脾生血，化湿解毒祛瘀。首方选用八珍汤加减，配合二陈及解毒化湿之药。首诊选用太子参益气健脾，生津润肺。太子参补气比较平和，没有过多的燥性，取其养阴敛汗之功。八珍汤重在气血双补，益气养血并重。学术思想起源于金元四大家之李东垣，他认为无论是内伤还是外感，脾胃之气都非常重要："夫元气、谷气、荣气、清气、卫气、生发诸阳上升之气，此六者，皆饮食入胃，谷气上行，胃气之异名，其实一也。"今脾胃之气不足，当补中益气。方中兼有二陈（即半夏、陈皮），取其健脾燥湿化痰；莪术、生薏苡仁、杏仁、白芷重在醒脾，化湿解毒。在此基础上，加入制首乌、鸡血藤，二药皆入肝、肾经。其中制首乌具有补肝肾、益精血之功，鸡血藤有补血活血之效，使补血而不瘀滞；加入鹿角霜，取其滋补元阴、元阳之功。二诊患者出汗、乏力症状渐轻，继续以八珍汤为基础，补益各种气虚不足。加入养阴清热、凉血滋阴生津之四草四根汤，其余理法方药不变。气充血养，则心神得安，失眠自愈。继续巩固治疗，以达到平稳病情的目的。

综上病例，本虚标实，不能一味扶正，使邪恋不去，亦不能一味祛邪，恐更伤其正，只有攻补兼施，才能相得益彰。

医案整理：丁丽

医案82：真性红细胞增多症并发骨髓纤维化

于某，女，73岁。初诊：2018年3月27日（春分）。病案号：08595。

主诉：腹痛伴皮肤瘀点反复发作18年，加重2个月。

现病史：患者于2000年因腹痛伴皮肤瘀点就诊于大连市某医院，经骨髓穿刺诊断为"真性红细胞增多症"，经治疗后症状时有反复，间断随诊。2013年复查骨髓穿刺，诊断"骨髓纤维化、脾大"，口服中药及西医对症治疗，病情控制尚可。2个月前劳累后腹痛、皮肤瘀点加重，周身不适，故而来诊。现症见周身倦怠，皮肤散在瘀点，脘腹胀痛，食少纳呆，睡眠欠佳，小便正常，大便黏滞。舌质青紫，苔黄垢腻，脉沉细、右关弦滑。

辅助检查：血常规示 WBC 8.55×10^9/L，RBC 4.38×10^{12}/L，Hb 119g/L，PLT 53.4×10^9/L；消化彩超示肝胆胰脾未见异常。

西医诊断：真性红细胞增多症转化骨髓纤维化。

中医诊断：髓毒血积病（气虚血积，热瘀互结）。

治法：补气摄血，化瘀解毒。

处方：八珍汤合四草四根汤（自拟方）加减。

党参25g	黄芪15g	炒白术15g	茯苓15g
当归15g	炒白芍15g	生地黄15g	熟地黄15g
仙鹤草15g	旱莲草15g	紫草15g	连翘15g
茜草根15g	白茅根15g	芦根15g	荷叶15g
鸡血藤10g	鹿角霜10g	生甘草10g	生姜10g
大枣10g			

7剂，水煎服，每日1剂，早晚饭后30分钟温服。

二诊：2018年4月3日。服药无不适，偶有胃脘胀痛；仍有散在皮肤瘀点，伴有瘙痒，影响睡眠。舌质紫暗，苔黄垢腻，脉沉细、右关弦滑。

复查血常规示 WBC 9.94×10^9/L, RBC 3.92×10^{12}/L, Hb 105g/L, PLT 56×10^9/L。续服原方 7 剂。

三诊：2018 年 4 月 12 日。胃胀腹痛药后缓解，皮肤瘀点明显减轻，大便正常；仍有皮肤瘙痒，时觉乏力、纳呆。舌质淡暗，苔黄腻，脉沉细、右关弦滑。复查血常规示 WBC 7.9×10^9/L, RBC 3.78×10^{12}/L, Hb 106g/L, PLT 77×10^9/L。继续养阴止血。

太子参25g	茯苓15g	炒白术15g	茯苓15g
当归15g	炒白芍15g	生地黄15g	麦冬15g
仙鹤草15g	旱莲草15g	茜草根15g	紫草15g
白茅根25g	芦根25g	槐花15g	荷叶15g
制首乌15g	鸡血藤15g	鹿角霜15g	生甘草10g
生姜10g	大枣10g		

20 剂，水煎服，每日 1 剂，早晚饭后 30 分钟温服。

四诊：2018 年 5 月 10 日。皮肤瘙痒好转，食欲改善，仍有乏力。舌质淡暗，苔白，脉沉细。血常规示 WBC 7.44×10^9/L, RBC 3.68×10^{12}/L, Hb 109g/L, PLT 85×10^9/L。血象有所改善，血小板回升，加陈皮、升麻健脾升血。

太子参25g	生黄芪15g	炒白术15g	茯苓15g
当归15g	炒白芍15g	生地黄15g	麦冬15g
仙鹤草15g	旱莲草15g	紫草15g	连翘15g
茜草根15g	白茅根15g	芦根15g	荷叶15g
陈皮10g	升麻10g	鹿角霜15g	生甘草10g
生姜10g	大枣10g		

14 剂，水煎服，每日 1 剂，早晚饭后 30 分钟温服。

五诊：2018 年 5 月 24 日。乏力减轻，余无明显不适，皮肤瘀点及腹痛未复发。血常规示 WBC 7.65×10^9/L, RBC 3.79×10^{12}/L, Hb 106g/L, PLT 98×10^9/L。维持原方，嘱每日半剂，连服 4 周。此后定期复诊，血常

规维持正常。

【诊疗心得】 真性红细胞增多症是骨髓红系增生极度活跃，外周血以红细胞、血红蛋白升高为主的慢性骨髓增生性疾病。由于骨髓红细胞过度增生，出现淤积状态，导致外周血液黏稠度增高，容易发生血栓及出血。该病具有肿瘤的特性，可与骨髓纤维化互相转化。骨髓纤维化是骨髓胶原组织增生，纤维组织严重影响造血功能所引起的一种骨髓增生性疾病，典型的临床表现为幼粒、幼红细胞性贫血，并具有不同程度的骨质硬化。

这两个疾病主要病因病机为阳气亢奋，内生邪毒，久留机体，累及脏腑；或邪气太盛，形成瘀血内停；或情志因素致气结于内，气滞血瘀；或感受热毒，煎熬血液，阴液缺乏，脉道艰涩，血流失畅而形成瘀血，出现阻滞经络，伤及血分，脏腑失和，导致骨髓增生。血脉阻滞，瘀血阻络日久，"瘀"与"毒"相互交织而致髓毒血积，所以将它们归属于"血实证"范畴。

本案为高龄病者，素体虚弱，气血生化乏源，气虚血亏，运血无力，血积成瘀，日久化热，瘀热互结，灼伤血络，则见周身倦怠、皮肤瘀点；瘀热扰心则不寐；瘀热蓄积肠胃，则脘腹胀痛、食少纳呆、大便黏滞。治疗时根据《素问·阴阳应象大论》"血实宜决之"的原则，采用益气健脾、补气生血、清热养阴、凉血散积之法，予八珍汤合四草四根汤加减。方中太子参与黄芪相配，益气养血，共为君药。炒白术、茯苓健脾渗湿，助太子参益气补脾；炒白芍、当归养血和营，助熟地黄滋养心肝，均为臣药。生地黄甘寒，清热凉血，养阴生津；熟地黄甘平而入血分，滋阴补血，补精益髓。二地合用，既能补益，又不生热；仙鹤草涩平，收敛止血；旱莲草滋补肝肾，凉血止血；茜草凉血行血止血，通经活络；紫草凉血散瘀，透疹消斑。四草之性尽见。白茅根凉血止血，清热生津；芦根清热生津。诸药合用，可使阴血得生，血热得除，瘀血得散，则新血生，有滋阴凉血、降火止血之功效。鸡血藤入肝经，苦温通泄，微甘能补，苦而不燥，温而不烈，行血散瘀，调经止痛，性质和缓，且能补血行血养血，舒筋活络；鹿角霜味咸涩、性温，入肝、肾二经，具有温肾助阳、收敛止血之效。二药相配，温和补而不腻，体现了固本的原则。

本病案虚、热、瘀兼见，因虚致实，久病致瘀，久瘀致虚，虚实夹杂。全方配伍，补益气血、填髓滋阴、清热生津、凉血止血，使攻中有补，补中有清，攻补兼施，滋而不腻。

医案整理：丁丽

医案83：血小板增多症转骨髓纤维化1

严某，男，68岁。初诊：2019年5月14日（立夏）。病案号：20237。

主诉：发现血小板增多伴脾大5年。

现病史：患者2014年因心脏疾病欲安置心脏起搏器，在大连市某医院住院，发现PLT 633×10⁹/L，超声显示脾大，经骨髓穿刺诊断为"原发性血小板增多症"，口服羟基脲片治疗后血小板恢复至正常水平，并顺利安置心脏起搏器。2019年4月因乏力、腹胀再次行骨髓穿刺，提示浆细胞异常增生，骨髓活检提示"骨髓纤维化"。现症见周身困倦，乏力气短，左胁胀满，食少纳呆，入睡困难，大小便正常。舌质紫绛、舌尖微赤，少苔，脉弦滑。

辅助检查：血常规示 WBC 24.52×10⁹/L，RBC 6.59×10¹²/L，Hb 160g/L，PLT 133×10⁹/L。

西医诊断：骨髓纤维化。

中医诊断：髓毒微癥病（热毒壅盛，瘀毒阻络）。

治法：清热凉血解毒，化瘀通络。

处方：犀角地黄汤合温胆汤加减。

生栀子25g	水牛角25g	赤芍15g	牡丹皮10g
姜半夏10g	陈皮10g	竹茹10g	枳实15g
忍冬藤15g	虎杖15g	野菊花15g	半枝莲15g
生甘草10g			

7 剂，水煎服，每日 1 剂，早晚饭后 30 分钟温服。

二诊：2019 年 5 月 21 日。服药后无不适，胁肋胀满较前改善。舌质紫绛、舌尖微赤，少苔，脉弦滑。续服上方 14 剂。

三诊：2019 年 6 月 4 日。患者胁肋胀明显减轻，食欲改善，略有乏力气短。舌质紫绛、舌尖微赤，少苔，脉滑。血常规示 WBC 27.7×10^9/L，RBC 6.27×10^{12}/L，Hb 141g/L，PLT 142×10^9/L。嘱每日半剂，续服上方 14 剂。

四诊：2019 年 7 月 2 日。服药后倦怠乏力减轻，补述痛风病史 2 年，服药 3 剂后，左足大趾肿痛，自服秋水仙碱 1 周仍未缓解。舌质紫暗、舌尖微赤，少苔，脉弦滑。血常规示 WBC 32.8×10^9/L，RBC 6.81×10^{12}/L，Hb 157g/L，PLT 296×10^9/L。调整中药处方。

生栀子 15g	水牛角 25g	赤芍 15g	牡丹皮 10g
姜半夏 10g	陈皮 10g	竹茹 10g	枳实 15g
忍冬藤 25g	虎杖 15g	野菊花 15g	半枝莲 15g
胆南星 10g	制鳖甲 15g	山慈菇 10g	白僵蚕 10g
生甘草 10g			

14 剂，水煎服，每日 1 剂，早晚饭后 30 分钟温服。

后期持续以犀角地黄汤合温胆汤为主方加减，因腹胀间断加入茯苓、厚朴、佩兰化湿理气，药后腹胀消失。因脾大加入白僵蚕、片姜黄、胆南星、化橘红、山慈菇、制鳖甲等化痰散结。前后治疗 5 个月，患者病情稳定，诸症改善。

【诊疗心得】骨髓纤维化是一种骨髓增生性疾病，因各种原因导致增生纤维组织取代了正常的造血组织，出现骨髓造血功能异常，血细胞减少和（或）增多。临床表现为贫血、肝脾肿大、上腹不适、低热、多汗、心动过速、体重减轻；严重者，可出现痛风性骨节疼痛和出血。疾病初期可无任何症状。骨髓纤维化分为原发性和继发性两种，原发性病因不明，继发性可能由物理因素、化学因素、感染、肿瘤等多种因素导致，亦可由原发性血小板增多症、真性红细胞增多症等转化而致。骨髓纤维化发病部位在骨髓，由先天或后天因素使脏腑虚弱，功能失调；或情志不遂，湿毒内生；或感受湿邪，郁久化毒，气郁血搏，损伤阴阳，瘀积骨髓而致。《灵枢·百病始生》曰："凝血蕴里而不散，津液涩渗著而不去，而积皆成矣。"《诸病源候论·虚劳病诸候上》曰："积者，脏病也，阴气所生也；聚者，腑病也，阳气所成也。虚劳之人，阴阳伤损，血气凝涩，不能宣通经络，故积聚于内也。"根据病情及正邪虚实转化，采用化湿解毒、理气活血等治法。

本案患者慢性起病，伴有脾肿大，出现左胁胀满、乏力气短，病初以血小板增多症为诊断，5 年后转化为骨髓纤维化。根据患者舌质紫绛、脉弦滑，辨为热毒壅盛、瘀毒阻络，选用犀角地黄汤合温胆汤加减治疗。犀角地黄汤为治疗血液系统疾病的常用方，方中犀角（水牛角代）凉血解毒；生地黄、知母清热凉血，养血滋阴；牡丹皮凉血通络，为治疗温热病热入血分的经典方剂。叶天士云："入营尤可透热转气，如犀角、玄参、羚羊角等物，入血直须凉血散血，如生地黄、丹皮、阿胶、赤芍等物。"加生栀子，增其清热透邪作用；合温胆汤以清利肝胆湿热，畅达气机，治疗因脾大导致的胁肋胀满；加入忍冬藤、虎杖、野菊花、半枝莲这组药治疗血热与湿结。湿热黏着，病势难解，酿成湿毒，故以利湿解毒为要。忍冬藤，味甘、性寒，入心、肺经，能清热、解毒、通络。《医学真传》云："银花之藤，至冬不凋，乃宣通经脉之药也……通经脉而调气血，何病不宜，岂必痈毒而后用之哉。"忍冬藤和金银花虽然为同一植物，但花质轻清，善于清解热毒，尤其是解气分之热毒效果优于忍冬藤；忍冬藤体质重着，长于通络清热，清络脉之热毒效力强于金银花，尤善治疗下部之湿热壅滞、脉络不通。虎杖苦酸、凉，入肝、胆经，能活血散瘀、祛风通络、清热利湿解毒；野菊花苦辛、凉，善清热解毒；半枝莲微苦、凉，能清热解毒、散瘀止血、利尿抗癌。忍冬藤、虎杖、野菊花、半枝莲四药合用，清透络分郁热，凉血散瘀，利湿解毒，为治疗湿热毒邪蕴阻经络的常用药组。

综上，本案用犀角地黄汤合温胆汤加减凉血养阴解毒，兼清肝胆湿热。一则护阴，防止温热毒邪伤阴动血；二则透散血分郁热，使邪热外达。鉴于湿热黏着，病势难解，酿成湿毒，所以加忍冬藤、虎杖、野菊花、半枝莲这组药，加强化湿解毒之效。胆南星、制鳖甲、山慈菇、白僵蚕等为治疗脾大癥积的效药。治疗上标本兼顾，用药精当，故患者服药后病情改善。

医案整理：董琳琳

医案84：血小板增多症转骨髓纤维化2

刘某，女，31岁。初诊：2020年7月27日（大暑）。病案号：03705。

主诉：发现血小板增多6年余。

现病史：患者2014年5月妊娠8周时，因反复阴道流血致流产，当时血常规示 WBC 8.7×10^9/L，RBC 4.1×10^{12}/L，Hb 128g/L，PLT 590×10^9/L，未在意。同年8月体检查 PLT 713×10^9/L，脾脏稍大（122mm × 53mm），就诊于大连市某医院，查 ANA（＋），骨髓穿刺诊断为"血小板增多症"，予干扰素治疗1次，病情尚稳定。2019年11月再次行骨髓穿刺，诊断为"骨髓增殖性肿瘤、原发性骨髓纤维化"，予羟基脲片对症治疗。近一个月来，反复腹泻，应用抗生素治疗效果不佳，体重下降约5kg。现症见腹痛隐隐，食后即泻，肢体困倦，头昏沉重，胸闷口腻，夜寐欠佳，小便不畅。舌质淡暗，有小裂纹，苔薄黄微腻、花剥，脉濡。

辅助检查：血常规示 WBC 16.52×10^9/L，RBC 6.63×10^{12}/L，Hb 154g/L，PLT 629×10^9/L；消化彩超示肝门静脉扩张，巨脾24cm。

西医诊断：骨髓纤维化。

中医诊断：髓毒微癥病（湿浊内蕴）。

治法：芳香化浊，行气渗湿。

处方：藿朴夏苓汤加减。

藿香 10g	厚朴 10g	法半夏 10g	茯苓 15g
砂仁 10g	杏仁 10g	生薏苡仁 15g	白蔻仁 10g
陈皮 15g	防风 15g	延胡索 25g	枳实 15g
赤石脂 25g	生甘草 10g	生姜 10g	

6 剂，水煎服，每日 1 剂，早晚饭后 30 分钟温服。

西药处方：羟基脲片，每次 0.5g，日 1 次，口服。

二诊：2020 年 8 月 4 日。服药 3 剂后腹泻停止，肢倦、头昏减轻，夜寐尚可；仍有胸闷，时有盗汗，小便不畅。舌质淡暗，有小裂纹，苔薄黄、花剥，脉濡。复查血常规示 WBC 10.68×10^9/L，RBC 6.02×10^{12}/L，Hb 141g/L，PLT 461×10^9/L。上方厚朴用量调整为 15g，续服 14 剂。

三诊：2020 年 8 月 18 日。近日失眠，多梦，腰痛时作，食欲旺盛，上方加炒枣仁 25g，浮小麦 30g，再服 14 剂。

四诊：2020 年 9 月 1 日。夜寐尚可，无腰痛；消谷善饥，大便 1～2 日一行。复查血常规示 WBC 8.49×10^9/L，RBC 6.31×10^{12}/L，Hb 154g/L，PLT 459×10^9/L。停服羟基脲片。

藿香 10g	厚朴 10g	法半夏 10g	茯苓 15g
沙参 15g	麦冬 15g	玄参 15g	生地黄 15g
野菊花 15g	半枝莲 15g	芦根 15g	荷叶 10g
陈皮 15g	防风 15g	片姜黄 25g	白僵蚕 10g
炒枣仁 25g	浮小麦 30g	莪术 25g	炙甘草 10g

7 剂，水煎服，每日 1 次，早饭后 30 分钟温服。

患者病情稳定，无不良主诉，改为每日半剂，半个月后停服汤药，嘱定期复查血常规。至今随诊。

【诊疗心得】本病病在骨髓，损在气血，征于五脏，病性虚实夹杂，以实证为主。临证时，常根据疾病发展的不同阶段，虚实矛盾的轻重缓急，分别配以清热解毒、化痰祛湿、益气养血、凉血止血等治疗手段。

本案辨证为湿浊内蕴，治以芳香化浊、行气渗湿，选用藿朴夏苓汤加减。藿朴夏苓汤治疗的湿热之证，为温邪夹湿，邪滞三焦，尚在气分，未传营分之证。叶天士《温热论》云："再论气病，有不传血分，而邪留三焦，犹伤寒中之少阳病也。彼则和解表里之半，此则分消上下之势。"头为诸阳之会，湿热之邪阻滞上焦，阳气被阻，可出现头痛头昏、头重如裹；胸处阳位，湿热之邪阻滞中焦，可导致胸闷呕恶；湿热之邪阻滞下焦，可导致大便黏腻、溏泻不爽；四肢为诸阳之末，湿邪阻滞，可出现四肢倦怠、酸楚。方中藿香、白蔻仁、厚朴芳香化湿；厚朴、半夏燥湿运脾，使脾能运化水湿，不为湿邪所困；再用杏仁开泄肺气于上，使肺气宣降，则水道自调；茯苓、生薏苡仁淡渗利湿于下，使水道畅通，则湿有去路。全方宣上、畅中、渗下，以燥湿芳化为主，开宣肺气，淡渗利湿为辅，与三仁汤结构略同，而利湿作用过之。本方能宣通气机、燥湿利水，主治湿热病邪在气分而湿偏重者。

本案总体辨证属湿毒内盛，但首诊时患者有腹痛隐隐，食后即泻，肢体困倦，头昏沉重，胸闷口腻，夜寐欠佳，小便不畅的症状，这是在提示我们湿热之邪充斥三焦，当先以化湿为主。选用藿朴夏苓汤，该方是李铁教授在治疗各种因湿邪阻滞或湿热所致的多种疾病得心应手之方，临床化裁变化多端。若心中懊恼、胸脘痞闷，加栀子清热除烦；若里湿重，加苍术、厚朴、陈皮、防风以加强行气化湿健脾之功；若瘀血性疼痛疾病，加当归、丹参、乳香、没药通络止痛；若胁肋疼痛，脘腹胀痛，加醋柴胡、延胡索、枳实、炒白芍升清降浊，肝脾同调；若食欲不振者，加莪术、炒麦芽、炒谷芽以醒脾开胃；若嗳腐吞酸者，加用煅瓦楞子、海螵蛸以制酸散结；若见口有甜味者，加佩兰以加强芳香化浊之力；兼经脉拘挛者，加炒白芍、木瓜以祛湿舒经；若有腰酸、痿软无力的下肢疾患，加川续断、桑寄生、怀牛膝、盐杜仲以补肝肾，强筋骨；若失眠多梦，加炒枣仁、浮小麦、乌梅以养血化痰助眠；若浊毒日久，加野菊花、半枝莲、白花蛇舌草以解毒升清；若浊毒日久化热，加茅根、芦根、荷叶、茜草根以凉血化浊；若病情缠绵，加片姜黄、白僵蚕升清降浊，恢复气机；若有过敏性疾病，加穿山龙、紫草、紫苏叶、防风以解毒化浊，扶正抗邪。

该病例西医治疗有效，血小板控制在 $600 \times 10^9/L$ 以内。中医辨证应用藿朴夏苓汤，控制了腹泻等脾虚下陷症状；同时有助于羟基脲片的顺利减量，缩短了化疗用药疗程。

医案整理：周春友

五、恶性淋巴瘤

医案85：弥漫性大 B 细胞淋巴瘤化疗后

刘某，女，69 岁。初诊：2019 年 7 月 23 日（大暑）。病案号：20531。

主诉：倦怠乏力 6 年。

现病史：患者 2013 年因淋巴结肿大，就诊于大连市某医院，诊断为"弥漫性大 B 细胞淋巴瘤"，化疗 9 个周期，临床治愈。2019 年 3 月复发，化疗 5 个周期，上次化疗时间 2019 年 6 月 20 日，化疗后血常规检查正常。现症见倦怠乏力，时有心悸，口干口渴，夜眠尚可，小便短少，大便秘结。舌质红，苔薄白，脉细数。

辅助检查：血常规示 WBC $8.6 \times 10^9/L$，RBC $2.42 \times 10^{12}/L$，Hb 80g/L，PLT $68 \times 10^9/L$。

西医诊断：弥漫性大 B 细胞淋巴瘤。

中医诊断：恶核病（气阴两虚）。

治法：益气养阴解毒。

处方：八珍汤合生脉饮加减。

太子参15g	黄芪15g	炒白术15g	茯苓15g
当归15g	炒白芍15g	生地黄15g	熟地黄15g
沙参15g	麦冬15g	五味子15g	炒枣仁15g
酒黄精15g	鸡血藤15g	生甘草10g	

7 剂，水煎服，每日 1 剂，早晚饭后 30 分钟温服。

二诊：2019 年 7 月 30 日。患者倦怠乏力、口干渴缓解；新发双脚肿胀，髋关节疼痛。舌质淡红，苔薄白，脉沉细。血常规示 WBC 4.24×10^9/L，RBC 2.79×10^{12}/L，Hb 95g/L，PLT 160×10^9/L。在正虚的基础上兼有血瘀，治则为益气活血通络。

太子参15g	茯苓15g	茅苍术15g	炒白术15g
当归15g	川芎15g	怀牛膝15g	地龙10g
威灵仙15g	路路通15g	姜黄15g	没药10g
忍冬藤15g	鸡血藤15g	生甘草10g	

5 剂，水煎服，每日 1 剂，早晚饭后 30 分钟温服。

三诊：2019 年 8 月 2 日。服药后双脚肿胀完全缓解，髋关节疼痛较前减轻，大小便正常，无倦怠乏力等不适。维持原方不变，继服上方 12 剂。

【诊疗心得】淋巴瘤多起源于淋巴结和淋巴组织，其发生大多与免疫应答过程中淋巴细胞增殖分化产生的某种免疫细胞恶变有关，是免疫系统的恶性肿瘤。临床上以无痛性、进行性淋巴结肿大为主要特征。中医归属于"瘰疬""痰核""石疽""积聚""恶核""失荣"等范畴。淋巴瘤的病因与先天禀赋不足、饮食不节、情志失调、感受外邪、久病体虚有关。病机较为复杂，可归于痰、毒、瘀、滞、虚五个方面，均可导致气血痰相互胶结，日久渐为肿核。感受寒邪，寒凝气结；或邪热内结，煎灼津液；饮食不节，脾胃受损，痰湿内生，气机运行不畅而凝聚；情志失调，肝气郁结，气滞血瘀，积而成块；病久则肺脾肾亏虚，水湿内停，凝结成痰。张景岳曰："凡脾肾不足，及虚弱失调之人，多有积聚之病。"本病初期以邪实为主，多以寒痰凝结、肝郁气滞、痰瘀互结、湿热蕴毒、毒瘀互结等居多，后期以气阴两虚、脾肾亏虚、肝肾阴虚为主，兼有血瘀、痰湿。因此，利湿、化痰、解毒、化瘀、扶正是淋巴瘤的重要治法。本病采取分期论治，早期多以祛邪为主，化痰散结、温化寒痰、疏肝解郁、活血化瘀、清热利湿、解毒散结；中期以扶正与祛邪相结合，既扶助正气，又减毒增效；后期应扶正为主，滋阴养血、温阳益气、健脾益肾，同时兼顾化痰祛瘀。

本案患者病程 6 年，多次化疗。来诊时倦怠乏力，口干口渴，心悸，大便秘结，舌质红，苔薄白，脉细数，符合恶核病气阴两虚型。《黄帝内经》曰："壮火之气衰""壮火食气""精气夺则虚"。淋巴瘤化疗耗气明显，患者存在疾病本身及药毒的双重损害，经过多次放疗后，必然存在气阴两虚证。阴液亏虚，则机体失去濡润滋养，同时由于阴不制阳，阳热之气相对偏旺而生内热，故表现为一派虚火内扰的证候，表现为口燥咽干、小便短少、大便秘结、舌质红、脉细数等，气虚则倦怠乏力。此类型淋巴瘤治疗难度较大，因痰核"阳虚易治，阴虚难调"，阴虚内热型痰核，滋阴又助湿生痰。治疗应扶正祛邪，以气阴两虚为主，同时兼有邪毒，即采用益气养阴解毒法。该法可补益津气，兼清余毒，对放疗、化疗有一定的增效和减轻不良反应的作用。

益气养阴、生津清虚热首选生脉饮。生脉饮又名生脉散，首载于张元素的《医学启源》。他认为："麦门冬，气寒，味微苦甘，治肺中伏火，脉气欲绝；加五味子、人参二味，为生脉散，补肺中元气不足。"方中人参甘温，大补元气，生津液，《神农本草经》述其"主补五脏，安精神，定魂魄，止惊悸，除邪气，明目，开心益智"，《医学衷中参西录》言其"能入胃以养胃液，开胃进食，更能入脾以助脾散精于肺，定喘宁嗽"。人参、麦冬合用，则益气养阴之功效彰。五味子酸甘、温，上可敛肺止汗、益气生津，下可滋阴补肾。三药配伍，益气养阴，泄热生津，敛肺止汗，使气充脉复，故名"生脉"。本方考虑太子参补气较平和，为避免人参的燥烈之性，以太子参替代人参，且太子参、黄芪、炒白术、茯苓可健脾补气；当归、炒白芍、生地黄、熟地黄养血滋阴；沙参、麦冬、五味子滋养心阴，收敛心气；炒枣仁养心安神；酒黄精补血养阴填髓；鸡血藤补血活血通络。本方达到了既滋阴生津清热，又不黏腻助湿的效果。复诊时，患者倦怠乏力、口干口渴有所缓解，但新发双足肿胀、髋关节疼痛。考虑为在正虚的基础上兼有血脉瘀滞，不通则痛，治疗兼顾活血化瘀。加当归、川芎、姜黄、没药活血化瘀，行气止痛；牛膝、地龙通经活络；威灵仙、路路通祛风通络，利水除湿；忍冬藤清热解毒通络。患者服药后，双足肿胀完全缓解，髋关节疼痛较前减轻，故三诊时维持原方不变。

中医治疗淋巴瘤贯穿于疾病病程的各个阶段，注重分期论治，配合增强放化疗疗效，减轻放、化疗药物毒副作用，提高了患者生活质量，同时恢复期可以防止肿瘤复发。

医案整理：牛新萍

医案86：胃弥漫性大B细胞淋巴瘤化疗期

鹿某，男，35岁。初诊：2020年3月5日（惊蛰）。病案号：09810。

主诉：反复发热伴淋巴结肿大1年余。

现病史：2018年11月患者劳累受寒后出现发热，体温37.0～38.5℃，就诊于大连市某医院，诊断为"肺炎"，住院期间查彩超发现腋下淋巴结增大，胃镜提示胃溃疡，PET-CT示腹腔淋巴结高代谢（淋巴瘤不除外），未行病理检查，予抗生素及对症治疗后出院。出院后时有发热，体温38.0℃左右，自服抗生素、退热药无效。2018年12月曾来我处就诊，予犀角地黄汤合蒿芩清胆汤5剂治疗后再无发热。2019年10月，因胃部不适再次来院就诊，胃镜提示胃溃疡，病理诊断为"弥漫性大B细胞淋巴瘤"，未系统治疗。2020年2月行首次化疗，出院后再次来诊。现症见面色萎黄，神疲乏力，口渴咽干，胃脘隐痛，痞满呕恶，食少纳呆，睡眠可，大小便正常。舌质红绛，有热瘀点，苔白、花剥，脉弦滑细。

辅助检查：血常规示 WBC 6.19×10^9/L，LY 46.5%，RBC 4.23×10^{12}/L，Hb 130g/L，PLT 310×10^9/L。

西医诊断：胃弥漫性大B细胞淋巴瘤。

中医诊断：恶核病（气阴两虚，湿毒互结）。

治法：益气养阴，化湿解毒。

处方：沙参麦冬饮合四逆散加减。

沙参15g	麦冬15g	石斛15g	玉竹15g

醋柴胡 10g	延胡索 15g	法半夏 10g	厚朴 10g
枳实 10g	炒白芍 15g	百合 10g	知母 10g
炒白术 15g	土茯苓 15g	生甘草 10g	

7 剂，水煎服，每日 1 剂，分 4 次温服。

二诊：2020 年 3 月 31 日。第 2 次化疗结束后来诊，自述服药后无不适；现倦怠乏力，胃脘胀痛，纳呆呕恶。舌质红绛，有热瘀点，苔白花剥，脉弦滑细。血常规示 WBC 1.0×10^9/L，LY% 16.8%，RBC 4.54×10^{12}/L，Hb 134g/L，PLT 124×10^9/L。予前方延胡索、厚朴加量以加强行气止痛，加炒麦芽、炒谷芽行气消痞，续服 7 剂。

三诊：2020 年 4 月 28 日。第 3 次化疗结束后来诊，诉胃脘胀痛减轻；仍乏力懒言，全身皮肤瘙痒，口腔及肛周黏膜溃疡伴疼痛，偶有鲜血便。舌质红、舌边尖赤，有热瘀点，苔黄、花剥，脉弦细。复查胃镜，提示淋巴瘤显著控制。血常规示 WBC 2.03×10^9/L，LY% 18.1%，RBC 3.39×10^{12}/L，Hb 118g/L，PLT 179×10^9/L。予沙参麦冬饮合槐花散加减。

太子参 25g	沙参 15g	玄参 15g	麦冬 15g
忍冬藤 30g	虎杖 15g	土茯苓 15g	白花蛇舌草 15g
槐花 15g	生地榆 15g	白茅根 25g	侧柏叶 10g
猫爪草 15g	刺蒺藜 15g	白僵蚕 10g	蝉蜕 15g
生甘草 10g			

7 剂，水煎服，每日 1 剂，分 4 次温服。

服药后便血好转，皮肤瘙痒改善，口腔及肛周黏膜溃疡疼痛略有减轻。其后每于化疗后复诊，随症加减，共化疗 8 个疗程。

九诊：2020 年 8 月 27 日。患者结束第 8 次化疗。症见乏力，口腔及肛周溃疡轻度疼痛，皮肤瘙痒无复发。舌质红、舌边尖赤，有热瘀点，苔白腻，脉弦细。血常规示 WBC 2.21×10^9/L，LY% 18%，RBC 4.36×10^{12}/L，Hb 131g/L，PLT 149×10^9/L。予沙参麦冬饮合四君子汤加减。

| 太子参 30g | 黄芪 30g | 茯苓 15g | 炒白术 30g |

沙参 25g	麦冬 15g	玄参 15g	生地黄 15g
陈皮 15g	升麻 10g	砂仁 15g	厚朴 15g
当归 15g	炒白芍 15g	酒黄精 15g	熟地黄 15g
桂枝 15g	防风 15g	炙甘草 10g	

14 剂，水煎服，每日 1 剂，分 4 次温服。

服药后乏力减轻，间断续服 60 剂。2021 年 1 月 22 日复查胃镜提示慢性非萎缩性胃炎，病理诊断慢性炎性改变。

二十二诊：2021 年 4 月 3 日。自述诸症好转。舌质红，有纵裂纹、热瘀点，苔白、少津，脉象两寸短、两关不调、尺脉有根。前方加野菊花、半枝莲各 15g，以加强清解余毒之功。嘱每日半剂，巩固治疗。

目前每月来诊，胃痛偶有发作，血常规持续正常，复查胃镜、PET－CT 较淋巴结已无异常。

【诊疗心得】弥漫性大 B 细胞淋巴瘤的发病为先天禀赋不足或后天机体失养，六淫邪毒乘虚侵袭，搏结气血，使血脉瘀阻，内生痰浊，互炼为结，聚而成核所致。若痰浊壅盛，邪随湿化，毒核可流连肌肤、筋膜、经脉之间；若外邪亢盛，也可直中脏腑而变生本病。

本案患者为青年男性，曾于确诊淋巴瘤前一年半因发热予抗生素治疗后余热未尽，我们用凉血解毒、养阴透热之法，予犀角地黄汤合蒿芩清胆汤加减。患者服药 2 剂后热退，续服 3 剂后未再来诊。患者虽解除了发热症状，但体虚而邪亢，病位深而难祛，邪毒蕴结日久，易生恶变，病势较急。故明确诊断后，首选以化疗为主，及时配合中药辨证施治。初次化疗后来诊，首见胃痛、咽干、舌质红绛、苔花剥等症，为热瘀互结，胃阴亏虚，化苔不利，阴液损伤的本虚标实之象。故将养阴益气思路贯彻始终，选用沙参麦冬饮为基本方，以滋养胃阴、益气生津。同时兼见湿浊内蕴、脾胃升降失司之象，予四逆散行气和胃止痛，配以百合、知母养阴清热、炒白术、土茯苓健脾燥湿化浊。患者胃脘不适，用药宜轻，嘱其分 4 次服药，以缓和药性、保护胃肠道。第 2 次化疗后，未出现骨髓抑制。来诊时见腹胀、纳呆、呕恶，加用炒麦芽、炒谷芽理气和胃、消食导滞，既可以消脾胃湿浊食滞、化中焦湿瘀痰瘀，又可以软坚散结，促进消化道溃疡面愈合。第3次化疗后，胃镜提示淋巴瘤显著控制，但出现皮肤瘙痒、肛周黏膜溃疡等化疗副作用，结合舌脉特点，辨证为在气阴两虚的基础上，中焦湿浊协热下行，湿毒、热毒夹杂药毒壅遏下焦，外泛肌肤，内伤营血。故在前方基础上合槐花散以解脏毒。方中太子参、沙参、玄参、麦冬益脾肺气，养胃肾阴；忍冬藤、虎杖、土茯苓、白花蛇舌草清热除湿，解毒化浊；槐花、生地榆、白茅根、侧柏叶凉血止血，化下焦湿毒。在临证时，常常能接诊到一些淋巴瘤患者在用药后，特别是在应用某些靶向药物治疗期间出现了严重的皮肤瘙痒，或伴随荨麻疹、湿疹等，部分患者不得不停用此药或更换方案。我们用穿山龙、紫草、猫爪草、刺蒺藜、白僵蚕、蝉蜕等祛风止痒，取得很好的疗效。

本案患者化疗与中药相互配合，共经历8个疗程的化疗。化疗损伤人体正气，日久易损胃及肾，导致肾阴不足，故化疗恢复期应重视扶正补虚。在沙参麦冬饮基础上合参、芪、苓、术益气健脾；砂仁、厚朴行气宽中，消痞止痛；陈皮、升麻醒脾和胃，升白细胞；再佐以当归、炒白芍、酒黄精、熟地黄等温阳健脾，滋阴固肾之品，嘱每日半剂以作日常调理。

本案病程较长，在中西药配合治疗下，较好地控制了病情进展。后期随诊，查患者尺脉有根，为肾阴得固，故诸症好转，各项指标明显改善，淋巴瘤显著控制。

医案整理：刘妍辰

医案87：大B细胞淋巴瘤术后化疗期

李某，男，63岁。初诊：2021年9月1日（处暑）。病案号：70474。

主诉：大B细胞淋巴瘤术后3个月。

病史：患者2021年6月因间歇性腹痛伴左下腹肿块，就诊于大连市某医院，经病理检查诊断为"膀胱小肠间大B细胞淋巴瘤"，行手术治疗。

术后规范化疗 5 个周期，上次化疗时间 2021 年 8 月 30 日，伴随左下腹切口剧烈疼痛，排便后减轻，相关检查未见腹部肿块及淋巴结异常。现症见左下腹切口疼痛，伴腹胀嗳气，心烦急躁，恶风，纳果少寐，小便正常，大便干燥、偶见鲜血、2～3 日一行。舌质紫暗、舌尖赤、舌体颤，有纵深裂纹、热瘀点及瘀斑，苔薄黄腻，脉弦滑。

既往史：慢性萎缩性胃炎伴糜烂、慢性溃疡性结肠炎 2 年。

辅助检查：血常规示 WBC 3.0×10^9/L，LY% 24.4%，RBC 5.74×10^{12}/L，Hb 126g/L，PLT 200×10^9/L；便常规示隐血（++）。

西医诊断：大 B 细胞淋巴瘤。

中医诊断：恶核病（肝郁脾虚，痰瘀肠腑）。

治法：疏肝理脾开郁，化痰消癥止痛。

处方：小柴胡汤合槐花散加减。

醋柴胡 10g	黄芩 10g	法半夏 10g	厚朴 15g
枳实 15g	炒白芍 25g	香附 25g	郁金 25g
延胡索 25g	川楝子 10g	片姜黄 25g	生牡蛎 30g
白头翁 15g	秦皮 15g	槐花 15g	生地榆 15g
仙鹤草 25g	侧柏叶 10g	炙甘草 10g	大枣 10g

7 剂，水煎服，每日 1 剂，早晚饭后 30 分钟温服。

二诊：2021 年 9 月 8 日。服药无不适，嗳气及腹痛有所减轻，仍有腹部牵扯隐痛，入睡困难。舌质紫暗、舌尖赤、舌体颤，有纵深裂纹、热瘀点及瘀斑，苔薄黄腻，脉弦滑。痰瘀毒结，不通则痛，去延胡索、川楝子、生牡蛎，改用三棱、莪术、白僵蚕破血散结止痛。

醋柴胡 10g	黄芩 15g	法半夏 10g	厚朴 15g
枳实 15g	炒白芍 30g	香附 25g	郁金 25g
三棱 25g	莪术 25g	片姜黄 25g	白僵蚕 10g
白头翁 15g	秦皮 15g	槐花 15g	生地榆 15g
仙鹤草 25g	侧柏叶 10g	炙甘草 10g	大枣 10g

7 剂，水煎服，每日 1 剂，早晚饭后 30 分钟温服。

三诊：2021 年 12 月 15 日。患者因疫情休诊 3 个月，12 月 10 日结束第 8 次化疗。自述周身乏力，脘腹胀痛、纳差，嗳气严重，情绪焦虑，辗转难寐，腹部疼痛较前加重，口服头孢类抗生素后疼痛略有缓解，大便干燥，2～3 日一行。舌质紫暗、舌体颤、有纵深裂纹、气郁点、热瘀点及瘀斑，苔薄白，脉沉弦细。血常规示 WBC 3.11×10^9/L，LY% 32.3%，RBC 4.84×10^{12}/L，Hb 116g/L，PLT 316×10^9/L。便常规：隐血（＋）。考虑为体虚肝郁，木旺乘土，予四逆散合甘麦大枣汤加减。

醋柴胡 10g	延胡索 25g	法半夏 10g	厚朴 15g
枳实 15g	炒白芍 25g	香橼 15g	佛手 15g
当归 15g	丹参 25g	乳香 15g	没药 15g
浮小麦 30g	炙甘草 10g	大枣 10g	

7 剂，水煎服，每日 1 剂，早晚饭后 30 分钟温服。

四诊：2021 年 12 月 22 日。患者腹胀、嗳气减轻，情绪较前平稳；仍觉乏力，排便后小腹疼痛，大便略干、日 1 次。舌质紫暗、舌体颤，有纵深裂纹、气郁点、热瘀点及瘀斑，苔薄白，脉沉弦细。同初诊佐槐花散加减，再服 14 剂。

醋柴胡 10g	延胡索 25g	法半夏 10g	厚朴 15g
枳实 15g	炒白芍 30g	香橼 15g	佛手 15g
当归 15g	丹参 25g	乳香 15g	没药 15g
白头翁 15g	秦皮 15g	槐花 15g	生地榆 15g
浮小麦 30g	炙甘草 10g	大枣 10g	

14 剂，水煎服，每日 1 剂，早晚饭后 30 分钟温服。

患者服药后自述腹胀明显减轻，嗳气次数减少，能正常饮食，心情舒畅，体力改善，偶有小腹疼痛，目前随诊治疗中。

【诊疗心得】大 B 细胞淋巴瘤既可以是原发淋巴结，也可以是原发结外病变而起病，其中最常见的结外病变是胃肠道和骨髓。胃肠道结外淋巴瘤多表现为腹部胀痛、消瘦纳差、恶心呕吐、下利脓血等。

本案患者就诊时，有两个主要问题。患者既往有消化道炎症，且淋巴瘤发于膀胱、小肠间，术后脾胃虚弱，气机不畅，就诊时表现为明显的中焦气郁食滞，瘀血痰浊搏结疼痛，主要病位在水谷肠道，此为其一；肝气不舒，切口持续疼痛，郁而化热，内扰心神，出现急躁、难寐的情志问题，此为其二。所以治疗时以"疏肝理脾开郁，化痰消癥止痛"为思路：先予小柴胡汤之柴胡、黄芩、半夏调畅表里，厚朴、枳实、炒白芍、香附、郁金行气通腑，疏肝解郁，调节气机升降，延胡索、川楝子、片姜黄、生牡蛎重行气软坚止痛；再合槐花散加减清肠止血，专攻脏毒。诸药共用，沟通内外，大开大阖。患者服药后气机调畅而疼痛仍在，加三棱、莪术破血止痛，换生牡蛎为白僵蚕，加强化痰散结之功。连服2周中药已有效果，但化疗期间因疫情休诊3个月，复诊时再度出现乏力、气机不畅扰神的表现。与初诊不同的是，除脘腹胀满外，此时更多地表现为气逆之证，考虑为肝郁乘脾、胃失和降，情绪由热盛扰心之急躁难安，转为心阴不足、沉细脉的焦虑难寐，所以用四逆散合甘麦大枣汤加减疏肝理脾、和胃养心。服药7剂后，三焦气机畅通，再佐槐花散清解肠毒以治腑病。后期随诊，诸症减轻。

湿瘀毒互结之恶核病，常规治法多为解毒化湿、消瘀散结等。但本案患者术后气机失调，肝失条达，实火、虚火扰神之象相继出现，所以在治疗过程中亦将"神形合一，调畅情志"思路贯穿始终。我们在临证中如果见到恶性肿瘤放化疗后及术后气机不畅的患者，莫要忘记兼用理气健脾、疏肝调志之方药，身心同治。

医案整理：刘妍辰

医案88：小B细胞淋巴瘤（套细胞淋巴瘤）

高某，女，51岁。初诊：2021年10月14日（寒露）。病案号：23404

主诉：诊断小B细胞淋巴瘤1个月。

现病史：2021 年 9 月因眼部肿物、颈部淋巴结肿大，就诊于大连市某医院，经相关检查，诊断为"小 B 细胞淋巴瘤（套细胞淋巴瘤）"，未放化疗，予口服来那度胺胶囊治疗。现症见周身乏力，视物模糊，脘腹胀满，食少纳呆，睡眠尚可，小便正常。舌质淡红，有气郁点，苔薄白，脉沉细弱。

辅助检查：血常规示 WBC 4.8×10^9/L，RBC 4.28×10^{12}/L，Hb 117g/L，PLT 197×10^9/L。

西医诊断：小 B 细胞淋巴瘤（套细胞淋巴瘤）。

中医诊断：恶核病（脾虚湿盛）。

治法：健脾化湿解毒。

处方：四君子汤加减。

太子参 15g	生黄芪 15g	炒白术 15g	茯苓 15g
莪术 25g	生薏苡仁 30g	夏枯草 10g	龙胆草 10g
野菊花 15g	半枝莲 15g	土茯苓 15g	白花蛇舌草 15g
胆南星 10g	石菖蒲 15g	玄参 15g	浙贝母 15g
生甘草 10g	大枣 10g		

7 剂，水煎服，每日 1 剂，早晚饭后 30 分钟温服。

西药处方：来那度胺胶囊，每次 25mg，日 1 次，口服。

二诊：2021 年 10 月 21 日。服药无不适，腹胀略减轻。舌质淡红，有气郁点，苔薄白，脉沉细弱。原方继服 7 剂。

三诊：2021 年 10 月 28 日。食欲改善，仍有腹胀、视物模糊。舌质淡红，有气郁点，苔薄白，脉沉细。血常规示 WBC 4.87×10^9/L，RBC 4.11×10^{12}/L，Hb 112g/L，PLT 138×10^9/L。原方继服 14 剂。

四诊：2021 年 11 月 11 日。近期情绪郁闷，腹胀加重，眼睑浮肿，偶有皮肤瘙痒。舌质淡红，有气郁点，苔薄白，脉濡细。血常规示 WBC 4.43×10^9/L，RBC 4.26×10^{12}/L，Hb 115g/L，PLT 150×10^9/L。治以疏肝解郁、消食和胃、燥湿止痒之法，予四逆散加减。

醋柴胡 10g	延胡索 25g	法半夏 10g	厚朴 15g
枳实 15g	炒白芍 15g	香橼 15g	佛手 15g
陈皮 15g	木香 10g	炒麦芽 25g	炒谷芽 25g
穿山龙 25g	紫草 10g	炙甘草 10g	生姜 10g
大枣 10g			

6 剂，水煎服，每日 1 剂，早晚饭后 30 分钟温服。

五诊：2021 年 12 月 9 日。皮肤无瘙痒，胃胀缓解，仍眼睑浮肿、视物模糊。舌质淡红，有气郁点，苔薄白，脉濡细。血常规示 WBC 4.56 × 10^9/L，RBC 4.16 × 10^{12}/L，Hb 115g/L，PLT 142 × 10^9/L。予健脾化湿解毒之法，巩固治疗原发病。

太子参 25g	生黄芪 15g	炒白术 15g	茯苓 15g
莪术 25g	生薏苡仁 30g	夏枯草 10g	龙胆草 10g
野菊花 15g	半枝莲 15g	土茯苓 15g	白花蛇舌草 15g
胆南星 10g	石菖蒲 15g	玄参 15g	浙贝母 15g
穿山龙 25g	紫草 10g	生甘草 10g	大枣 10g

20 剂，水煎服，每日 1 剂，早晚饭后 30 分钟温服。

前方加减治疗 3 个月，眼睑浮肿消退，腹胀好转，乏力、视物模糊略有减轻，随诊中。

【诊疗心得】套细胞淋巴瘤起源于淋巴结和淋巴组织，属于非霍奇金淋巴瘤分型中的小 B 细胞侵袭性淋巴瘤，恶性度较高。其发生大多与免疫应答过程中淋巴细胞增殖分化所产生的某种免疫细胞恶变有关，属于免疫系统的恶性肿瘤。本病比较罕见，但是近年来发病率有增长的趋势，其主要临床表现是无痛性、进行性淋巴结肿大和局部肿块。本病进展很快，预后较差。常见并发症有肠梗阻、贫血、高尿酸血症，所以在治疗过程中出现胃胀症状时，要叮嘱患者及家属高度重视，以免出现梗阻，延误诊治。

《诸病源候论》认为："恶核者，是风热毒气与血气相搏，结成核，生颈边。又遇风寒所折，遂不消不溃。"表明恶核或痰核与外感六淫邪毒、气血搏结相关。《续名医类案》述："元气大亏，阴寒所聚，所谓石疽是也。"本案患者以眼肿、乏力为主要临床表现，属脾虚湿盛，痰气郁结，痰湿充斥肌肤膜外，湿邪流注，作核不散。气结、湿瘀、湿毒是本案的主要病机，治以健脾化湿解毒，兼行气通络之法。

脾胃乃后天之本，气血生化之源。脾胃气虚，受纳与健运乏力，则脘腹胀满，食少纳呆；脾虚运化水湿不利、气血化生不足，湿邪内生，则眼睑浮肿；脾胃气虚，四肢肌肉无所禀受，故周身乏力。方中太子参、黄芪为君，甘温益气，健脾养胃；臣以苦温之炒白术，健脾燥湿，加强益气助运之力；佐以甘淡茯苓，健脾渗湿，苓、术相配，则健脾祛湿之功益著；使以炙甘草，益气和中，调和诸药。四药配伍，共奏益气健脾之功。莪术、生薏苡仁、野菊花、半枝莲、土茯苓、白花蛇舌草皆为临床常用的化湿解毒之品，是湿毒蕴结血实证的常用药对或药组。加入胆南星、石菖蒲、玄参、浙贝母用于软坚散结，助血脉通、湿瘀化、湿毒解。四诊时，患者情志不遂，出现胃胀、眼肿、皮肤瘙痒，均因肝郁气滞，乘脾助湿所致，以四逆散疏解肝郁，和胃消痞，佐以麦芽、谷芽消食导滞，穿山龙、紫草健脾除湿止痒。待好转后，回归健脾化湿解毒之法，巩固治疗原发病，正所谓"随证治之"。

医案整理：汪莉

医案89：小B细胞淋巴瘤合并干燥综合征

李某，女，52岁。初诊：2021年1月28日（大寒）。病案号：22429。

主诉：诊断小B细胞淋巴瘤1年。

病史：患者2017年体检时，血常规示淋巴细胞百分比为63.2%，未予重视，其后每年体检淋巴细胞均轻度升高。2020年4月因四肢反复发作关节疼痛伴晨僵、乏力，就诊于大连市某医院，查血常规示淋巴细胞百分比为65.3%，经骨髓穿刺诊断为"小B细胞淋巴瘤Ⅳ－a"，于北京市某医院中药治疗后转回大连，未行放化疗。现症见倦怠乏力，腰酸膝冷，晨僵，口干口渴，腹胀纳呆，睡眠正常，大便量少，大便黏滞。舌质暗红，无瘀点，苔白，脉细数。

辅助检查：血常规示 WBC 13.9×10^9/L，LY% 61.3%，RBC 4.23×10^{12}/L，Hb 126g/L，PLT 321×10^9/L。

既往史：干燥综合征 2 年，现口服白芍总苷胶囊。

西医诊断：小 B 细胞淋巴瘤；干燥综合征。

中医诊断：恶核病（气阴两虚，毒瘀内结）。

治法：益气养阴，解毒散结。

处方：沙参麦冬饮加减。

沙参25g	麦冬15g	石斛15g	玉竹15g
黄芪25g	炒白术15g	酒黄精15g	熟地黄15g
桑寄生25g	怀牛膝25g	烫狗脊15g	盐杜仲15g
山慈菇15g	半枝莲15g	莪术25g	生薏苡仁25g
制鳖甲15g	生牡蛎25g	生甘草10g	

7 剂，水煎服，每日 1 剂，早晚饭后 30 分钟温服。

西药处方：白芍总苷胶囊，每次 0.6g，日 2 次，口服。

二诊：2021 年 2 月 4 日。服药无不适，腹胀减轻，大便正常；新发口腔溃疡，伴疼痛。舌质暗红，无瘀点，苔白，脉细数。原方续服 18 剂。

三诊：2021 年 2 月 25 日。患者无腹胀，食欲改善。舌质暗红，无瘀点，苔薄白，脉细数。血常规示 WBC 8.24×10^9/L，LY% 57.8%，RBC 4.47×10^{12}/L，Hb 129g/L，PLT 188×10^9/L。再服 18 剂。

四诊至七诊略。

八诊：2021 年 6 月 10 日。自述乏力减轻，仍有晨僵，近期受寒后双膝关节冷痛。舌质紫暗，无瘀点，苔薄白，脉细数。血常规示 WBC 9.76×10^9/L，LY% 59%，RBC 4.63×10^{12}/L，Hb 140g/L，PLT 231×10^9/L；肝肾功能正常。停服白芍总苷胶囊 1 个月，而后改为每次 0.3g，日 1 次，口服。

沙参 25g	麦冬 15g	石斛 15g	玉竹 15g
黄芪 25g	炒白术 15g	酒黄精 15g	熟地黄 15g
桑寄生 25g	怀牛膝 25g	烫狗脊 15g	盐杜仲 15g
山慈菇 15g	半枝莲 15g	莪术 25g	生薏苡仁 25g
天花粉 15g	生牡蛎 25g	桂枝 15g	干姜 10g
生甘草 10g			

18 剂，水煎服，每日 1 剂，早晚饭后 30 分钟温服。

九诊至十一诊略。

十二诊：2021 年 12 月 9 日。晨僵略有减轻，时有头汗，小便混浊。舌质紫暗，无瘀点，苔薄白，脉弦数。血常规示 WBC 13×10^9/L，LY% 59%，RBC 4.80×10^{12}/L，Hb 136g/L，PLT 191×10^9/L；尿常规正常。改予玉屏风散加减。

黄芪 30g	炒白术 25g	桂枝 15g	防风 10g
川续断 15g	桑寄生 15g	怀牛膝 15g	盐杜仲 15g
野菊花 15g	半枝莲 25g	白僵蚕 10g	草薢 15g
忍冬藤 25g	虎杖 15g	胆南星 10g	鸡血藤 15g
熟地黄 15g	生甘草 10g	大枣 10g	

14 剂，水煎服，每日 1 剂，早晚饭后 30 分钟温服。

此后患者每月复诊一次，随诊至今，乏力逐渐改善。2022 年 2 月 23 日血常规示 WBC 9.98×10^9/L，NE% 34%，LY% 59%，RBC 4.57×10^{12}/L，Hb 128g/L，PLT 211×10^9/L。

【诊疗心得】 临床中绝大多数小 B 细胞淋巴瘤进展缓慢，恶性程度偏低，治疗一般采取长期观察、定期随诊等方式，但不能根治。症状上与侵袭性淋巴瘤比相对较轻，多表现为低热、皮肤瘙痒或脱屑、口腔溃疡、鼻出血、腹痛等，属于一种慢性消耗性疾病。中医认为，本病不外乎痰、湿、热、瘀互结，搏结内蕴日久，耗伤气血津液，损及机体肺、脾、肾三脏；或素体本虚，复感外邪，内伤饮食、情志，而最终表现为内有气虚阴伤，外有血瘀毒结之证。治疗以益气养阴解毒为总纲，选用沙参麦冬饮加减。

患者来诊时即有乏力腰酸、腹胀纳呆等脾肾气虚，水湿不化的表现。方中沙参、麦冬、石斛、玉竹益气养阴；黄芪、炒白术、酒黄精、熟地黄健脾益肾，化湿利水；桑寄生、怀牛膝、烫狗脊、盐杜仲补肾强骨；山慈菇、半枝莲、莪术、生薏苡仁清热解毒，散结抗癌；制鳖甲、生牡蛎滋阴潜阳，软坚散结，以达除痹止痛、去核消癥之功；再配合白芍总苷胶囊抗炎止痛，调节免疫。患者服药后腹胀减轻、大便通畅，至三诊时已无腹胀，食欲大开，复查血常规淋巴细胞百分比降至57.8%，半年后白芍总苷胶囊逐渐减量至0.3g/d。到十二诊时，已来诊近一年，患者无明显阴虚表现，舌脉恢复，但时有头汗、小便混浊，加用玉屏风散固表止汗。配以肾四味（川续断、桑寄生、怀牛膝、盐杜仲）补益肝肾；野菊花、半枝莲、白僵蚕、萆薢清热解毒，降浊通淋；忍冬藤、虎杖、胆南星、鸡血藤活血通络，解毒止痛。现仍在随诊中，血常规检查淋巴细胞百分比渐至正常。

医案整理：刘妍辰

医案90：霍奇金淋巴瘤合并带状疱疹

刘某，女，31岁。初诊：2021年9月2日（处暑）。病案号：23308。

主诉：诊断霍奇金淋巴瘤6个月。

现病史：2021年3月因周身乏力低热、颈部淋巴结肿大，就诊于解放军某医院，经组织病理学检查，诊断为"霍奇金淋巴瘤"。予规范化疗6个周期，放疗1次，最后一次化疗时间为2021年8月15日。现症见周身乏力，自汗盗汗，偶有皮肤瘙痒，停经5个月。平素食少纳呆，睡眠尚可，小便正常，大便黏滞。舌质淡红，有湿郁点，苔白厚腻，脉濡缓。

既往史：左乳腺导管切除术5年。

辅助检查：血常规示 WBC 5.62×10^9/L，RBC 3.68×10^{12}/L，Hb 113g/L，

PLT 179×10^9/L。

西医诊断：霍奇金淋巴瘤。

中医诊断：恶核病（痰湿阻遏）。

治法：健脾化痰，化湿解毒。

处方：藿朴夏苓汤加减。

藿香10g	厚朴15g	法半夏10g	茯苓25g
砂仁15g	杏仁10g	生薏苡仁25g	白蔻仁10g
白僵蚕10g	蝉蜕10g	泽兰10g	佩兰10g
炒麦芽30g	浮小麦30g	薄荷10g	生甘草10g
生姜10g	大枣10g		

7剂，水煎服，每日1剂，早晚饭后30分钟温服。

二诊：2021年9月9日。患者完成第15次放疗后来诊，皮肤无瘙痒；3天前腰部出现带状疱疹。舌质淡红，有湿郁点，苔白腻，脉濡缓。复查血常规示 WBC 3.91×10^9/L，RBC 4.27×10^{12}/L，Hb 126g/L，PLT 188×10^9/L。治以清热化湿解毒。

金银花25g	连翘25g	蒲公英25g	紫花地丁25g
野菊花15g	半枝莲15g	大青叶15g	板蓝根25g
苍术15g	茯苓15g	忍冬藤30g	虎杖15g
滑石30g	通草10g	淡竹叶10g	生甘草10g

7剂，水煎服，每日1剂，早晚饭后30分钟温服。

三诊：2021年9月16日。带状疱疹已结痂，周围仍泛红；近2日头痛，仍有乏力纳差，自汗盗汗，大便黏滞。舌质淡红，有湿郁点，苔白微腻，脉濡缓。复查血常规示 WBC 3.49×10^9/L，RBC 4.31×10^{12}/L，Hb 128g/L，PLT 162×10^9/L。治以益气敛汗，化湿解毒，调整中药处方。

党参30g	黄芪25g	炒白术25g	防风25g
野菊花15g	半枝莲15g	蒲公英25g	紫花地丁25g
忍冬藤30g	虎杖15g	大青叶15g	板蓝根15g

茅苍术 15g	茯苓 15g	滑石 30g	草薢 15g
通草 10g	淡竹叶 10g	生甘草 10g	

14 剂，水煎服，每日 1 剂，早晚饭后 30 分钟温服。

四诊：2021 年 9 月 30 日。自汗盗汗减轻，食欲改善，乏力略减轻，大便正常；带状疱疹已愈，遗留局部疼痛。血常规示 WBC 3.69×10^9/L，RBC 4.33×10^{12}/L，Hb 125g/L，PLT 160×10^9/L。舌质淡红，苔白微腻，脉濡缓。原方去滑石，加白僵蚕祛风止痛。

党参 30g	黄芪 25g	炒白术 25g	防风 15g
野菊花 15g	半枝莲 15g	蒲公英 25g	紫花地丁 25g
忍冬藤 30g	虎杖 15g	大青叶 15g	板蓝根 15g
茅苍术 15g	茯苓 15g	白僵蚕 10g	草薢 15g
通草 10g	生牡蛎 30g	生甘草 10g	

14 剂，水煎服，每日 1 剂，早晚饭后 30 分钟温服。

【诊疗心得】淋巴瘤的治疗要对患者病后的气血盛衰、脏腑功能的阴阳虚实等进行综合分析。其病性多为本虚标实，应坚持扶正固本，标本兼顾，补中益气，健脾化湿。

本案患者来诊时乏力汗出，食少纳呆，皮肤瘙痒，大便黏滞，舌质淡红，有湿郁点，苔白厚腻，脉濡缓，考虑为脾虚湿盛充斥三焦，阻滞气血运行。用温病理论中的"分消走泄"之法，选用藿朴夏苓汤"宣上、畅中、渗下"，以达到湿去脾醒的目的。藿朴夏苓汤出自《医原》，主治的病机是湿阻中焦，湿盛热微，通过芳香化浊醒脾之法振奋脾阳，祛除黏腻之湿浊。原方中香豉、藿香芳化宣透以疏表湿，使阳不内郁；藿香、白蔻仁、厚朴芳香化湿；厚朴、半夏燥湿运脾，解除湿邪困脾，恢复运化水湿之性；杏仁开宣肺气，使肺气宣降自如，则水道自调；茯苓、猪苓、泽泻、生薏苡仁淡渗利湿于下，畅通下焦水道，给湿邪以出路。全方开宣肺气，燥湿芳化，淡渗利湿，使三焦气血运行通畅，水液代谢如常。本案患者放疗后出现带状疱疹，其根本原因在于机体正气不足，湿毒凝结化热于肌肤表面。故在化湿解毒的基础上，注重清热解毒，但需注意清热之法中病即止，不能长时间使用清热药物，以免损伤阳气。待疱疹好转，继以益气健脾、化湿解毒之法，适当加入白僵蚕祛风止痛。

医案整理：汪莉

医案91：滤泡性淋巴瘤化疗后

刘某，女，62岁。初诊：2021年6月22日（夏至）。病案号：23000。

主诉：诊断滤泡性淋巴瘤1年余。

现病史：患者于2020年3月发现双侧颈部肿大伴腹胀，于大连市某医院行腹部CT检查，提示腹膜后多个淋巴结影，经PET-CT诊断为"非霍奇金淋巴瘤"，活检病理示"滤泡性淋巴瘤2级，部分区域3a级"。行化疗6个疗程、靶向治疗9个疗程后，仍有颈部等多部位淋巴结肿大，伴口干乏力明显。现症见双侧颈部、腋下及腹股沟淋巴结肿大、质硬，五心烦热，口干乏力，形体消瘦，食欲不振，失眠多梦，小便正常，大便黏滞。舌质红，苔薄白，脉细数。

既往史：甲状腺减退症3年，左甲状腺素钠片停药1年；高脂血症2个月。

辅助检查：血常规示 WBC 6.21×10^9/L，RBC 4.89×10^{12}/L，Hb 130g/L，PLT 208×10^9/L。

西医诊断：滤泡性淋巴瘤。

中医诊断：恶核病（阴虚内热）。

治法：养阴解毒散结。

处方：沙参麦冬饮加减。

太子参15g	沙参15g	玄参15g	麦冬15g
当归10g	炒白芍15g	天花粉15g	生牡蛎30g
野菊花10g	半枝莲10g	泽兰10g	泽泻10g
生甘草10g			

7 剂，水煎服，每日 1 剂，早晚饭后 30 分钟温服。

二诊：2021 年 6 月 29 日。服药后五心烦热、口干口渴及多梦较前好转，食欲增加，仍有乏力。舌质红，苔薄白，脉细。原方加量，加入防风提升阳气。

太子参 25g	沙参 15g	玄参 15g	麦冬 15g
当归 10g	炒白芍 15g	天花粉 25g	生牡蛎 30g
野菊花 15g	半枝莲 15g	泽兰 10g	泽泻 10g
防风 10g	生甘草 10g		

14 剂，水煎服，每日 1 剂，早晚饭后 30 分钟温服。

三诊：2021 年 7 月 13 日。服药后患者浅表淋巴结较前明显缩小，无口干口渴，饮食正常，夜眠改善。舌质红，苔薄白，脉细。计划 2021 年 8 月行化疗治疗。维持原方 18 剂巩固治疗。

患者继续上方药物加减治疗，2021 年 9 月复查浅表淋巴结彩超，淋巴结未显示，血常规正常，病情平稳。

【诊疗心得】 恶性淋巴瘤以无痛性、进行性淋巴结肿大为主要特征。中医辨证属本虚标实证，与肝、脾、肾关系密切。其病因病机多与正气亏虚、气滞、血瘀、痰浊等有关。《医宗必读》曰："积之成也，正气不足，而后邪气踞之。"《慎斋遗书》曰："痰核，即瘰病也，少阳经郁火所结。"由此可见，正气亏虚为淋巴瘤致病的根本原因，邪实是发病的重要条件。脏腑功能失调，邪气乘虚而入，致气机郁滞，痰湿、瘀血内生，相互作用而致病，气滞、痰、瘀贯穿疾病始终。淋巴瘤的治疗，采取分期论治：放化疗前应重在祛邪，兼顾扶正；放化疗或手术期，中医药以增强疗效、缓解放化疗毒副作用为主，注意调养胃气；后期以正虚为主，重在扶正补虚，兼顾祛邪。

本案患者临床见多处浅表淋巴结肿大、质硬，五心烦热，乏力口干，失眠多梦，形体消瘦，食欲不振，舌红，苔薄白，脉细数，符合恶核病之阴虚内热证。其成因有三：机体感受热毒，伏于阴分，煎灼津液，导致阴虚；病程较长，病情反复，久病之后，耗气伤阴；多次应用化疗药物后，使阴津暗耗，故表现出烦热、口干、消瘦等虚热内扰的证候。治以养阴清热解毒。

方中太子参、沙参、玄参、麦冬益气养阴清热。其中太子参味甘、微苦，性平，具有益气健脾、生津止渴的功效，且可避免补益过度，助湿生痰；沙参甘寒淡渗，养阴清热；麦冬味甘、微苦，性微寒，入肺、胃经，具有养阴生津的功效；玄参咸寒而润，咸寒入血，清热凉血，其质润滋阴，润燥生津，又苦咸寒，能泻火解毒，《本草纲目》载其能"滋阴降火，解斑毒，利咽喉，通小便血滞"。李铁教授特别喜用玄参治疗各种瘰疬痰核之证，常配伍麦冬养阴散结，配伍生地黄凉血散结，配伍生牡蛎、浙贝母解毒散结。全方用一派甘寒养阴之品，养阴生津润燥，滋而不腻。当归补血活血，炒白芍性味酸平而入肝、脾，长于补血敛阴、平肝柔肝，二药配伍为常用养血药对，使补血而不散血，行血而不耗血。天花粉味甘、微苦，性微寒，能开郁结，清热泻火，生津止渴；生牡蛎咸微寒，具有软坚散结的功效。两者配伍，增强降痰火、散郁结之功，为软坚散结的常用药对。同时天花粉配生牡蛎又组成栝楼牡蛎散（《金匮要略》），具有养阴清热、软坚散结、生津止渴功效，也是李铁教授常用于软坚散结的经方。《医宗金鉴》曰："与百合洗身而渴不瘥者，内热甚而津液竭也。栝楼根苦寒，生津止渴；牡蛎咸寒，引热下行也。"针对淋巴瘤的致病因素"毒"和"瘀"，常应用野菊花、半枝莲清热化湿解毒；泽兰入血分，活血祛瘀消痈，泽泻入气分，利水渗湿、泄热，二药相伍，气血同治，可利水行血而消肿。再诊时，患者浅表淋巴结较前已经明显缩小，按计划化疗，中药随证治之。

淋巴瘤、干燥综合征、系统性红斑狼疮等疾病的发病多与免疫因素有关，病程长，病情易反复，久病易致气阴暗耗，且疾病过程中瘀毒、药毒、湿毒夹杂，故养阴解毒法为此类疾病的治疗大法。

医案整理：牛新萍

医案 92：老年胃淋巴瘤未放化疗

王某，男，82岁。初诊：2019年11月5日（霜降）。病案号：20983。

主诉：诊断胃淋巴瘤2个月。

现病史：患者2019年9月无诱因出现低热，体温37.2℃，胃痛难忍，就诊于大连市某医院，查血常规示异常粒系、红系减低，彩超示腋下淋巴结肿大，胃镜提示胃体肿物。10月中旬行病理检查确诊"胃淋巴瘤"，对症治疗后未再发热，家属因患者年迈拒绝化疗。现症见胃脘胀痛，胸闷气短，乏力纳差，夜卧不宁，大小便正常。舌质淡红，苔薄白腻、中部黄腻，脉弦滑。

辅助检查：血常规示 WBC 3.56×10^9/L，RBC 2.91×10^{12}/L，Hb 101g/L，PLT 120×10^9/L；心电图示完全性右束支传导阻滞。

西医诊断：胃淋巴瘤。

中医诊断：恶核病（肝郁脾虚证）。

治法：疏肝解郁，理脾透邪。

处方：四逆散加减。

醋柴胡10g	延胡索25g	法半夏10g	厚朴10g
枳实10g	炒白芍15g	香橼10g	佛手15g
紫苏梗15g	淡豆豉15g	炒麦芽25g	炒谷芽25g
莪术15g	生薏苡仁15g	半枝莲15g	化橘红15g
生甘草10g	生姜10g	大枣10g	

7剂，水煎服，每日1剂，早晚饭后30分钟温服。

二诊：2019年11月12日。患者服药后胃痛减轻，睡眠改善；时有胃胀、胸闷，食欲一般，大便干燥。舌质淡红，苔薄白腻、中部黄微腻，脉弦滑。前方再服14剂。

三诊：2019年11月19日。患者胃痛胀感减轻；胸闷嗳气，大便略干。舌质淡红，苔薄白腻，脉弦滑。

醋柴胡10g	延胡索25g	法半夏10g	厚朴10g
枳实10g	炒白芍15g	香橼10g	佛手10g

| 莪术 25g | 生薏苡仁 25g | 半枝莲 15g | 胆南星 10g |
| 化橘红 10g | 生甘草 10g | 生姜 10g | 大枣 10g |

14 剂，水煎服，每日 1 剂，早晚饭后 30 分钟温服。

此后患者间断随诊半年，血常规正常，复查胃镜较前无变化。

【诊疗心得】原发性胃淋巴瘤发病率低，其可能的发病危险因素与免疫抑制、幽门螺杆菌感染、HIV 感染、腹腔疾病、EB 病毒等相关。古代医籍的"恶核""石疽""痰核"与本病发病的临床症状相似。如《丹溪心法》指出："有痰核块者，人身上中下，有块如肿毒，多在皮里膜外，此因湿痰流注，作核不散。"清代《外科备要》记载："初起状如痰核，推之不动，坚硬如石，皮色如常，日渐长大，与忧思恚怒、气结、郁热密切相关。"综上所述，气结、寒凝、毒瘀、热郁是本病发生的关键。

本案患者高龄体弱，不适合化疗，家属拒绝亦合情理。来诊时可见胃脘胀痛，脘腹胀痛，胸闷心悸，舌质淡红，苔薄白腻、中部黄腻，脉弦滑。此因肝郁气结，气机郁遏不得疏泄，阳郁日久，气血搏结，凝滞于胃所致，当从肝论治，用四逆散加减解郁化滞。四逆散出自张仲景的《伤寒论·辨少阴病脉证并治》"少阴病，四逆，其人或咳，或悸，或小便不利，或腹中痛，或泄利下重者，四逆散主之"，具有调和肝脾、透邪解郁、疏肝理脾之功效，主治阳郁厥逆证。此"四逆"是气机郁遏，不得疏泄，阳气内郁所致。其与阳衰阴胜之四逆汤证的厥逆有着本质的区别。本案方中柴胡入肝、胆经，能升发阳气，疏肝解郁，透邪外出，为君药；炒白芍敛阴养血柔肝，为臣药。二药相伍，敛阴和阳，补养肝血，条达肝气，使柴胡升散而无耗阳伤血。枳实辛苦酸，能理气解郁、泄热破结，与柴胡相伍，一升一降，增强舒畅气机之功，共奏升清降浊之效，便于阳气布散；与炒白芍相伍，又能理气和血，使气血调和，共为佐药。使以甘草调和诸药，益脾和中，与炒白芍相伍，缓急止痛。在四逆散的基础上合用莪术、生薏苡仁、半枝莲、化橘红，意为化湿解毒散结。

医案整理：汪莉

六、多发性骨髓瘤

医案93：多发性骨髓瘤伴身痛

石某，女，62岁。初诊：2018年7月5日（夏至）。病案号：09076。

主诉：诊断多发性骨髓瘤3年。

现病史：患者2015年3月因自觉乏力心悸，就诊于大连市某医院，查血常规示 WBC 5.6×10^9/L，RBC 2.39×10^{12}/L，Hb 82g/L，PLT 203×10^9/L，骨髓病理提示"多发性骨髓瘤"。曾先后化疗30余次，上次化疗2018年5月20日结束，口服沙利度胺片至今。现症见周身疼痛，需服止痛药，倦怠乏力，时有心慌，胃脘胀痛，凌晨前胸热，小便日间量少、夜尿频，大便秘结。舌质青紫，有气郁点、毒瘀点，苔白腻，脉沉细。

既往史：右侧卵巢包块2年。

辅助检查：血常规示 WBC 6.6×10^9/L，RBC 4.39×10^{12}/L，Hb 132g/L，PLT 223×10^9/L。

西医诊断：多发性骨髓瘤。

中医诊断：骨髓瘤病（气阴两虚，寒凝血瘀）。

治法：益气养阴，温阳活血，化湿解毒。

处方：当归补血汤合活络效灵丹加减。

太子参30g	黄芪15g	当归15g	炒白芍15g
丹参15g	川芎25g	乳香10g	没药10g
白芥子15g	葶苈子15g	冬葵子15g	半边莲15g
莪术30g	生薏苡仁25g	青风藤15g	海风藤15g
半枝莲25g	细辛3g	炙甘草10g	

7剂，水煎服，每日1剂，早晚饭后30分钟温服。

西药处方：沙利度胺片，每次0.5g，日3次，口服；白芍总苷胶囊，每次0.3g，日2次，口服。

二诊：2018年7月12日。服药后周身疼痛改善，停服止痛药，胃脘疼痛明显好转，夜尿频减轻；仍有心慌、乏力、便秘。舌质青紫，有气郁点、毒瘀点，苔白腻，脉沉细。前方去青风藤、海风藤，加细辛、没药温中通络止痛，再服 14 剂。

太子参 30g	炙黄芪 25g	当归 15g	炒白芍 15g
丹参 15g	玄参 25g	麦冬 25g	五味子 15g
莪术 30g	生薏苡仁 25g	细辛 3g	没药 15g
冬葵子 25g	半边莲 25g	半枝莲 15g	炙甘草 10g

14 剂，水煎服，每日 1 剂，早晚饭后 30 分钟温服。

三诊：2018 年 7 月 26 日。服药后周身疼痛改善，未再服止痛药，大小便正常，仍神疲乏力。舌质青紫，有气郁点、毒瘀点，苔白腻，脉沉细。调整中药处方。

太子参 25g	茯苓 15g	当归 15g	炒白芍 15g
丹参 15g	玄参 25g	麦冬 25g	五味子 15g
莪术 15g	生薏苡仁 15g	细辛 3g	没药 15g
冬葵子 15g	半边莲 15g	炙甘草 10g	

14 剂，水煎服，每日 1 剂，早晚饭后 30 分钟温服。

四诊至十诊略。

十一诊：2019 年 1 月 4 日。连续中药治疗半年，无周身疼痛，胃胀缓解，偶有乏力、口干。舌质青紫，有毒瘀点，苔白腻，脉沉细。治以养阴和胃，活血行气。调整中药处方。

太子参 25g	茯苓 15g	当归 15g	炒白芍 15g
沙参 15g	玄参 15g	生地黄 15g	生山药 15g
延胡索 15g	枳实 15g	川芎 15g	香附 15g
炒白术 15g	炙甘草 10g	生姜 10g	大枣 10g

7 剂，水煎服，每日 1 剂，早晚饭后 30 分钟温服。

十二诊：2019 年 1 月 11 日。周身疼痛及胃脘不适症状消失，轻度乏力、口干。舌质淡暗，有毒瘀点，苔白腻，脉沉细。血常规示 WBC 5.4 ×

10^9/L，RBC 2.78×10^{12}/L，Hb 93g/L，PLT 201×10^9/L。

上方间断加减服用，病情平稳。

【诊疗心得】多发性骨髓瘤的临床表现多样，历代医家分歧较大，如病名归属就有"骨蚀""腰痛""骨痹""虚劳"等不同范畴。其病因病机主要由于六淫、饮食、情志、房劳等因素使阴阳气血失调，脏腑亏损，致气血失和，痰瘀互结，化热蕴毒而成。痰瘀搏结，痹阻经络，经脉筋骨失于濡养，而致骨痹、周身痛；老年人肾精亏虚，或久病气血亏虚，肝肾失调，脏虚毒瘀，故腰痛、贫血；热毒内蕴，灼伤脉络亦可致发热、皮肤瘀斑。

本病的治疗应当以扶正固本为大法，兼以益气养阴、温阳活血、化湿解毒，辨证施治，才可获效。方中太子参与黄芪相配，益气养血，共为君药。当归、炒白芍养血和营，助参、芪滋养心肝；川芎、丹参活血化瘀，通络止痛，兼以养血；乳香、没药合用，以增强活血行气、消肿定痛之效，均为臣药。李铁教授比较推崇张锡纯《医学衷中参西录》中的活络效灵丹，以其能"治气血凝滞，疬癖癥瘕，心腹疼痛，腿疼臂疼，内外疮疡，一切脏腑积聚，经络湮淤"。《神农本草经》述"薏米主筋急拘挛"，在活络效灵丹中加薏苡仁，即能随手奏效，叹《神农本草经》之精当，为不可及。究其原因："盖筋属于肝，独宗筋属胃。此证因胃腑素有燥热，致津液短少，不能荣养宗筋。夫宗筋为筋之主，故宗筋拘挛，而周身牵引作疼也。薏米性味冲和，善能清补脾胃，即能荣养宗筋。又加知母、玄参以生津滋液，活络效灵丹以活血舒筋。因其脉微弦，恐其木盛侮土，故又加芍药以和肝，即以扶脾胃也。"白芥子、葶苈子、半枝莲、细辛均味辛，能散、能行，以助行气行血。《内经》云："辛以润之。"就是说辛味药还有润养的作用，故以此四药寓行中有补之意。《本草易读》记载白芥子"辛，温，无毒。通行经络，利气开痰，散肿止痛，温中和胃，发汗散寒"。莪术"辛，苦，气温，无毒。破血行气，消积去瘀，开胃化食，通经解毒"。葶苈子炒用，《本草经解》述其"气寒，味辛，无毒。主癥瘕积聚结气，饮食寒热，破坚逐邪，通利水道"。细辛味辛、性温，入肺、肾经。《本草经疏》云："细辛，风药也。风性升，升则上行，辛则横走，温则发散，故主咳逆、头痛脑动、百节拘挛、风湿痹痛、死肌。盖痹及死肌，皆是感地之湿气，或兼风寒所成，风能除湿，温能散寒，辛能开窍，故疗如上诸风寒湿疾也。"青风藤、海风藤为通经活络止痛药对，其中青风藤苦平，能祛风湿，利小便。《本草便读》曰："凡藤蔓之属，皆可通经入络，此物味苦平，善治风疾，故一切历节麻痹皆治之，浸酒尤妙。以风气通于肝，故入肝；风胜湿，湿气又通于脾也。"海风藤辛苦、微温，《本草再新》述其能"行经络，和血脉，宽中理气，下湿除风，理腰脚气，治疝，安胎"。半枝莲、半边莲为化湿解毒常用有效的药对。半枝莲辛平，能清热、解毒、散瘀、止血、定痛；半边莲甘平，可利水、消肿、解毒。川芎为佐，能活血行气，使归、芍补而不滞；冬葵子为佐，其"甘，寒，淡滑，无毒。润燥利窍，下乳堕胎。通营卫而滋气脉，行津液而通关格"，用以化湿解毒，引毒邪从水道而出。炙甘草为使，益气和中，调和诸药。全方合用，共奏益气养阴、温阳活血、化湿解毒之功。

患者服药后疼痛缓解，去活络效灵丹及青风藤、海风藤，以免伤胃气；加细辛、没药，增强温中散寒、通络止痛之功。患者连续服药治疗半年，胃胀缓解，见乏力、口干，为气阴两虚，中气滞而不行，加沙参、生地黄、生山药滋养胃、肾之阴；用延胡索、枳实行气导滞，川芎、香附活血通络，使补而不滞。临证者以此获效颇多，乃以平淡之法，得神奇之效。

医案整理：周正国

医案94：多发性骨髓瘤化疗期1

林某，女，60岁。初诊：2018年2月8日（立春）。病案号：08450。

主诉：诊断多发性骨髓瘤2个月。

现病史：患者2017年12月底无明显原因自觉乏力明显，就诊于大连市某医院，考虑"多发性骨髓瘤可能性大"，未予治疗。2018 年 1 月因周身关节疼痛，住院行骨髓穿刺及相关检查，确诊为"多发性骨髓瘤"，第 2 疗程化疗结束后来诊。现症见周身乏力，面色萎黄，心慌气短，食少纳呆，夜卧不宁，小便正常，大便溏薄。舌质淡红、舌尖赤，苔白浊腻，脉沉弦滑。

辅助检查：血常规示 WBC 4.66×10^9/L，RBC 3.63×10^{12}/L，Hb 112g/L，PLT 190×10^9/L。

西医诊断：多发性骨髓瘤。

中医诊断：骨髓瘤病（气阴两虚，湿毒内蕴）。

治法：益气养阴，化湿解毒。

处方：黄芪生脉饮合四物汤加减。

太子参 25g	黄芪 15g	麦冬 15g	五味子 10g
当归 15g	炒白芍 15g	生地黄 15g	熟地黄 15g
制首乌 10g	鸡血藤 15g	酒黄精 15g	山萸肉 10g
野菊花 10g	山慈菇 10g	生甘草 10g	

6 剂，水煎服，每日 1 剂，早晚饭后 30 分钟温服。

二诊：2018 年 2 月 13 日。化疗间歇期，服药后乏力、心慌略有减轻；仍食少纳呆，失眠，便溏。舌质淡红、舌尖赤，苔白浊腻，脉沉弦滑。续服 14 剂。

三诊略。

四诊：2018 年 3 月 8 日。第 3 次化疗结束后来诊，大便成形；仍觉乏力，时有心悸，失眠，咽干。舌质淡红、舌尖赤，苔白浊腻，脉沉弦滑。血常规示 WBC 5.32×10^9/L，RBC 4.61×10^{12}/L，Hb 124g/L，PLT 260×10^9/L。前方去野菊花、山慈菇，加淫羊藿、补骨脂益肾壮骨，淡豆豉清热安神。

太子参 30g	黄芪 25g	麦冬 15g	五味子 10g
当归 15g	炒白芍 15g	生地黄 15g	熟地黄 15g

制首乌15g	鸡血藤15g	酒黄精15g	山萸肉15g
淫羊藿15g	补骨脂15g	淡豆豉15g	生甘草10g

14剂，水煎服，每日1剂，早晚饭后30分钟温服。

五诊略。

六诊：2018年6月26日。第5次化疗结束后来诊，心慌乏力明显改善，饮食尚可，大便正常。舌质淡红、舌尖赤，苔白腻，脉沉弦滑。血常规示 WBC 5.01 × 10⁹/L，RBC 4.32 × 10¹²/L，Hb 128g/L，PLT 268 × 10⁹/L。

$$WBC\ 5.01 \times 10^9/L,\ RBC\ 4.32 \times 10^{12}/L,\ Hb\ 128g/L,\ PLT\ 268 \times 10^9/L$$

太子参30g	黄芪25g	麦冬15g	五味子10g
当归15g	炒白芍15g	生地黄15g	熟地黄15g
制首乌15g	鸡血藤15g	酒黄精15g	山萸肉15g
淫羊藿15g	补骨脂15g	巴戟天15g	生甘草10g

14剂，水煎服，每日1剂，早晚饭后30分钟温服。

七诊至二十三诊略。

二十四诊：2019年3月8日。化疗全程完成来诊，现无明显乏力，偶有失眠。舌质淡红，苔白微腻，脉沉弦滑。血常规示 WBC 5.62 × 10⁹/L，RBC 4.12 × 10¹²/L，Hb 128g/L，PLT 300 × 10⁹/L。予补中益气汤合归脾汤加减，益气和胃，养心安神。

太子参15g	黄芪15g	玄参15g	生地黄15g
炒白术15g	炒白芍15g	陈皮10g	升麻5g
茯神15g	远志10g	合欢皮15g	乌梅10g
炒枣仁25g	五味子5g	生甘草10g	

14剂，水煎服，每日1剂，早晚饭后30分钟温服。

【诊疗心得】患者发病以正虚为本，脾虚则乏力面黄，心慌纳呆，寐差便溏；湿毒内蕴则苔白浊腻，脉沉弦滑，故选用黄芪生脉饮合四物汤加减，以益气养阴，化湿解毒。

化疗期间的中医药介入，首先是保护骨髓造血、保护白细胞，更重要的是保护心阴，辅助心气。益气养阴首选生脉饮。方中人参、麦冬合用，则益气养阴之功效彰；五味子酸甘、温，上可敛肺止汗、益气生津，下可滋阴补肾；再加入大量黄芪，组成黄芪生脉饮。太子参补气较为平和，故用太子参替代人参，避免人参的燥烈之性。太子参、黄芪、麦冬、五味子益气养阴；当归、炒白芍、生地黄、熟地黄养血滋阴；制首乌、鸡血藤补血活血通络；酒黄精、山萸肉补血养阴填髓；野菊花、山慈菇清热解毒，化痰散结。本方达到了既滋阴生津清热，又不黏腻助湿的效果。

本案患者在化疗全周期同时用中药，当以扶正为主。阳根于阴，阴根于阳，无阳则阴无以生，无阴则阳无以化。阳蕴含于阴之中，阴蕴含于阳之中，阴阳一分为二，又合二为一，对立又统一。患者肾阳不足，加淫羊藿、补骨脂温阳益肾壮骨，加淡豆豉解郁除烦安神。诸药合用，共成益气养阴、滋阴补血、化湿解毒之功。连续中药治疗一年后，患者病情稳固好转中，以补中益气汤合归脾汤加减益气养阴，补中益气，健脾和胃，养心安神。正可谓"正气存内，邪不可干"，正气充盈，毒邪自解。

医案整理：周正国

医案95：多发性骨髓瘤化疗期2

崔某，女，66岁。初诊：2021年10月12日（寒露）。病案号：23392。

主诉：诊断多发性骨髓瘤5年。

现病史：患者2014年因乳腺癌行手术治疗，术后自觉周身倦怠、腰酸乏力，未予重视。2016年上述症状进行性加重，伴颈肩疼痛，抬举困难，就诊于大连市某医院，经骨髓穿刺检查，诊断为"多发性骨髓瘤"，予规范化疗6次、放疗20次，病情缓解。2020年2月复发，再行放、化疗后缓解。1个月前再次复发，9月25～30日行靶向治疗。现症见倦怠乏力，面色萎黄，左肩背疼痛，颈项强紧，头晕心悸，失眠多梦，小便正常，大便黏滞。舌质紫暗，有纵深裂纹、湿郁点，苔白厚腻、两侧青瘀，脉沉涩。

既往史：2014 年患乳腺癌，术后化疗 8 次，放疗 28 次，目前病情稳定；慢性胃炎、结肠炎 3 年；荨麻疹 2 年。

辅助检查：血常规示 WBC 3.38×10^9/L，RBC 3.90×10^{12}/L，Hb 121g/L，PLT 124×10^9/L。

西医诊断：多发性骨髓瘤。

中医诊断：骨髓瘤病（气阴两虚，痰瘀互结）。

治法：益气养阴，化痰祛瘀。

处方：归脾汤加减。

太子参30g	黄芪25g	炒白术15g	茯苓15g
当归15g	炒白芍15g	生地黄15g	熟地黄15g
陈皮10g	升麻10g	砂仁10g	厚朴10g
丹参15g	麦冬15g	五味子10g	炒枣仁10g
制首乌15g	鸡血藤15g	生甘草10g	生姜10g
大枣10g			

10 剂，水煎服，每日 1 剂，早晚饭后 30 分钟温服。

西药处方：甲钴胺片，每次 0.5mg，日 3 次，口服；骨化三醇软胶囊，每次 1 粒，日 1 次，口服；靶向治疗应用 CD38 单抗 + 硼替佐米 + 地塞米松方案，每周 1 次，静脉滴注。

二诊：2021 年 10 月 26 日。服药后无不适，10 月 16～20 日行第 2 次化疗。现无心悸，仍周身乏力，腹胀纳呆，泛酸嗳气，汗出恶风。舌质紫暗，有纵深裂纹、湿郁点，苔白厚腻、两侧青瘀，脉沉涩。血常规示 WBC 3.01×10^9/L，RBC 3.62×10^{12}/L，Hb 109g/L，PLT 142×10^9/L。本次就诊时，无明显心悸，考虑化疗后损伤脾胃以致运化无权，正气损伤，营卫失和，予前方加防风、川芎、香橼、佛手、藿香醒脾补气，再服 20 剂。

太子参30g	黄芪25g	炒白术25g	防风15g
当归15g	川芎15g	生地黄15g	熟地黄15g
陈皮10g	砂仁10g	藿香10g	厚朴10g

香橼 15g　　　佛手 15g　　　五味子 10g　　　炒枣仁 15g

制首乌 15g　　鸡血藤 15g　　炙甘草 10g　　　生姜 10g

大枣 10g

20 剂，水煎服，每日 1 剂，早晚饭后 30 分钟温服。

三诊：2021 年 12 月 14 日。患者因疫情休诊 1 个月，12 月 6～10 日行第 3 次化疗。来诊时无明显头晕，汗出、泛酸减轻，食欲改善，大便正常；自觉周身困倦，胸闷气短，牙龈肿痛，化疗期间皮肤反复出现荨麻疹。舌质紫暗，有纵深裂纹、湿郁点，苔白微腻、两侧青瘀，脉沉涩。血常规示WBC 3.16×10^9/L，RBC 3.04×10^{12}/L，Hb 93g/L，PLT 136×10^9/L。前方加法半夏化痰除痞，玄参、麦冬滋养胃阴，穿山龙、紫草凉血养阴、祛风透疹。

太子参 30g　　黄芪 15g　　　炒白术 15g　　　防风 15g

当归 15g　　　川芎 15g　　　生地黄 15g　　　熟地黄 15g

法半夏 10g　　厚朴 10g　　　香橼 10g　　　　佛手 10g

穿山龙 30g　　紫草 15g　　　玄参 15g　　　　麦冬 15g

炙甘草 10g　　生姜 10g　　　大枣 10g

14 剂，水煎服，每日 1 剂，早晚饭后 30 分钟温服。

四诊略。

五诊：2022 年 1 月 20 日。患者肩颈背部疼痛略减轻，无荨麻疹发作，无心悸，无腹胀腹痛；仍有失眠多梦，牙龈肿痛。舌质淡暗，有纵深裂纹、湿郁点，苔白、两侧青瘀，脉沉涩。血常规示 WBC 2.43×10^9/L，RBC 3.42×10^{12}/L，Hb 105g/L，PLT 136×10^9/L。于前方加桑寄生、盐杜仲各 15g，续服 24 剂，随诊观察。

此后每月复诊，随症加减。患者面色渐复，自述乏力症状减轻，平日可做简单家务，睡眠明显改善。

【诊疗心得】骨髓瘤病的发生为先天不足或后天失养，损伤肾气，致使髓血难生，三焦气痞，复感于邪，痰瘀湿毒内蕴，侵蚀骨节经脉。治疗时要抓住本病病源"肾"，以及虚、痰、瘀、毒这些致病因素，有的放矢。

本案患者为老年女性，既往有肿瘤病史，体质虚弱，经化疗后，外毒、内毒、药毒共同作用，加重气血阴亏。根据症状及舌象、脉象，辨为气阴两虚、痰瘀互结之证。归脾汤益气补血，健脾养心，为本案基础方；陈皮平降脾胃逆气，升麻升举脾胃清阳，二药伍用，可升清降浊，化痰散结。配以砂仁、厚朴健脾行气，专攻脾胃升降，兼升白细胞；制首乌固肾生血，鸡血藤补血，二药相须为用，以助红系增长；丹参、麦冬、五味子、炒枣仁四药滋阴活血，养心安神，重在化疗期间滋养心阴。二诊予炒白术、防风升阳益气固表；川芎通畅气血，兼以祛风止痛；再用藿香、厚朴、香橼、佛手醒脾开胃，行气除痞。阴虚日久化热，加之化疗药物燥烈伤阴，虚火内生，故而出现反复荨麻疹，治疗应重视生津润燥；同时加穿山龙、紫草祛风止痒，凉血活血。

纵观本案，患者为化疗间歇期来诊，应注重益气养阴、固肾扶正，而少用攻邪解毒之法。配合醒脾和胃，疏泄肝胆，使中焦升降有制，枢机得利，痰湿得化。

医案整理：刘妍辰

医案96：多发性骨髓瘤骨髓缓解案

石某，女，64岁。初诊：2013年5月2日（谷雨）。病案号：02532。

主诉：双下肢不适2年，加重伴乏力1个月。

现病史：2011年出现双下肢不适，就诊于大连市某医院，诊断为"多发性骨髓瘤"。经规范化疗4个周期，病情缓解。2013年4月中旬再行骨髓穿刺，提示骨髓象缓解。现口服沙利度胺片25mg/d，硒酵母片70mg/d，乌苯美司片30mg/d。现症见双下肢不适，略有肿胀，畏寒乏力，心悸胸闷，失眠多梦，善太息，烦躁易怒，口腔不适、舌麻，双上肢麻木，大便时干时稀。舌质紫暗，苔白腻，脉弦。

既往史：脑血栓10年；慢性萎缩性胃炎4年；鼻窦炎2年。

辅助检查：血常规示 WBC 5.24×10^9/L，RBC 4.41×10^{12}/L，Hb 125g/L，PLT 222×10^9/L。

西医诊断：多发性骨髓瘤。

中医诊断：骨髓瘤病（肝郁血瘀，脾肾阳虚）。

治法：疏肝健脾，化瘀解毒，温补肾精。

处方：四逆散加减。

柴胡15g	延胡索15g	枳实15g	炒白芍15g
当归15g	川芎10g	赤芍15g	法半夏10g
莪术15g	生薏苡仁25g	野菊花15g	半枝莲15g
补骨脂15g	桑椹子15g	生龙骨20g	生牡蛎20g
生甘草10g			

7剂，水煎服，每日1剂，早晚饭后30分钟温服。

西药处方：沙利度胺片，每次25mg，日2次，口服；硒酵母片，每次70mg，日1次，口服；乌苯美司片，每次30mg，日1次，晨服。

二诊：2013年5月9日。患者服药后略有干呕，双下肢无肿胀，胸闷烦躁、畏寒、失眠、肢麻明显改善；仍有乏力心慌，大便溏薄、日2次。舌质紫暗，苔白腻，脉弦。血常规示 WBC 5.14×10^9/L，RBC 4.33×10^{12}/L，Hb 120g/L，PLT 248×10^9/L。前方去赤芍加干姜10g，与法半夏组成半夏干姜汤，以降逆止呕，温补中焦脾胃。

柴胡15g	延胡索15g	枳实15g	炒白芍15g
当归15g	川芎10g	法半夏10g	干姜10g
莪术15g	生薏苡仁25g	野菊花15g	半枝莲15g
补骨脂15g	桑椹子15g	生龙骨20g	生牡蛎20g
生甘草10g			

7剂，水煎服，每日1剂，早晚饭后30分钟温服。

三诊：2013年5月16日。服药后无畏寒、肢麻，心情舒畅，睡眠好转，乏力心慌略有改善，大便正常。舌质紫暗，苔薄白微腻，脉弦。血常规示 WBC 5.24 × 10^9/L，RBC 4.45 × 10^{12}/L，Hb 128g/L，PLT 292 × 10^9/L。继服上方 14 剂，随诊。

【诊疗心得】多发性骨髓瘤是恶性浆细胞病中最常见的一种类型，又称为"骨髓瘤"。它是恶性浆细胞无节制地增生、广泛浸润，以及大量单克隆免疫球蛋白的出现和沉积，导致多克隆浆细胞增生和多克隆免疫球蛋白分泌受到抑制，从而引起广泛骨质破坏、反复感染、贫血、高钙血症、肾功能不全等一系列临床表现，导致不良后果。多发性骨髓瘤可采用一般传统的手术、放疗、化疗，以及生物免疫治疗。

中医学有类似骨髓瘤症状的相关描述，归属"骨痹""骨痛""虚劳"等范畴。中医学认为本病的病源在肾。《素问·痹论》曰："五脏皆有合，病久而不去者，内舍于其合也。故骨痹不已，复感于邪，内舍于肾。"本病病位在骨髓，涉及肝、脾，累及气血阴阳，与毒蕴、血瘀、痰湿密切相关。治脏重在填补肾精，疏肝健脾；治腑重在益髓填精，辅以壮骨。

患者处于骨髓瘤缓解期，口服沙利度胺片维持治疗有效。来诊时症见畏寒乏力，心悸胸闷，失眠多梦，善太息，烦躁易怒，辨为肝郁血瘀、脾肾阳虚、肾精亏虚之证，用四逆散加减，疏肝和脾，化瘀解毒，温补肾精。四逆散为《伤寒论》中的一首经典方剂，有调和肝脾、透邪解郁、疏肝理脾之功效。方中取柴胡入肝、胆经，能升发阳气，疏肝解郁，透邪外出，为君药；白芍敛阴养血柔肝为臣，与柴胡合用，以补养肝血，条达肝气，可使柴胡升散而无耗伤阴血之弊；佐以枳实理气解郁，泄热破结，与白芍相配，又能理气和血，使气血调和；使以甘草，调和诸药，益脾和中。《素问·至真要大论》曰："热淫于内，治以咸寒，佐以甘苦，以酸收之，以苦发之。"《注解伤寒论》曰："枳实、甘草之甘苦，以泄里热；芍药之酸，以收阴气；柴胡之苦，以发表热。"当归、川芎、赤芍、延胡索活血化瘀通络，以缓解麻木症状；法半夏、干姜降逆止呕，温补中焦脾胃；补骨脂苦辛温，归肾、脾经，有补肾壮阳、补脾健胃之功能。肾主骨生髓，加补骨脂补肾阳、桑椹子补肾阴，二药相合，共滋补肾精，以治其本；生龙骨、生牡蛎二药均归肝、肾经，具有重镇安神、平肝潜阳兼以养血之功效；莪术、生薏苡仁、野菊花、半枝莲解毒化湿。在治疗此类疾病中，解毒中药的运用十分重要。但凡见到患者正气不虚，解毒中药便应贯彻治疗疾病的始终。所谓"解毒"，一方面解疾病本身的毒，另一方面解化学药物治疗疾病所带来的副作用，即药毒。中医常见的解毒方法包括清热解毒、化湿解毒、化瘀解毒、破血解毒、软坚散结解毒、补气解毒等。治疗本病，李铁教授常用的解毒药有板蓝根、大青叶、野菊花、半枝莲、土茯苓、白花蛇舌草、三棱、莪术、生薏苡仁、龙葵、牡蛎、山慈菇等。

总之，骨髓瘤多表现为真虚假实，正气不足、脾肾亏虚，为虚、为本、为真。通常情况下，在明确疾病诊断后，患者及家属多选择规范化疗，且其中大部分会在化疗期间或化疗结束之后，从不同渠道选择中药治疗。所以临证中需把握"与狼共舞，和平相处"的原则，针对不同阶段选择不同的治法。急性期以西医治疗为主，中医治疗为辅；缓解期采用中西医结合治疗，以疏肝健脾、化瘀解毒、温补肾精为治疗思路，本着"急则治其标，缓则之治其本"的原则，切忌攻伐太过，以免损伤正气。

医案整理：李国林

医案97：多发性骨髓瘤骨髓移植术后

张某，男，65岁。初诊：2020年5月21日（小满）。病案号：21491。

主诉：诊断多发性骨髓瘤6年，移植术后1年。

现病史：患者2014年4月诊断为"多发性骨髓瘤"，规范化疗26个疗程，病情时有反复；2019年5月初行"骨髓移植术"，术后出现周身乏力、手足麻木无法耐受，现口服来那度胺胶囊、甲钴胺片、骨化三醇软胶囊。现症见周身乏力，手足麻木，四肢不温，行走后小腿胀痛，皮肤瘙痒伴少量瘀点，饮食及睡眠尚可，大小便正常。舌质淡暗、体胖大，有齿痕，苔白厚，脉弦缓。

既往史：糖尿病3年，规律口服二甲双胍治疗。

辅助检查：血常规示 WBC 4.16×10^9/L，RBC 3.97×10^{12}/L，Hb 128g/L，PLT 114×10^9/L。

西医诊断：多发性骨髓瘤；骨髓移植术后。

中医诊断：骨髓瘤病（血虚寒凝，湿毒内蕴）。

治法：温经活血，化湿解毒。

处方：柴胡桂枝干姜汤加减。

醋柴胡 10g	黄芩 10g	桂枝 10g	干姜 10g
茯苓 30g	杏仁 10g	生薏苡仁 25g	厚朴 10g
通草 10g	生牡蛎 25g	姜黄 15g	白僵蚕 10g
白鲜皮 10g	地肤子 10g	猫爪草 15g	刺蒺藜 15g
半枝莲 15g	半边莲 15g	穿山龙 15g	生甘草 10g
生姜汁 5g			

7 剂，水煎服，每日 1 剂，早晚饭后 30 分钟温服。

西药处方：来那度胺胶囊，每次 25mg，日 1 次，口服；甲钴胺片，每次 0.5mg，日 3 次，口服；骨化三醇软胶囊，每次 1 粒，日 1 次，口服。

二诊：2020 年 5 月 28 日。服药后手足麻木、不温有改善；走路后小腿疼痛伴肿胀，皮肤瘙痒伴少量瘀点。舌质淡暗、体胖大、有齿痕，苔白厚，脉弦缓。血常规示 WBC 4.82×10^9/L，RBC 4.03×10^{12}/L，Hb 130g/L，PLT 112×10^9/L。前方调整剂量。

醋柴胡 10g	黄芩 15g	桂枝 15g	干姜 10g
茯苓 30g	杏仁 10g	生薏苡仁 25g	厚朴 10g
通草 10g	生牡蛎 25g	姜黄 15g	白僵蚕 10g
白鲜皮 10g	地肤子 10g	猫爪草 15g	刺蒺藜 15g
半枝莲 15g	半边莲 15g	穿山龙 25g	生甘草 10g
生姜汁 5g			

20 剂，水煎服，每日 1 剂，早晚饭后 30 分钟温服。

三诊：2020 年 6 月 18 日。服药后手足不温减轻，双下肢偶有瘀点，皮肤无瘙痒。舌质淡暗、体胖大，有齿痕，苔白厚，脉弦缓。血常规示 WBC $3.6 \times 10^9/L$，RBC $4.21 \times 10^{12}/L$，Hb 133g/L，PLT $103 \times 10^9/L$。前方续服 14 剂。

四诊至八诊略。

九诊：2020 年 9 月 15 日。双下肢瘀点消失，无新发瘀点。舌质淡暗、体胖大，有齿痕，苔白厚，脉弦缓。血常规示 WBC $3.55 \times 10^9/L$，RBC $4.1 \times 10^{12}/L$，Hb 130g/L，PLT $106 \times 10^9/L$。续用前方加减，持续治疗。

患者随访中病情平稳，无明显不适。手足自觉发凉、小腿疼痛消失，走路时间长时仍有水肿，休息后可以缓解，复查血常规未见异常。

【诊疗心得】李铁教授用柴胡桂枝干姜汤，主要病机是寒热不调，上下不调，左右不调之病，可统而调之。《伤寒论》中少阳为半表半里，是表里传变的枢机。少阳为枢，不仅是表证传里的枢机，也是三阳病传入三阴的枢机。柴胡桂枝干姜汤历代均被认为是治疗少阳兼水饮的方剂，其临床表现有往来寒热、胸胁苦满、汗出、口渴，便溏、小便不利、心烦。临床上但见一症即是，不必悉具，辨证时就要抓主症。

本案方中柴胡、黄芩同用，能和解少阳之邪，清利肝胆；以干姜、炙甘草温补脾阳；桂枝辛温，能温经散寒，温通血脉，交通寒热阴阳；通草清热燥湿，中和全方温燥之性；生牡蛎软坚散结，排脓解毒，生津止渴；茯苓、杏仁、生薏苡仁、厚朴行气健脾，化湿解毒。针对骨髓移植术后的常见皮肤过敏，我们常用姜黄、白僵蚕健脾化湿，通络止痛；白鲜皮、地肤子、猫爪草、刺蒺藜祛风止痒，屡有疗效。半枝莲、半边莲清热解毒，散结抗癌。穿山龙味苦、性平，归肝、肺经，有祛风除湿、活血通络之功。陈信义老师常用于过敏性咳喘，我们学习后经常用于咳嗽、荨麻疹、湿疹、药疹等，临床效果很好。

关于生姜捣汁的应用，也是李铁教授在治疗湿病中常用的方法，每剂汤药取小块生姜，捣汁约 5g，趁药热滴入，待温服用。取其辛温发散之性：一则助药力发挥；二则患者微汗，使湿邪从表徐徐发之，祛湿不伤正。全方温阳与散寒并用，养血与通脉兼施，温而不燥，补而不滞。

医案整理：周正国

七、嗜酸性粒细胞增多症

医案98：嗜酸性脓疱性毛囊炎

雷某，男，29岁。初诊：2020年6月23日（夏至）。病案号：21671。

主诉：背部脓疱疹3个月，加重1周。

现病史：2020年3月无诱因背部发现红色丘疹，轻度瘙痒，就诊于大连市某医院，查血常规示嗜酸性粒细胞（EO）1.6×10^9/L，EO%为5.3%，诊断为"毛囊炎"，未进一步诊治。4月中旬复查血常规示EO 0.6×10^9/L，EO% 6.2%，诊断为"嗜酸性脓疱性毛囊炎"，予白芍总苷胶囊0.6g，日2次，口服5日。后因"支气管哮喘急性发作"急诊入院，查血常规异常，行骨髓细胞学检查诊断为"嗜酸性粒细胞增多症"，予口服醋酸泼尼松片、硫酸羟氯喹片治疗，症状缓解，出院后继服上述药物至今。1周前患者背部丘疹增多，满布后背，故而来诊。现症见背部米粒至黄豆粒大小丘疹，色红，呈密集性，顶端有脓点，部分破溃结痂，伴有瘙痒，皮肤油腻，面红目赤，口渴咽干，烦热少寐，小便黄赤，大便干结。舌质红绛、舌边尖赤，苔薄黄，脉濡数。

辅助检查：血常规示WBC 8.94×10^9/L，EO 0.28×10^9/L，EO% 3%，RBC 5.36×10^{12}/L，Hb 164g/L，PLT 221×10^9/L；肝肾功能及尿常规正常。

西医诊断：嗜酸性粒细胞增多症；嗜酸性脓疱性毛囊炎。

中医诊断：髓毒癥瘕病（湿毒蕴结）。

治法：清热凉血，养阴生津。

处方：犀角地黄汤加减。

生栀子25g	水牛角25g	赤芍10g	牡丹皮15g
白茅根30g	芦根30g	滑石30g	虎杖15g

野菊花 10g	半枝莲 10g	土茯苓 25g	草薢 15g
白鲜皮 15g	地肤子 15g	猫爪草 15g	刺蒺藜 15g
生甘草 10g	生姜 10g	大枣 10g	

6 剂，水煎服，每日 1 剂，早晚饭后 30 分钟温服。

西药处方：醋酸泼尼松片，每日 30mg，晨起顿服；硫酸羟氯喹片，每次 0.2g，日 2 次，口服。

二诊：2020 年 6 月 30 日。服药第六天，晨起稀水样便、日 4 次，背部皮疹遇热后瘙痒加重，抓痕难消退。舌质红、舌边尖赤，苔黄腻，脉濡数。复查血常规示 WBC 11.21 × 10^9/L，EO 1.14 × 10^9/L，RBC 5.48 × 10^{12}/L，Hb 165g/L，PLT 212 × 10^9/L。醋酸泼尼松片减至 25mg/d，1 周后减至 20mg/d。上方草薢换白花蛇舌草，加白僵蚕、蝉蜕祛风止痒。

生栀子 25g	水牛角 25g	赤芍 10g	牡丹皮 15g
白茅根 30g	芦根 30g	滑石 30g	虎杖 15g
野菊花 10g	半枝莲 10g	土茯苓 25g	白花蛇舌草 25g
白鲜皮 15g	地肤子 15g	猫爪草 15g	刺蒺藜 15g
白僵蚕 10g	蝉蜕 10g	生甘草 10g	生姜 10g
大枣 10g			

14 剂，水煎服，每日 1 剂，早晚饭后 30 分钟温服。

三诊：2020 年 7 月 14 日。服药后仍有散发红色丘疹，皮肤瘙痒略有改善。舌质红，边尖赤，苔黄腻，脉濡数。血常规示 WBC 8.97 × 10^9/L，EO 0.87 × 10^9/L，RBC 5.48 × 10^{12}/L，Hb 162g/L，PLT 203 × 10^9/L。醋酸泼尼松片再递减至每日早 20mg、午 2.5mg 口服；加服白芍总苷胶囊，每次 0.6g，日 2 次口服。原方易蝉蜕为防风，加蒲公英、紫花地丁清热化湿解毒。

生栀子 30g	水牛角 30g	赤芍 15g	牡丹皮 10g
野菊花 15g	半枝莲 15g	土茯苓 25g	白花蛇舌草 25g
白茅根 30g	芦根 30g	忍冬藤 30g	虎杖 15g

白鲜皮 15g	地肤子 15g	猫爪草 15g	刺蒺藜 15g
白僵蚕 10g	防风 15g	蒲公英 25g	紫花地丁 25g
生甘草 10g			

14 剂，水煎服，每日 1 剂，早晚饭后 30 分钟温服。

四诊至五诊略。

六诊：2020 年 8 月 11 日。背部丘疹明显好转，偶有遇热瘙痒，大便日 2～3 次。舌质淡红，苔薄白，脉濡。血常规示 WBC 8.67×10^9/L，EO 0.55×10^9/L，RBC 5.44×10^{12}/L，Hb 162g/L，PLT 200×10^9/L。上方去猫爪草、刺蒺藜、蒲公英、紫花地丁，醋酸泼尼松片逐渐递减。

生栀子 30g	水牛角 25g	赤芍 15g	牡丹皮 15g
野菊花 15g	半枝莲 15g	土茯苓 15g	白花蛇舌草 15g
白茅根 30g	芦根 30g	忍冬藤 30g	虎杖 15g
白鲜皮 15g	地肤子 15g	白僵蚕 10g	蝉蜕 10g
生甘草 10g			

14 剂，水煎服，每日 1 剂，早晚饭后 30 分钟温服。

此后每月复诊 1 次，背部丘疹痊愈，偶有遇热皮肤瘙痒，血常规、肝肾功能正常。

【诊疗心得】 嗜酸性粒细胞增多症是以嗜酸性粒细胞增多为特点的一组异质性疾病，多见于炎症、变态反应和血液系统肿瘤。嗜酸性脓疱型毛囊炎属于皮肤原发性嗜酸粒性粒细胞升高性疾病，其皮损为 1～2mm 轻度瘙痒性无菌性毛囊性丘疹、脓疱，可聚集成片，好发于面部、躯干、上肢等。

中医没有相关的病名，根据症状描述为"血实""癥瘕"等范畴。其发病始终贯穿湿、瘀、毒、虚。此病例为青年男性，素体阳热，加之喜食肥甘厚腻，导致湿热内蕴，留滞肌肉，泛溢肌肤；湿热上蒸，故见面红目赤、口渴咽干；热灼津液，则烦热少寐、小便黄赤、大便干结；舌质红绛、边尖赤，苔薄黄，脉濡数乃为湿热内蕴之征。

患者来诊时，虽然嗜酸性粒细胞已恢复正常，但全身皮肤尤以背部泛发脓性毛囊炎，持续加重。《内经》曰"诸痛痒疮，皆属于心"，心主血、属火。心主血脉功能失调，营血壅滞于皮肤、脉络、肌肉，则发为疮疡。疮疡的发生，乃是由外感火热之邪，内郁于局部，壅遏气血、经络，逐渐热胜肉腐，久而化脓所致。我们以"凉血散血"理论为指导思想，在辨证的时候抓住湿热蕴毒血分，耗伤阴津，泛溢肌肤这一病机，选用犀角地黄汤为基础方。配白茅根、芦根、滑石、虎杖加强化湿解毒，清热凉血；配野菊花、半枝莲、土茯苓、草薢祛蕴结之湿，化血分之毒；配白鲜皮、地肤子、猫爪草、刺蒺藜除在表之湿，解肌肤之痒。服药后病势仍未控制，皮肤痒疹顽疾不化，剧烈瘙痒。此时应谨守病机，继续清热凉血、解毒化湿之法，将草薢换为白花蛇舌草，加白僵蚕、蝉蜕祛风止痒。连续服药3周后，在表之热虽有缓解，但在里之毒没有减轻，故将蝉蜕换为防风，加蒲公英、紫花地丁以增强清热化湿解毒的药力。服药2周后，皮损消退，整个治疗过程以凉血分热邪、散血分瘀血为主要治则，逐渐减停激素。

医案整理：施学清

医案99：嗜酸性粒细胞增多症

赵某，男，25岁。初诊：2019年10月10日（寒露）。病案号：20883。

主诉：腹胀不适2个月。

现病史：患者2019年8月初无明显诱因出现腹胀，1周后周身乏力，食欲不振，左上腹压痛，于大连市某医院疑诊"骨髓纤维化"，建议进一步入院诊治。2019年8月下旬于北京市某医院查超声示"巨脾"，经进一步细胞学、组织学及骨髓穿刺检查，诊断为"嗜酸性粒细胞增多症"。自服中药疗效不显，后口服醋酸泼尼松片30mg/d，甲磺酸伊马替尼片0.4g/d。服药后血象异常，血小板持续下降，皮肤散在出血点。现症见腹部膨隆，触诊脾下缘超过髂前上棘水平线，巨脾入盆腔，面色萎黄，腹胀纳呆，口干口渴，小便短赤，大便溏薄。舌质紫暗，苔白浊微腻，脉濡细。

既往史：2018 年曾患急性荨麻疹。

辅助检查：血常规示 WBC 10.05×10^9/L，EO 0.5×10^9/L，EO% 4.77%，RBC 4.40×10^{12}/L，Hb 150g/L，PLT 23×10^9/L；消化彩超示脾脏体积增大，上至剑突下约4.8cm，下至左侧髂窝约5.5cm，厚约8.5cm。

西医诊断：嗜酸性粒细胞增多症。

中医诊断：髓毒癥瘕（气阴两虚，湿热蕴毒）。

治法：益气养阴，祛湿解毒。

处方：生脉饮加减。

太子参25g	麦冬25g	五味子15g	炒枣仁15g
茵陈25g	虎杖15g	片姜黄15g	白僵蚕10g
白茅根25g	芦根25g	胆南星10g	化橘红15g
猫爪草15g	刺蒺藜15g	防风10g	蝉蜕10g
野菊花15g	萆薢15g	土茯苓15g	白花蛇舌草15g
生甘草10g			

7 剂，水煎服，每日 1 剂，早晚饭后 30 分钟温服。

西药处方：醋酸泼尼松片，每日 30mg，晨起顿服；甲磺酸伊马替尼片，每次 0.4g，日 1 次，口服。

二诊：2019 年 10 月 17 日。服药后乏力略减轻，仍有腹胀、压痛，入睡困难，大便溏薄，日 3 次。舌质紫暗，苔白浊，脉濡。复查血常规示 WBC 1.61×10^9/L，EO 0.02×10^9/L，EO% 5.04%，RBC 3.13×10^{12}/L，Hb 86g/L，PLT 70×10^9/L。经大连市他院专家会诊，考虑本患白细胞减少与口服伊马替尼有关，建议减量。减量醋酸泼尼松片至20mg/d，甲磺酸伊马替尼片 0.1g/d。上方调整为四物汤合生脉饮加减。

太子参25g	麦冬25g	五味子15g	炒枣仁15g
当归15g	炒白芍15g	生地黄15g	熟地黄15g
陈皮15g	升麻25g	紫苏梗15g	生地榆15g
猫爪草15g	刺蒺藜15g	防风10g	蝉蜕10g

野菊花 15g	草薢 15g	土茯苓 15g	白花蛇舌草 15g
生甘草 10g			

7剂，水煎服，每日1剂，早晚饭后30分钟温服。

三诊：2019年10月24日。服药后无不适，腹胀、乏力明显减轻，睡眠改善；偶有胃部不适，夜间偶有咳嗽、咯白痰。舌质紫暗，苔白腻，脉濡。复查血常规示 WBC 2.3×10^9/L，EO 0.04×10^9/L，EO% 5.04%，RBC 3.3×10^{12}/L，Hb 94g/L，PLT 79×10^9/L。白细胞计数较前好转，维持醋酸泼尼松片用量，甲磺酸伊马替尼片恢复 0.2g/d。上方去清热祛湿药，加黄芪益气养阴，加砂仁和胃醒脾，加白僵蚕祛风化痰。

太子参 25g	黄芪 15g	麦冬 15g	五味子 10g
当归 15g	炒白芍 15g	生地黄 15g	熟地黄 15g
陈皮 15g	砂仁 15g	紫苏梗 15g	淡豆豉 15g
白僵蚕 10g	蝉蜕 10g	生甘草 10g	

14剂，水煎服，每日1剂，早晚饭后30分钟温服。

四诊略。

五诊：2019年11月7日。服药后咳嗽减轻，腹胀明显减轻；腋下出现褐色斑片，偶有胃部不适，双下肢无力，矢气增多，大便溏薄、日3次。舌质紫暗、体胖大，苔白浊，有热瘀、毒瘀点，脉和缓。减量醋酸泼尼松片为15mg/d，1周后减甲磺酸伊马替尼片至 0.1g/d。中药在前方基础上，加益气补血之法。

党参 25g	黄芪 25g	炒白术 25g	茯苓 25g
当归 15g	炒白芍 15g	生地黄 10g	熟地黄 10g
野菊花 15g	半枝莲 25g	忍冬藤 30g	虎杖 15g
白茅根 25g	芦根 25g	白僵蚕 10g	蝉蜕 5g
炙甘草 10g	大枣 10g		

28剂，水煎服，每日1剂，早晚饭后30分钟温服。

六诊、七诊略。

八诊：2019 年 11 月 28 日。无新发腋下褐色斑片，偶有腹胀，大便溏薄。复查血常规示 WBC 5.06×10⁹/L，EO 0.5×10⁹/L，EO% 5.3%，RBC 5.73×10¹²/L，Hb 148g/L，PLT 88×10⁹/L。2019 年 11 月 22 日北京复查超声示脾长较前减少 1.5cm。舌质紫暗、体胖大，苔白微腻，脉和缓。减量醋酸泼尼松片为 10mg/d。

党参 25g	黄芪 25g	炒白术 25g	防风 15g
野菊花 15g	半枝莲 15g	忍冬藤 25g	虎杖 15g
白茅根 30g	芦根 30g	天花粉 15g	生牡蛎 30g
土茯苓 25g	萆薢 15g	牛蒡子 15g	桔梗 10g
炙甘草 10g	大枣 10g		

14 剂，水煎服，每日 1 剂，早晚饭后 30 分钟温服。

九诊略。

十诊：2019 年 12 月 12 日。服药后无腹胀，腋下褐色斑片已消失。舌质淡暗、体胖大，苔白，脉和缓。血常规示 WBC 7.33×10⁹/L，EO 0.02×10⁹/L，EO% 2%，RBC 5.32×10¹²/L，Hb 161g/L，PLT 129×10⁹/L；肝肾功能正常。减量醋酸泼尼松片为 5mg/d。调整处方。

党参 30g	黄芪 30g	炒白术 15g	防风 10g
野菊花 10g	紫草 15g	土茯苓 15g	萆薢 15g
白茅根 15g	芦根 15g	天花粉 15g	生牡蛎 30g
炒白芍 15g	五味子 10g	炙甘草 10g	大枣 10g

14 剂，水煎服，每日 1 剂，早晚饭后 30 分钟温服。

患者已在上海应聘工作，每月往返上海、北京后，回大连用中药调治。目前在北京医生主导下，应用免疫抑制剂及靶向药物治疗，无明显临床症状，各项实验室检查指标正常，超声提示脾脏大小恢复正常。

【诊疗心得】嗜酸性粒细胞增多症引起的脾大，中医归结为"癥瘕"范畴。西医学将脾脏最下缘越过脐水平线或前正中线、脾脏最大径 >20cm 者，定义为巨脾，以手术为主要治疗方法。中医学认为本病病机多为肝经湿热，脾失健运，湿热蕴伏，久之气血亏虚，日久成癥。本虚者，气血亏虚；标实者，血瘀癥块。治宜攻补兼施。

本案患者来诊时，靶向治疗和激素治疗已近2个月，血常规中嗜酸性粒细胞计数与百分比均在正常范围。但长期的激素治疗耗伤人体的气血，导致气阴耗竭，故以生脉饮为基础方，以益气养阴为主。原方人参大补元气，固脱生津，顾虑人参补益之燥烈，改用益气养阴、健脾生津之太子参，意在徐徐图之。方中茵陈、虎杖清湿热，退黄疸；片姜黄、白僵蚕破血行气，通经止痛，解毒化痰；白茅根、芦根养阴清热，利湿通淋；胆南星、化橘红清热解毒，散结消积；猫爪草、刺蒺藜、防风、蝉蜕止痒祛风；野菊花、草薢、土茯苓、白花蛇舌草清热解毒。诸药合用，益气养阴，祛湿解毒。依据血常规的异常变化，结合靶向治疗后全血细胞减少，调用四物汤合生脉饮加减，以补血活血，益气养阴；再加陈皮、砂仁芳香行气，调理脾胃，健脾助运。经过中西医治疗，正气得复。后期适当加用化湿解毒、通利解癥之半枝莲，佐忍冬藤、虎杖清热解毒，疏风通络。患者长期口干、便溏，后期加天花粉、生牡蛎以生津止渴，降火润燥。《本经》述天花粉"主消渴，身热，烦满，大热，补虚安中，续绝伤"，《本草正》述其能"凉心肺，解热渴，降膈上热痰，消乳痈肿毒"，《医林纂要》述其可"补肺，敛气，降火，宁心，兼泻肝郁，缓肝急，清膀胱热，止热淋小便短数，除阳明湿热"。取其甘寒之性，生干涸之津，以补代清，则湿毒自解。最终患者各项指标恢复正常，特别是巨脾恢复正常大小，治疗有效。现患者已应用靶向药维持治疗2年，配合中药养阴清热、化湿解毒，目前可以正常工作。

医案整理：施学清

八、急性淋巴细胞白血病

医案100：急性淋巴细胞白血病（气虚血瘀）

荣某，男，29岁。初诊：2012年6月26日（夏至）。病案号：01870。

主诉：诊断急性淋巴细胞白血病 2 个月。

现病史：患者于 2012 年 4 月因乏力伴心悸、腰痛，就诊于大连市某医院，经相关检查，诊断为"急性淋巴细胞白血病"。住院期间，予甲氨蝶呤联合 6－MP 方案化疗 6 次，骨髓呈缓解状态，现口服醋酸泼尼松片 25mg/d。现症见面色㿠白，倦怠乏力，心悸头晕，动后尤甚，腰痛肢困，食少纳呆，睡眠欠佳，大小便正常。舌质紫暗，有血瘀点，苔白微腻，脉细弱。

辅助检查：血常规示 WBC 1.22×10^9/L，RBC 3.22×10^{12}/L，Hb 85g/L，PLT 232×10^9/L。

西医诊断：急性淋巴细胞白血病。

中医诊断：急淋毒病（气虚血瘀）。

治法：益气养血，行气化瘀。

处方：八珍汤加减。

黄芪 25g	党参 25g	炒白术 15g	茯苓 15g
当归 15g	川芎 15g	生地黄 15g	熟地黄 15g
麦冬 15g	炒白芍 15g	酒黄精 15g	鸡血藤 15g
砂仁 10g	生薏苡仁 15g	阿胶 10g	炙甘草 10g

7 剂，水煎服，每日 1 剂，早晚饭后 30 分钟温服。

西药处方：醋酸泼尼松片，每日 20mg，晨起顿服。

二诊：2012 年 7 月 3 日。服药后无明显不适，乏力、心悸、肢困有所减轻，食欲好转，仍睡眠欠佳。舌质紫暗，有血瘀点，苔薄白，脉细弱。复查血常规示 WBC 3.10×10^9/L，RBC 3.81×10^{12}/L，Hb 92g/L，PLT 232×10^9/L。继服原方 14 剂。

三诊：2012 年 7 月 17 日。乏力、心悸明显改善，睡眠可。舌质紫暗，苔薄白，脉细有力。续服原方 14 剂。

四诊：2012 年 7 月 31 日。服药后，诸症改善。舌质淡暗，苔薄白，脉细有力。复查血常规示 WBC 2.84×10^9/L，RBC 3.82×10^{12}/L，Hb 93g/L，

PLT 258×10^9/L。继服上方 1 个月。

骨髓持续缓解状态，原方巩固后未随诊。

【诊疗心得】急性淋巴细胞白血病是一类造血系统的恶性克隆性疾病，系造血干细胞或祖细胞突变引起的造血系统恶性肿瘤。临床表现以贫血、出血、感染和器官浸润为主。中医将其归于"急劳""虚劳""血证""温病""痰核""瘰疬""积聚"等范畴。《素问·评热病论》记载："有病温者，汗出辄复热，而脉躁疾，不为汗衰，狂言不能食。"《圣济总录》曰："热劳之证，心神烦躁，面赤头疼，眼涩唇焦，身体壮热，烦渴不止，口舌生疮，食饮无味，肢节酸疼，多卧少起，或时盗汗，日渐羸瘦者是也。"以上文献描述与白血病的症状相似。白血病的病位在髓，与脾、肾两脏功能虚衰密切相关。肾为先天之本，肾主骨，为髓之府，肾精不足则髓海空虚；脾为后天之本，脾主运化，为气血生化之源，脾失健运则痰浊内蕴，凝聚成毒；复感外邪，邪毒交织，客于骨髓，则发为本病。

本例为急性白血病化疗期间白细胞减少、贫血的病例，这一类病例临证多见，大部分来自血液科、肿瘤科。中医治疗的思路是分阶段治疗，可分为化疗期、化疗间歇期、化疗疗程结束后期、血细胞恢复后期。每一期的治疗原则均不同。化疗期原则上不予中药攻邪，如患者能够耐受，可给予一些扶正的方剂；化疗间歇期出现白细胞、血小板减少或贫血，中医主要以补益类的方剂为主，补气补血；化疗疗程结束后期根据患者的症状及舌脉表现，以中药为主提升白细胞、血小板，改善贫血；血细胞恢复后期在辨证的基础上，适当加用解毒祛邪药物以维持疗效。

患者来诊时为急性白血病化疗间歇期，根据症状及舌脉表现，辨证为血虚血瘀，治以补血活血，方用八珍汤加减。本方所治气血两虚证，多由久病失治或病后失调或失血过多而致，病在心、脾、肝三脏。心主血，肝藏血，心肝血虚，治宜益气与养血并重。方中重用党参、黄芪补气药，当归、炒白芍、熟地黄补血药；炒白术、茯苓健脾渗湿，助党参益气补脾，寓在通过补气、补血达到活血的目的；川芎活血行气，使熟地黄、当归、炒白芍补而不滞；生地黄、麦冬、酒黄精滋养精血。患者苔白微腻，略有湿浊，加砂仁、生薏苡仁化湿健脾；阿胶为血肉有情之品，甘平质润，为补血要药，多用治血虚诸症，尤以治疗出血而致血虚为佳。"气为血之帅，血为气之母"，气血为生命活动的基本物质，二者相互依存。气虚则无力推动血行，血行不畅，结而为瘀。张介宾在《景岳全书》中指出："凡人之气血，犹源泉也，盛则流畅，少则壅滞。故气血不虚则不滞，虚则无有不滞者。"说明血虚脉管无以充盈，血行涩滞则形成瘀血，瘀血日久，血行不畅，易致血虚，血虚与血瘀互为因果。治疗上，《景岳全书》指出："血有虚而滞者，宜补之活之，以当归、牛膝、川芎、熟地、醇酒之属。"临床治疗此类疾病的常用药物，还有黄芪、人参、党参、太子参、当归、川芎、白芍、丹参、牛膝、鸡血藤、何首乌、熟地黄等。

医案整理：李国林

医案 101：急性淋巴细胞白血病（湿毒瘀滞）

王某，男，18 岁。初诊：2017 年 8 月 11 日（立秋）。病案号：07715。

主诉：倦怠乏力 1 年余。

现病史：2016 年 4 月患者因倦怠乏力就诊于大连市某医院，经相关检查诊断为"急性淋巴细胞白血病（Common B – ALL 型）"。首次化疗后，病情缓解，巩固化疗 8 个疗程。2017 年 6 月因头痛住院，复查骨髓提示白血病复发，8 月 6 日结束第 8 次化疗，骨髓呈完全缓解状态。现症见倦怠乏力，咳嗽、咯白痰，脘腹胀痛，下肢疼痛，影响活动，食少纳呆，夜眠尚可，大小便正常。舌质淡暗，有湿郁点，苔白腻，脉沉细。

辅助检查：血常规示 WBC 12.53×10^9/L，RBC 3.52×10^{12}/L，Hb 77g/L，PLT 356×10^9/L。

西医诊断：急性淋巴细胞白血病。

中医诊断：急淋毒病（湿毒瘀滞）。

治法：化湿解毒。

处方：藿朴夏苓汤加减。

藿香 10g	厚朴 10g	法半夏 10g	茯苓 15g
砂仁 10g	杏仁 10g	生薏苡仁 15g	紫苏梗 15g
紫菀 15g	芡实 15g	陈皮 10g	桑白皮 10g
炒白术 10g	炒白芍 15g	蝉蜕 10g	桔梗 10g
炙甘草 10g	生姜 10g		

7 剂，水煎服，每日 1 剂，早晚饭后 30 分钟温服。

二诊：2017 年 8 月 18 日。服药后咳嗽较前缓解，食欲改善，腹胀腹痛、腿痛、倦怠乏力较前略缓解。舌质淡暗，有湿郁点，苔白腻，脉沉细。血常规示 WBC 7.1×10^9/L，RBC 3.28×10^{12}/L，Hb 101g/L，PLT 297×10^9/L。上方炒白术加量为 15g，加强健脾化湿之效，继服 10 剂。

三诊：2017 年 8 月 29 日。患者结束第 9 次化疗，无咳嗽、腹胀痛及下肢疼痛，食欲改善，倦怠乏力较前明显好转。舌质淡暗，有湿郁点，苔白，脉沉细。继服上方 12 剂后化疗，暂停中药。

四诊至七诊略。

八诊：2017 年 11 月 22 日。患者结束 12 次化疗，骨髓呈缓解状态；现脘腹胀痛，大便不成形。舌红绛、舌尖赤，苔中部黄厚腻，脉沉细。血常规示 WBC 5.1×10^9/L，RBC 3.39×10^{12}/L，Hb 108g/L，PLT 302×10^9/L。以益气养阴、解毒化浊为治则，自拟解毒生脉饮加减。

太子参 30g	黄芪 25g	炒白术 25g	茯苓 25g
茵陈 25g	虎杖 15g	滑石 30g	通草 15g
玄参 25g	麦冬 15g	炒麦芽 25g	炒谷芽 25g
五味子 10g	淡豆豉 15g	甘草 10g	生姜 10g
大枣 10g			

10 剂，水煎服，每日 1 剂，早晚饭后 30 分钟温服。

其后定期随诊，随症加减，病情基本稳定。

【诊疗心得】急性淋巴细胞白血病的发病内因为禀赋不足、正气虚弱、脏腑失调、情志失调等，外因为风、寒、暑、湿、燥、火、疫疠之气等。本案患者病史一年半，对化疗敏感，首次化疗骨髓即获缓解，一年后复发化疗后再获缓解。白血病虽获缓解，但复发于暑湿季节，倦怠乏力、腹胀腹痛、纳差等症状仍然存在，舌质淡暗，有湿郁点，苔白腻，脉沉细。四诊合参，辨为湿毒瘀滞之证。病因为化疗邪毒伤及脾胃，脾失健运，水湿停滞，聚湿为痰。《医宗必读》曰："脾土虚弱，清者难升，浊者难降，留中滞膈，瘀而成痰。"时值暑季气候炎热，热蒸湿动，使空气中湿度增加，故暑邪为病，常兼夹湿。患者现处于化疗初期，治疗以化湿解毒为主，方用藿朴夏苓汤加减。藿朴夏苓汤中藿香、半夏、茯苓，芳香化湿透表之力较强，主治湿热病邪在气分而湿偏重，化热尚不明显者。此方外宣内化，通利小便，能开上、畅中、渗下，宣化表里之湿邪。正如石芾南所言："湿去气通，布津于外，自然汗解。"

本案中藿香芳化宣透以疏表湿，使阳不内郁；厚朴、法半夏燥湿运脾，使脾能运化水湿，不为湿邪所困；茯苓、生薏苡仁淡渗利湿于下，使水道畅通，则湿有去路；杏仁开泄肺气于上，使肺气宣降，则水道自调；砂仁宣畅气机；紫苏梗行气宽中。紫菀、芡实是孟河丁甘仁治疗咳嗽的效药。紫菀温肺消痰、下气止咳，芡实益肾补脾祛湿，陈皮燥湿化痰。合桑白皮化痰泻肺平喘，炒白术健脾益气，炒白芍味酸养血柔肝，蝉蜕散风除热，桔梗宣肺祛痰。患者服药后，咳嗽缓解，食欲改善，腹胀腹痛、腿痛、倦怠乏力较前略缓解。

经过醒脾化湿中药治疗3个月，在第12次化疗后，湿毒蕴结渐去，热毒深郁营血，药毒耗气伤阴，调整治则为益气养阴、解毒化浊，予自拟解毒生脉饮加减。方中太子参、黄芪、炒白术、茯苓健脾益气，玄参、麦冬养阴，五味子味酸敛阴，茵陈、虎杖清热利湿，滑石、通草清热利湿化浊，炒麦芽、炒谷芽消食和胃，淡豆豉清心除烦。

结合本案，在急性淋巴细胞白血病的化疗过程中，应当将辨病与辨证相联系，治标与治本相结合，分期论治，重视正气与邪气的关系，方能适宜论治。

医案整理：牛新萍

九、慢性淋巴细胞白血病

医案 102：慢性淋巴细胞白血病（痰瘀互结）

狄某，男，69 岁。初诊：2018 年 3 月 13 日（惊蛰）。病案号：08496。

主诉：诊断慢性淋巴细胞白血病 4 年，伴腰痛 1 个月。

现病史：2014 年患者因乏力、腹胀就诊于大连市某医院，经相关检查诊断为"慢性淋巴细胞白血病"，曾服用激素半年及中药治疗。平素时有腹胀不适，伴排便时腹痛，1 个月前出现腰痛，故来诊。现症见腹胀硬满，排便时疼痛，腰膝酸痛，下肢水肿，失眠盗汗，小便正常，大便每日 4 次。舌质紫暗、体胖大，有裂纹，苔白浊，脉弦滑。

既往史：素食 20 余年。

辅助检查：血常规示 WBC 16.71×10^9/L，RBC 2.53×10^{12}/L，Hb 102g/L，LY% 83.8%，PLT 42×10^9/L。

西医诊断：慢性淋巴细胞白血病。

中医诊断：慢淋毒病（痰瘀互结）。

治法：化湿解毒祛瘀。

处方：温胆汤合桃红四物汤加减。

清半夏 10g	陈皮 15g	竹茹 10g	枳实 15g
当归 15g	川芎 15g	桃仁 10g	红花 10g
胆南星 10g	鸡血藤 15g	桑寄生 15g	威灵仙 15g
延胡索 15g	茯苓 15g	夏枯草 10g	槐花 10g
生甘草 10g			

14 剂，水煎服，每日 1 剂，早晚饭后 30 分钟温服。

西药处方：白芍总苷胶囊，每次 0.6g，日 3 次，口服。

二诊：2018 年 3 月 27 日。患者盗汗痊愈，仍有腰痛，腹胀明显，双下肢高度水肿。舌质紫暗、体胖大，有裂纹，苔白浊，脉弦滑。前方加猪苓、冬葵子、半边莲利水消肿。

法半夏 10g	厚朴 15g	竹茹 10g	枳实 15g
当归 15g	川芎 15g	香橼 10g	佛手 10g
胆南星 10g	鸡血藤 15g	桑寄生 25g	威灵仙 25g
猪苓 25g	茯苓 25g	冬葵子 25g	半边莲 25g
生甘草 10g			

14 剂，水煎服，每日 1 剂，早晚饭后 30 分钟温服。

三诊：2018 年 4 月 10 日。患者服药后尿量大增，下肢水肿消退，腹胀好转；再发盗汗，仍有腰痛，自服舒筋健腰丸有效。舌质紫暗、体胖大，有裂纹、瘀斑，苔白浊，脉弦滑。复查血常规示 WBC 17.22×10^9/L，RBC 2.73×10^{12}/L，Hb 94g/L，PLT 40×10^9/L。

法半夏 10g	厚朴 15g	竹茹 10g	枳实 15g
当归 15g	川芎 15g	香橼 10g	佛手 10g
胆南星 10g	鸡血藤 15g	桑寄生 25g	威灵仙 25g
桂枝 15g	茯苓 25g	冬葵子 25g	半边莲 25g
生甘草 10g			

14 剂，水煎服，每日 1 剂，早晚饭后 30 分钟温服。

【诊疗心得】慢性淋巴细胞白血病是一种进展缓慢的 B 淋巴细胞增殖性肿瘤，以外周血、骨髓、脾脏和淋巴结等组织中出现大量克隆性 B 淋巴细胞为特征。临床常见的症状为淋巴结及肝脾肿大，常伴有乏力、消瘦、发热、盗汗、纳差、瘙痒等，晚期可见出血、贫血及全身衰竭等，常易并发感染。患者年近七旬，就诊时病情相对平稳，故而从缓论治。温胆汤主治大病后痰热内扰，心气不足之证。其理气与化痰并重，既治痰湿之标，又治生痰之本，标本兼顾。通过化痰清热，理气和胃，使痰去热清，胆胃恢复宁静清和之性，心宁而神安。"痰之为物，随气升降，无处不到"，火热之邪升散无所端倪。方中法半夏为君，燥湿化痰，和胃降逆，使气降则痰降；竹茹为臣，清热化痰，除烦止呕，与法半夏相伍，化痰清热兼顾，使痰热清则无扰心之患。二者温凉相济，温胆气，凉胆热，化痰开痞。陈皮理气和胃，燥湿化痰，助法半夏化痰理气，使气顺则痰消；枳实降气导滞开痞，所谓"治痰先治气，气顺痰自消"；"脾为生痰之源"，茯苓健脾利湿，使湿去痰消，兼能安神；甘草益气和中，合茯苓健脾助运以绝生痰之源，兼调和诸药。

桃红四物汤在活血化瘀的同时，还兼有养血补血之效，多用于血虚、血滞者。方中当归甘温质润，补血养肝，和血调经，既可补血，又可行脉道之滞；川芎辛散温通，上行头目，下行血海，中开郁结，旁通络脉，与当归合用活血、养血、行气三功并举，且润燥相济，使祛瘀而不耗伤气血，养血而不致血壅气滞，共奏活血祛瘀、养血和血之效；桃仁、红花活血化瘀。诸药共用，以达养血活血之效。

胆南星具有燥湿化痰、祛风止痉、消肿散结的功效。配伍竹茹清热化痰，安神除烦；配伍茯苓，共行化痰除湿、健运脾胃以绝生痰之源，且具有消肿散结之效，广泛应用于肿瘤等疾病，以达软坚散结之效。鸡血藤活血补血，调经止痛，舒筋活络；桑寄生补肝肾，强筋骨，祛风湿；威灵仙祛风除湿，通络止痛；延胡索活血行气止痛。四药共用，增加活血行气、通络止痛之功效。茯苓渗湿利水，健运脾胃，宁心安神，可健脾补气，助运化水湿。

本病以化湿、解毒、祛瘀为总则，通过化湿解毒祛瘀之法治愈盗汗之症。《医林改错》中指出："不知血瘀亦令人自汗、盗汗，用血府逐瘀汤。"唐宗海在《血证论》中说："瘀血在肌肉，则翕翕发热，自汗、盗汗。"唐氏从血证角度阐述出汗多因血虚："汗者，气分之水也。血虚则气热，故蒸发其水，而出为汗。""瘀血不去，新血不生"，久则阴血不足，虚热内生，热蒸津液外迫，可以产生自汗、盗汗，故有"瘀血致汗"的理论。因此，患者一诊服药14剂后，盗汗痊愈。二诊时，患者双下肢高度水肿，加茯苓、猪苓、冬葵子、半边莲利水消肿，药后尿量大增，水肿随之而消。

医案整理：徐莹莹

医案 103：慢性淋巴细胞白血病（气血两虚）

郭某，男，63 岁。初诊：2018 年 9 月 27 日（秋分）。病案号：09398。

主诉：诊断慢性淋巴细胞白血病 1 个月。

现病史：2018 年 8 月中旬因发热于大连市某医院住院治疗，经相关检查诊断为"慢性淋巴细胞白血病、溶血性贫血"，输注红细胞 4U、甲强龙 20mg 治疗。出院后口服醋酸泼尼松片 30mg/d，因双下肢水肿自行停药，伴低热乏力。现症见面色无华，乏力头晕，关节肌肉疼痛，双下肢水肿，时有低热，体温 37.6～38℃，胸闷气短，无淋巴结肿大，无皮肤瘀点瘀斑，食少纳呆，失眠多梦，小便正常，大便黏滞。舌质淡红，苔薄白，脉濡细。

辅助检查：血常规示 WBC 9.69×10^9/L，RBC 1.94×10^{12}/L，Hb 64g/L，PLT 106×10^9/L。

西医诊断：慢性淋巴细胞白血病。

中医诊断：慢淋毒病（气血两虚，痰毒互结）。

治法：益气养血，化痰解毒。

处方：八珍汤加减。

生晒参 10g	黄芪 15g	炒白术 15g	茯苓 15g
当归 15g	炒白芍 15g	生地黄 15g	熟地黄 15g
陈皮 10g	升麻 10g	制首乌 15g	鸡血藤 15g
野菊花 15g	半枝莲 10g	炙甘草 10g	生姜 10g
大枣 10g			

10 剂，水煎服，每日 1 剂，早晚饭后 30 分钟温服。

西药处方：醋酸泼尼松片，每日 30mg，分 2 次（早 20mg，午 10mg）口服。

二诊：2018 年 10 月 9 日。服药后无不适，无低热，双下肢肿胀明显好转，胸闷气短较前明显减轻，睡眠尚可，大便正常。舌质淡红，苔白腻、水滑，脉濡细。复查血常规示 WBC 11.84 × 10^9/L，LY% 58.6%，RBC 3.2 × 10^{12}/L，Hb 68g/L，PLT 100 × 10^9/L。减量醋酸泼尼松片至 20mg/d，分 2 次（早 15mg、午 5mg）口服；加大生晒参、黄芪用量补气，加用鹿角霜补血。

生晒参 15g	黄芪 25g	炒白术 15g	茯苓 15g
当归 15g	炒白芍 15g	生地黄 15g	熟地黄 15g
陈皮 10g	升麻 10g	制首乌 15g	鸡血藤 15g
野菊花 15g	半枝莲 10g	鹿角霜 10g	炙甘草 10g
生姜 10g	大枣 10g		

7 剂，水煎服，每日 1 剂，早晚饭后 30 分钟温服。

三诊：2018 年 10 月 16 日。病情平稳，无明显不良主诉，偶觉乏力，睡眠饮食尚可。舌质淡红，苔白腻、水滑，脉濡细。复查血常规示 WBC 13.25 × 10^9/L，RBC 3.64 × 10^{12}/L，Hb 110g/L，PLT 124 × 10^9/L。减量醋酸泼尼松片至 15mg/d，以前方为基础方加减治疗 4 个月。

四诊至七诊略。

八诊：2019 年 2 月 14 日。患者持续服药后，状态良好，自行减停醋酸泼尼松片；春节期间居家劳作，现自觉乏力，余无不适。舌质淡红，苔白微腻，脉濡细。复查血常规示 WBC 10.3 × 10^9/L，LY% 52.6%，RBC 4.68 × 10^{12}/L，Hb 138g/L，PLT 67 × 10^9/L。患者血小板减少，嘱醋酸泼尼松片 5mg/d，中药在原方基础上加用四草四根汤。

生晒参 5g	黄芪 25g	炒白术 25g	茯苓 15g
当归 15g	炒白芍 15g	生地黄 15g	玄参 15g
仙鹤草 25g	旱莲草 15g	茜草根 25g	白茅根 25g
野菊花 15g	半枝莲 15g	山慈菇 15g	炙甘草 10g
生姜 10g	大枣 10g		

7 剂，水煎服，每日 1 剂，早晚饭后 30 分钟温服。

九诊：2019 年 2 月 21 日。患者面色红润，用药后一切状态良好，无不良主诉，上症未复发。舌质淡红，苔白，脉濡细。血常规示 WBC 8.38 × 10^9/L，RBC 4.03 × 10^{12}/L，Hb 123g/L，PLT 101 × 10^9/L。守上方持续治疗。

【诊疗心得】慢性淋巴细胞白血病可发病于任何年龄，但多发于青年及儿童，少发于老人，男性多发于女性。患者血液、骨髓、器官中可发现大量类似于淋巴母细胞的未成熟细胞。中医病名为"恶核病"。总的病机为淋毒攻击骨髓，败坏血液，好血不生。《备急千金要方》曰："恶核病者，肉中忽有核累累如梅李核，小者如豆粒，皮肉疼痛，壮热恶寒是也，与诸疮根瘰疬结筋相似。其疮根瘰疬，因疮而生，是缓无毒。恶核病卒然而起有毒，若不治入腹，烦闷杀人，皆由冬月受温风，至春夏有暴寒相搏，气结成此毒也。"可见其恶性程度。该书认为："凡恶核初似被射工，无常定处，多恻恻然痛，或时不痛，人不痛者便不忧，不忧则救迟，迟治即杀人，是以宜早防之。"

此患为老年男性，面色无华，气短心悸，呈一派气血不能上达之象。脾胃虚弱，气不推动，以致水湿内停，痰毒内生，流注关节，故见关节肌肉疼痛，双下肢水肿，大便黏滞，脉濡细。而恶核者，为痰湿毒气与瘀血相搏凝结成核，应以补益气血使本不虚，化湿祛瘀以祛实邪，故选方八珍汤加以解毒化湿、活血祛瘀之品。八珍汤出自《正体类要》，以四君治气虚，四物治血虚，故治气血俱虚者合为"八珍"。一诊处方在八珍汤中去川芎为陈皮，清代医家柯琴认为："（八珍汤）加陈皮以行气，而补气者悉得效其用；去川芎行血之味，而补血者因以奏其功。"面对恶核证时，鸡血藤、制首乌为祛瘀毒、补精血的常用药对，二者均味苦、性微温，归肝、肾经。《饮片新参》记载："鸡血藤去瘀血，生新血，流利经脉。治暑痧，风血痹症。"《本草纲目》载何首乌"能收敛精气，所以能养血益肝，固精益肾，强筋骨，乌髭发，为滋补良药……气血泰和，则风虚痈疽瘰疬诸疾可愈矣。"而野菊花、半枝莲苦寒，归心、肝经，能清热解毒、活血祛瘀、散结消癥，通过长期的临证观察，用以治疗肿瘤具有很好的疗效。此后酌加生晒参、黄芪、鹿角霜等补气之品，早日得化为血。患者服药后，病情平稳，临床症状逐步消失。3 个月后，患者因状态良好自行减停激素，加之居家劳作耗气伤血而出现严重乏力，复查血小板降至 $67 \times 10^9/L$，故加用四草四根汤凉血散血、活血祛瘀、解毒补虚。后患者持续服药，临床症状及血液指标均可维持较好状态，且在诊疗过程中，逐步递减醋酸泼尼松片用量。

纵观全方与整个诊疗过程，中药辨证施治可以使患者病情长期处于和缓平稳的状态，达到长期生存的目的。

医案整理：刘思莹

医案 104：毛细胞白血病

闫某，男，82 岁。初诊：2021 年 5 月 20 日（立夏）。病案号：22809。

主诉：诊断毛细胞白血病半个月。

现病史：2020 年体检时发现贫血，未系统治疗。2021 年 3 月体检血常规异常，5 月因神疲乏力就诊于大连市某医院，经相关检查诊断为"毛细胞白血病"，予克拉屈滨片靶向治疗，5 月 12 日出院。现症见神疲乏力，气短懒言，动则心悸，食少纳呆，睡眠尚可，大小便正常。舌质红绛、舌体瘦，有小裂纹，苔薄，脉沉弦。

既往史：冠心病，PCI 术后 4 年。

辅助检查：血常规示 WBC $4.7 \times 10^9/L$，RBC $2.2 \times 10^{12}/L$，Hb 77g/L，PLT $79 \times 10^9/L$。

西医诊断：毛细胞白血病。

中医诊断：髓毒病（气血亏虚，热毒内蕴，阴阳两虚）。

治法：补益气血，凉血解毒，阴阳双补。

处方：八珍汤加减。

太子参 30g	黄芪 15g	炒白术 15g	茯苓 15g
当归 15g	炒白芍 15g	生地黄 15g	熟地黄 15g
砂仁 10g	杏仁 10g	生薏苡仁 15g	厚朴 10g
炒麦芽 25g	炒谷芽 25g	六神曲 15g	淡豆豉 15g
生甘草 10g	生姜 10g	大枣 10g	

7 剂，水煎服，每日 1 剂，早晚饭后 30 分钟温服。

二诊至十一诊略。

十二诊：2021 年 10 月 12 日。守上方治疗半年，患者现无明显乏力，饮食好转。舌质淡红，苔薄，脉象沉弦。血常规示 WBC 4.0×10^9/L，RBC 2.73×10^{12}/L，Hb 111g/L，PLT 83×10^9/L。予以八珍汤合四草四根汤（自拟方）加减。

太子参 30g	黄芪 15g	炒白术 15g	茯苓 15g
当归 15g	川芎 15g	生地黄 15g	熟地黄 15g
茜草根 30g	白茅根 30g	芦根 30g	荷叶 15g
枳实 15g	炒白芍 15g	香橼 10g	佛手 10g
砂仁 15g	淡豆豉 15g	炙甘草 10g	生姜 10g
大枣 10g			

14 剂，水煎服，每日半剂，晚饭后 30 分钟温服。

此后每月来诊，无明显不适，饮食及睡眠尚可，血象稳定。

【诊疗心得】毛细胞白血病是一种淋巴系统的恶性肿瘤，由于此种白血病细胞在显微镜下，尤其在电子显微镜下的胞浆有明显毛状突起，故称为毛细胞。从广义上讲，毛细胞白血病仍为一种特殊类型的慢性淋巴细胞白血病，主要见于老年男性，男女比例为 4∶1，其发病原因未明，多数患者无任何症状，仅在常规体格检查或因其他疾病就诊时发现，少数患者可出现代谢增高的症状，如低热、乏力、消瘦、多汗等，外周血象表现为全血细胞减少。本例患者毛细胞白血病为体检时发现，临床无明显症状，因病制宜，以八珍汤调治气血两虚，三仁醒脾化湿，再加六神曲、淡豆豉、炒麦芽、炒谷芽以消食导滞，健脾和胃，平治于权衡，阴阳自复。《景岳全书·新方八略》曰："补方之制，补其虚也。凡气虚者，宜补其上，人参、黄芪之属是也；精虚者，宜补其下，熟地、枸杞之属是也；阳虚者，宜补而兼暖，桂、附、干姜之属是也；阴虚者，宜补而兼清，门冬、芍药、生地黄之属是也。"杏仁宜上，砂仁畅中，生薏苡仁渗下，三焦通利，升降平衡，气机调畅。炒麦芽、炒谷芽甘平无毒，归脾、胃二经，禀冲和敦厚之土气，开发脾胃，能消米面诸果食积；芽蕴生生之机，消化中有生气，平淡之中而建奇功。《本草求原》曰："凡麦、谷、大豆浸之发芽，皆得生升之气，达肝以制化脾土，故能消导……凡怫郁致成膨膈等症，用之甚妙，人知其消谷而不知其疏肝也。"张锡纯《医学衷中参西录》亦称其"性善消化，兼能通利大小便，虽为脾胃之药，而实善舒肝气。夫肝主疏泄，为肾行气，为其力能舒肝，善助肝木疏泄以行肾气，故又善于催生"。炒麦芽、炒谷芽相须为用，健壮脾胃，疏肝解郁，振奋五脏，药轻力宏。

医案整理：刘通强

十、急性髓系白血病

医案105：急性髓系白血病 M_0 型

杨某，女，41岁。初诊：2019年5月7日（立夏）。病案号：20206。

主诉：诊断急性髓系白血病 M_0 型2个多月。

现病史：2019年2月因乏力就诊于大连市某医院，经骨髓穿刺检查，诊断为急性髓系白血病 M_0 型，给予规范化疗治疗。4月26日结束第2次化疗，骨髓呈未缓解状态。现症见倦怠乏力，胸闷气短，畏寒肢冷，偶有头晕，大小便及饮食正常，睡眠尚可。舌质淡红、舌体颤，苔白浊、根部厚腻，脉沉细。

辅助检查：血常规示 WBC 3.34×10^9/L，RBC 4.12×10^{12}/L，Hb 121g/L，PLT 184×10^9/L。

西医诊断：急性髓系白血病（AML）M_0 型。

中医诊断：急髓毒病（气血两虚，脾肾阳虚）。

治法：益气养血，补脾助阳。

处方：八珍汤加减。

太子参 25g	黄芪 15g	炒白术 15g	茯苓 15g
当归 15g	炒白芍 15g	生地黄 15g	熟地黄 15g
陈皮 15g	升麻 5g	紫苏叶 10g	荷叶 15g
法半夏 10g	厚朴 10g	鸡血藤 15g	通草 10g
生甘草 10g	生姜 10g	大枣 10g	

6 剂，水煎服，每日 1 剂，早晚饭后 30 分钟温服。

二诊：2019 年 5 月 14 日。患者服药后，乏力症状有所好转；仍有气短，偶有头晕，预约 6 月化疗。舌质淡红、舌体颤，苔白浊、根部厚腻，脉沉细。守前方服 14 剂。

三诊：2019 年 8 月 15 日。患者未按医嘱持续用药并拒绝化疗，自述无不适。舌质淡红，苔白浊，脉沉细。复查血常规示 WBC 3.54×10^9/L，RBC 4.40×10^{12}/L，Hb 123g/L，PLT 220×10^9/L。予自拟解毒八珍汤加减。

太子参 30g	黄芪 25g	炒白术 15g	茯苓 15g
当归 15g	炒白芍 15g	生地黄 15g	熟地黄 15g
胆南星 10g	化橘红 15g	山慈菇 10g	水牛角 25g
野菊花 15g	半枝莲 15g	土茯苓 15g	白花蛇舌草 15g
生甘草 10g	生姜 10g	大枣 10g	

12 剂，水煎服，每日 1 剂，早晚饭后 30 分钟温服。

四诊：2019 年 8 月 29 日。服药后无不适，自述倦怠乏力。舌质淡红，苔白腻，脉沉细。复查血常规示 WBC 3.13×10^9/L，RBC 4.35×10^{12}/L，Hb 124g/L，PLT 140×10^9/L。继服前方 12 剂。

五诊：2019 年 9 月 12 日。倦怠乏力减轻，食欲一般，余无不适。舌质淡红，苔白腻，脉沉细。复查血常规示 WBC 2.25×10^9/L，RBC 4.21 ×

10^{12}/L，Hb 120g/L，PLT 96×10^9/L。守方继服 12 剂，未随诊。

【诊疗心得】中医历代文献没有"急性白血病"或"急髓毒"的记载，但基于该病临床表现，与"温病""热劳""虚证""血证""痰核"等病的记载相似。"虚"和"劳"首见于《黄帝内经》，主要是阐述病机过程；而汉代张仲景在《金匮要略·血痹虚劳病脉证并治》中将其用作病名。隋代巢元方在《诸病源候论》中对"虚劳"病进行了详细解释，说："夫虚劳者，五劳、六极、七伤是也。"因急性髓细胞白血病常有面色苍白、乏力、气短、眩晕等精气内夺表现，故部分医家主张命名为"虚劳"。有医家根据上述记载结合 AML 起病急、变化快、病情重的特点，主张将其归为"急劳"。还有医家根据 AML 患者发热、出血、肝脾肿大等临床表现，建议称为"热劳""血证""痰核"。《中医血液病学》确定用"急髓毒"为其病名。

本病治疗以《素问·阴阳应象大论》"形不足者温之以气，精不足者补之以味"为基本原则。化疗间歇期的白血病患者，气血两伤，耗伤正气，治疗上用八珍汤补气生血。令人遗憾的是，化疗 2 次后，患者拒绝继续化疗，这种情况在中医门诊常常遇见。我们尽可能鼓励患者及家属按规范化疗，但还是有部分患者不能接受。所以我们要调整治疗原则，在八珍汤的基础上，选加解毒祛瘀药，自拟解毒八珍汤以益气养阴、化瘀解毒。方中四君子汤合四物汤补后天气血，用太子参代替人参补气养阴而不燥热伤阴。同时重用野菊花、半枝莲清热解毒；土茯苓、白花蛇舌草化湿祛瘀；胆南星、化橘红、山慈菇、水牛角清热凉血，解毒散结。以上诸药，尤以半枝莲解热毒、解瘀毒、解湿毒的作用较强，合用气血双补之八珍汤，使气血生化有源，祛邪外出有力，临床收效显著。

医案整理：汪莉

医案 106：急性髓系白血病 M_2 型

翁某，男，45 岁。初诊：2021 年 6 月 8 日（芒种）。病案号：22926。

主诉：诊断急性髓系白血病 M_2 型 2 年。

现病史：2019 年 8 月患者因出现全身乏力、食欲减退、牙龈出血、双下肢皮下出血、畏寒发热等症状就诊于大连市某医院，经骨髓穿刺检查，确诊为"急性髓系白血病 M_2 型"，化疗 4 周期，骨髓持续缓解状态。2020 年 8 月复发，再次化疗 6 个周期，2021 年 3 月 9 日结束化疗，2021 年 5 月 12 日复查示骨髓缓解。现症见周身乏力，头晕心悸，纳差口苦，睡眠尚可，大便黏滞、日 2～3 次。舌质红，苔黄褐厚腻，脉濡数。

既往史：脂肪肝 5 年。

辅助检查：血常规示 WBC 6.64×10^9/L，RBC 5.66×10^{12}/L，Hb 165g/L，PLT 178×10^9/L。

西医诊断：急性髓系白血病 M_2 型。

中医诊断：急髓毒病（湿毒内蕴，痰瘀互结）。

治法：化湿解毒祛瘀。

处方：蒿芩清胆汤加减。

青蒿 15g	黄芩 15g	清半夏 10g	陈皮 10g
莪术 25g	生薏苡仁 25g	枳实 15g	厚朴 15g
胆南星 10g	淡豆豉 15g	天竺黄 15g	茅苍术 15g
半枝莲 15g	薄荷 10g	竹茹 10g	生甘草 10g

7 剂，水煎服，每日 1 剂，早晚饭后 30 分钟温服。

二诊：2021 年 6 月 15 日。服药 7 剂，无不适，无口苦；仍有头晕乏力，周身倦怠，食少纳呆。舌质红，苔黄褐腻，脉濡数。复查血常规示 WBC 5.04×10^9/L，RBC 5.29×10^{12}/L，Hb 151g/L，PLT 167×10^9/L。予原方 14 剂。

三诊：2021 年 6 月 29 日。连续服药 2 周，患者自述头晕乏力略好转，周身困倦明显改善，饮食增进，大便日 1～2 次。舌质红，苔薄黄腻，脉濡数。复查血常规示 WBC 6.24×10^9/L，RBC 5.31×10^{12}/L，Hb 142g/L，PLT 165×10^9/L。续服蒿芩清胆汤，加土茯苓、萆薢化湿解毒。

青蒿 15g	黄芩 15g	清半夏 10g	陈皮 10g
莪术 25g	生薏苡仁 25g	枳实 15g	厚朴 15g
胆南星 10g	淡豆豉 15g	天竺黄 15g	茅苍术 25g
野菊花 15g	半枝莲 15g	土茯苓 15g	萆薢 10g
淡竹叶 10g	生甘草 10g		

14 剂，水煎服，每日 1 剂，早晚饭后 30 分钟温服。

此后持续用药半年。目前患者每月来诊一次，持续应用蒿芩清胆汤化裁，复查血象均在正常范围内，骨髓持续缓解状态，诸症较前好转。2021年 12 月 7 日复查血常规示 WBC 6.02×10^9/L，RBC 5.82×10^{12}/L，Hb 171g/L，PLT 189×10^9/L。

【诊疗心得】本案患者急性白血病 M_2 诊断明确，首次化疗后骨髓持续缓解；一年后复发，再度化疗后缓解。来诊时骨髓缓解状态已一年，表现为乏力头晕、纳差口苦、舌质红、苔黄褐腻等湿热重症。对于这种骨髓完全缓解，但湿毒、瘀毒、药毒蕴结不化等情况的患者，用中药化湿解毒祛瘀尤为重要，这是既病防变，预防复发的有效方法。李铁教授喜用蒿芩清胆汤加减。

蒿芩清胆汤出自清代俞根初《重订通俗伤寒论》："足少阳胆与手少阳三焦合为一经，其气化一寄于胆中以化水谷，一发于三焦以行腠理。若受湿遏热郁，则三焦之气机不畅，胆中之相火乃炽，故以蒿、芩、竹茹为君，以清泄胆火。胆火炽，必犯胃而液郁为痰，故臣以枳壳、二陈和胃化痰……故又佐以碧玉，引相火下泄……"其方证病机为湿热郁遏少阳，湿遏热郁，三焦气机不畅，胆热犯胃，胃失和降，出现"三焦湿热，胆热痰阻"，故立清胆利湿、和胃化痰之法。蒿芩清胆汤实则由小柴胡汤、温胆汤、碧玉散组成，保留了小柴胡汤中的黄芩、半夏、甘草，青蒿伍黄芩共解少阳胆热；复用温胆汤清热化痰、和胃降逆；碧玉散清利湿热，导邪下行；加莪术、生薏苡仁、茅苍术以化湿祛瘀；半枝莲、薄荷清热解毒，共奏化湿解毒祛瘀之功。尤要注意的是，这个患者特点为苔黄褐腻，是湿热痰浊壅遏日久，蕴积成毒之象。若见虚寒而舌黑者，加用胆南星、淡豆豉、天竺黄、茅苍术能够化湿毒，专攻黄褐腻苔或灰黑苔。这是李铁教授参加首批全国优秀中医临床人才培训期间老师的传授，临证时常常伍用，颇有心得。

医案整理：黄爱君

医案107：急性髓系白血病 M₃型

周某，男，52岁。初诊：2020年10月27日（霜降）。病案号：22136。

主诉：诊断急性髓系白血病 M_3 型1年。

现病史：患者2019年11月初因"脑出血"于大连市某医院住院，发现血象异常，后经骨髓穿刺检查确诊为"急性髓系白血病 M_3 型"，先后在多家医院化疗，10月12日结束第8次化疗，骨髓未缓解。现症见倦怠乏力，肢体困重，入睡困难，轻浅易醒，需服助眠药，饮食可，大便黏滞。舌质暗红，有瘀点，苔薄白微腻，脉缓。

辅助检查：血常规示 WBC 2.9×10^9/L，RBC 2.89×10^{12}/L，Hb 91g/L，PLT 69×10^9/L。

西医诊断：急性髓系白血病 M_3 型。

中医诊断：急髓毒病（气血亏虚，湿毒瘀滞）。

治法：益气养阴，解毒祛瘀。

处方：解毒八珍汤（自拟方）合生脉饮加减。

太子参30g	黄芪25g	炒白术15g	茯苓15g
当归15g	炒白芍25g	生地黄15g	熟地黄15g
野菊花15g	半枝莲15g	土茯苓15g	白花蛇舌草15g
玄参15g	麦冬15g	五味子10g	炒枣仁10g
炙甘草10g	生姜10g	大枣10g	

7剂，水煎服，每日1剂，早晚饭后30分钟温服。

二诊：2020年11月3日。服药后，乏力等症有所好转；仍有入睡困难，轻浅易醒，需服助眠药，大便黏滞。舌质暗红，有瘀点，苔薄白微腻，脉缓。前方续服 10 剂。

三诊：2020 年 11 月 18 日。患者于 11 月 15 日结束第 9 疗程化疗，骨髓呈完全缓解状态。自述化疗后乏力、口干，睡眠欠佳。舌质淡暗，有瘀点，苔薄白，脉缓。予八珍汤合生脉饮加减。

太子参 30g	黄芪 25g	炒白术 15g	茯苓 15g
当归 15g	炒白芍 15g	生地黄 15g	熟地黄 15g
玄参 15g	麦冬 15g	五味子 10g	炒枣仁 10g
炙甘草 10g	生姜 10g	大枣 10g	

7 剂，水煎服，每日 1 剂，早晚饭后 30 分钟温服。

后续巩固化疗 6 次，最后一次化疗时间是 2021 年 11 月 13 日。患者每月按时来诊，骨髓呈持续缓解状态。

【诊疗心得】急性髓系白血病 M_3 型，即急性早幼粒细胞白血病，主要以骨髓中颗粒增多的早幼粒细胞增生为主，以出血倾向、易出现 DIC 为主要的临床特点。30 多年来，李铁教授的老师黄世林国医名师以祛邪扶正为治则，以解毒清热、益气活血为治法，创制了纯中药复方口服制剂——复方黄黛片，临床治愈率达 98% 以上。本例 M_3 病例选择化疗一年未缓解，第 9 次化疗后终获缓解。究其原因，精气内虚乃是本病发生的内因，温热蕴毒是本病发生的重要外因。治疗上，以补益气血、解毒祛瘀之法，选用经典方剂八珍汤补气生血，加清热解毒之野菊花、半枝莲、土茯苓、白花蛇舌草等，组成"解毒八珍汤"。

化疗间歇期的白血病患者，气血两伤，正气衰败。治疗上，用八珍汤补气生血，方中四君子汤合四物汤补后天气血。吴崑《医方考》云："人参、白术、茯苓、甘草甘温之品也，所以补气；当归、川芎、芍药、地黄质润之品也，所以补血。"太子参代替人参补气养阴而不燥热伤阴；野菊花、半枝莲、土茯苓、白花蛇舌草是我们常用的化湿解毒之品，也经常应用于肿瘤患者的治疗。

医案整理：汪莉

医案108：急性髓系白血病M₄型

孙某，女，42岁。初诊：2020年5月27日（小满）。病案号：13785。

主诉：诊断急性髓细胞白血病M₄型1年。

现病史：2019年5月初患者因乏力就诊于大连市某医院，经骨髓穿刺等相关检查，诊断为"急性髓细胞白血病M₄型"，行规范化疗9次，上次化疗于2020年4月29日结束，骨髓呈完全缓解状态。现症见周身乏力，活动后心悸气短，头面浮肿，饮食尚可，睡眠正常，小便正常，大便色黑黏滞。舌质淡暗，苔黄腐，脉弦滑。

既往史：甲状腺减退症1年，现未服药物。

辅助检查：血常规示WBC 9.2×10^9/L，RBC 2.12×10^{12}/L，Hb 58g/L，PLT 125×10^9/L。

西医诊断：急性髓系白血病M₄型。

中医诊断：急髓毒病（气阴两虚，湿毒瘀滞）。

治法：化湿解毒，益气健脾。

处方：藿朴夏苓汤加减。

藿香10g	厚朴10g	法半夏10g	茯苓15g
砂仁15g	杏仁10g	生薏苡仁15g	白蔻仁15g
党参30g	炒白术15g	陈皮10g	升麻10g
炒麦芽15g	炒谷芽15g	淡豆豉10g	佩兰10g
生甘草10g			

6剂，水煎服，每日1剂，早晚饭后30分钟温服。

二诊：2020年6月2日。服药后，头面浮肿明显减轻，大便色黑不成形，食欲较前好转，睡眠正常；仍有活动后心悸气短。舌质淡暗，苔黄腐减少，脉弦滑。复查血常规示WBC 10.81×10^9/L，RBC 2.07×10^{12}/L，Hb 64g/L，PLT 137×10^9/L。守前方继服14剂。

三诊：2020年9月3日。前次就诊后，未继续服用中药。第10次化疗后，复查骨髓复发，输红细胞2U。来诊时周身乏力，头昏，周身皮肤散在瘀点瘀斑。舌质淡暗，苔黄腻，脉弦滑。血常规示 WBC $6.3 \times 10^9/L$，RBC $1.51 \times 10^{12}/L$，Hb 41g/L，PLT $13 \times 10^9/L$。予自拟益气八珍汤合四草四根汤加减，益气补血，凉血止血。

党参 30g	黄芪 25g	炒白术 15g	茯苓 15g
当归 15g	炒白芍 15g	生地黄 15g	熟地黄 15g
仙鹤草 25g	紫草 15g	茜草根 30g	白茅根 30g
陈皮 10g	升麻 10g	砂仁 10g	厚朴 10g
淫羊藿 15g	巴戟天 15g	鹿角霜 15g	阿胶 15g
生甘草 10g	生姜 10g	大枣 10g	

7 剂，水煎服，每日 1 剂，早晚饭后 30 分钟温服。

四诊：2020 年 9 月 10 日。乏力较前略有好转。舌质淡暗，苔黄微腻，脉弦滑。复查血常规示 WBC $7.9 \times 10^9/L$，RBC $2.0 \times 10^{12}/L$，Hb 46g/L，PLT $22 \times 10^9/L$。守方继服 14 剂。

五诊：2020 年 9 月 24 日。轻度乏力，偶有气喘，口干口渴，皮肤无出血点。舌质淡暗，苔白少津，脉弦细。复查血常规示 WBC $2.3 \times 10^9/L$，RBC $1.83 \times 10^{12}/L$，Hb 51g/L，PLT $10 \times 10^9/L$。在前方基础上，配伍生脉饮加减以养阴生津止渴。

太子参 25g	黄芪 25g	猪苓 15g	茯苓 25g
仙鹤草 25g	紫草 15g	茜草根 30g	白茅根 30g
当归 15g	川芎 15g	生地黄 15g	熟地黄 15g
玄参 15g	麦冬 25g	五味子 10g	炒枣仁 10g
生甘草 10g	生姜 10g	大枣 10g	

12 剂，水煎服，每日 1 剂，早晚饭后 30 分钟温服。

骨髓部分缓解，每月定期复诊，血常规检查无特殊异常。

【诊疗心得】患者来诊时已经历 9 个周期的化疗，阳气耗尽，不能温化津液，加之药毒伤脾阳，津液难化而生湿，湿阻三焦，蕴久成毒，而致湿毒瘀滞证。治以化湿解毒、益气健脾之法，在藿朴夏苓汤的基础上加用党参、炒白术益气健脾，陈皮、升麻升阳固表，炒麦芽、炒谷芽行气消滞。

藿朴夏苓汤能宣通气机，燥湿利水，主治湿热病邪在气分而湿偏重者。方中藿香、白蔻仁、厚朴芳香化湿；半夏、厚朴燥湿运脾，使脾能运化水湿，不为湿邪所困。再用杏仁开宣肺气于上，使肺气宣降，则水道自调；茯苓、生薏苡仁淡渗利湿于下，使水道畅通，则湿有去路。全方用药照顾到了上、中、下三焦，以燥湿芳化为主，开宣肺气、淡渗利湿为辅，与三仁汤结构略同，而利湿作用过之。

二诊诸症好转，守方14剂后，患者自行居家休养2个月。第10次化疗后，白血病复发。症见乏力气短，头昏，周身皮肤散在瘀点瘀斑，舌质淡暗，黄腐苔减少，脉弦滑。血红蛋白下降至41g/L，血小板下降至13×10^9/L，呈现阴竭阳厥之征。紧急输血2U，予自拟益气八珍汤合四草四根之仙鹤草、紫草、茜草根、白茅根，并配伍生脉饮养阴生津，以达助阳更护阴的目的。

医案整理：汪莉

医案109：急性髓系白血病 M_5 型

杨某，男，50岁。初诊：2015年7月14日（小暑）。病案号：04502。

主诉：确诊急性髓细胞白血病 M_5 型，伴发热2个月。

现病史：患者2005年曾发现白细胞减少2.2×10^9/L，未予以重视。2015年5月中旬因反复低热于大连市某医院住院治疗，经血常规及骨髓细胞学检查，诊断为"急性髓细胞白血病 M_5 型"，给予规范化疗，6月20日化疗结束出院。次日出现发热，体温高于38℃并持续不退，急诊入院予抗感染等对症治疗后好转。此后因反复发热再次入院，昨日体温降至38℃以下，输血2U。现症见反复发热，缠绵不退，体温波动在37.5℃左右，周身困重，倦怠乏力，口干不渴，睡眠欠佳，饮食尚可，大小便正常。舌质红，苔白厚腻，脉沉弱。

辅助检查：血常规示 WBC 1.5×10^9/L，RBC 2.1×10^{12}/L，Hb 49g/L，PLT 22×10^9/L。

西医诊断：急性髓系白血病 M_5 型。

中医诊断：急髓毒病（湿毒瘀滞证）。

治法：化湿解毒，醒脾清热。

处方：三仁汤加减。

砂仁 15g	杏仁 15g	生薏苡仁 25g	白蔻仁 10g
清半夏 10g	陈皮 15g	苍术 15g	厚朴 15g
茯苓 25g	炒白术 25g	石菖蒲 15g	淡豆豉 25g
野菊花 15g	连翘 30g	滑石 30g	淡竹叶 10g
生甘草 10g			

3剂，水煎服，每日1剂，分3次，饭后30分钟温服。

西药处方：沙利度胺片，每次 25mg，日4次，口服；叶酸片，每次 10mg，日3次，口服；司坦唑醇片，每次 2mg，日3次，口服。

成药处方：云南白药胶囊，每次1粒，日4次，口服。

二诊：2015年7月18日。服药3剂后热退，自觉周身轻松。舌质红，苔白厚腻，脉沉。原方加清热燥湿、泻火透热解毒之茵陈、黄芩、连翘、薄荷。

砂仁 15g	杏仁 15g	生薏苡仁 25g	白蔻仁 10g
清半夏 10g	陈皮 15g	苍术 15g	厚朴 15g
茯苓 25g	炒白术 25g	石菖蒲 15g	淡豆豉 25g
茵陈 25g	连翘 30g	黄芩 15g	薄荷 10g
滑石 30g	淡竹叶 10g	生甘草 10g	

4剂，水煎服，每日1剂，分4次温服。

三诊：2015年7月22日。反复发热，体温波动在 37.5～38.5℃，骨髓活检提示"骨髓坏死、骨髓纤维化"。舌质红，苔白厚腻，脉象沉。改予犀角地黄汤加减以清热凉血。

生栀子 30g	水牛角 30g	生地黄 25g	连翘 30g
清半夏 10g	黄芩 15g	苍术 15g	厚朴 20g
茵陈 25g	滑石 30g	茯苓 25g	炒白术 25g
当归 15g	生白芍 25g	仙鹤草 25g	旱莲草 25g
石菖蒲 15g	淡豆豉 25g	生甘草 10g	

14 剂，水煎服，每日半剂，分 4 次温服。

四诊：2015 年 8 月 7 日。10 天前再次低热，伴周身皮肤瘀点瘀斑，住院输血 2U，口服醋酸泼尼松片 10mg/d、维生素 C 片及叶酸片治疗，瘀点瘀斑消退。近 1 周无发热，周身乏力。舌质淡暗，有瘀点，苔白腻，脉濡数。复查血常规示 WBC 1.9×10^9/L，RBC 2.3×10^{12}/L，Hb 49g/L，PLT 24×10^9/L。予八珍汤合四草四根汤（自拟方）加减以益气养阴生血。

太子参 25g	黄芪 15g	炒白术 15g	茯苓 15g
当归 15g	炒白芍 15g	生地黄 15g	熟地黄 15g
陈皮 15g	砂仁 10g	生薏苡仁 25g	白蔻仁 15g
仙鹤草 30g	旱莲草 25g	茜草根 30g	白茅根 30g
紫草 10g	荷叶 10g	制首乌 15g	鸡血藤 15g
生甘草 10g	生姜 10g	大枣 10g	

14 剂，水煎服，每日半剂，分 3 次，饭后 30 分钟温服。

五诊：2015 年 9 月 11 日。患者再次住院输血 2U，建议再行骨髓穿刺检查，患者拒绝。未再发热，周身乏力，皮肤散在瘀点，食少纳呆，大便 2 日一行。舌质淡暗，有瘀点，苔白腻，脉濡数。

党参 25g	茯苓 25g	炒白术 25g	炒白芍 25g
当归 15g	川芎 15g	生地黄 15g	熟地黄 15g
砂仁 15g	生薏苡仁 25g	制首乌 15g	鸡血藤 15g
酒黄精 15g	生地榆 15g	鹿角霜 15g	阿胶 15g
甘草 10g			

14 剂，水煎服，每日半剂，分 3 次，饭后 30 分钟温服。

患者骨髓未缓解，未持续随诊。

【诊疗心得】本案患者因急性髓系白血病 M_5 型伴反复发热就诊，予以三仁汤加减，清热利湿。吴瑭《温病条辨》说："湿为阴邪，自长夏而来，其来有渐，且其性氤氲黏腻，非若寒邪之一汗而解，温热之一凉而退，故难速已……惟以三仁汤轻开上焦肺气，盖肺主一身之气，气化则湿亦化也。"方中清半夏、厚朴行气化湿，散结除满；滑石、淡竹叶甘寒淡渗，加强利湿清热之功。本方药性平和，无温燥辛散太过之弊，有宣上畅中渗下、上下分消之功，可使气畅湿行，清热脾运复健，三焦通畅，诸症自除。

患者复诊时热退身凉，但舌脉仍为湿热瘀滞之象。治以透热醒脾，化湿解毒，在三仁汤基础上加减。二诊加茵陈、连翘、黄芩、薄荷，既透热又醒脾，脾健则运化水湿功能渐复，再佐以化湿之药。李铁教授在临证退湿时，常用滑石配通草；湿中有热，则滑石配竹叶；湿毒，则滑石配茵陈、虎杖。茵陈、虎杖虽都有化湿清热作用，但虎杖偏清热活血，患者体虚无瘀血之象，故不用虎杖而用茵陈。

三诊时患者再次反复发热，实则热入营血，骨髓活检提示"骨髓坏死、骨髓纤维化"。治疗以清热凉血为主，改用犀角地黄汤清热凉血，配以化湿解毒之药。服用 7 剂后热退，但再来诊时乏力明显，伴周身出血点，血常规检查提示全血细胞减少，治予八珍汤合四草四根汤加减，患者未再发热。建议再行骨髓穿刺检查观察骨髓变化，但患者拒绝。处方以八珍汤为基础，加砂仁、生薏苡仁化湿醒脾；鸡血藤合何首乌生血通脉，养血固精益肾；鹿角霜合阿胶温肾助阳，补血敛阴；生地榆凉血止血，又防补益药生热。这种情况下攻伐勿过，予以补益气血，轻柔顾护之法为主。

医案整理：汪莉

医案 110：急性髓系白血病 M_5b 型 1

秋某，女，65 岁。初诊：2019 年 8 月 6 日（大暑）。病案号：20583。

主诉：白细胞减少 15 年，确诊急性髓系白血病 M_5b 型 1 年。

现病史：患者 2004 年发现白细胞减少，当时就诊于天津市某医院查血常规示 WBC 2.0×10^9/L，RBC 3.13×10^{12}/L，Hb 89g/L，PLT 52×10^9/L。复诊两次，未明确诊断。2016 年发现血小板同时减少，就诊于解放军某医院，考虑骨髓增生异常，给予口服药物治疗，白细胞、血小板持续偏低。2018 年 7 月经进一步检查确诊为"急性髓系白血病 M_5b 型"，规范化疗 6 次，骨髓完全缓解，上次化疗时间为 2019 年 5 月 25 日，未口服药物。现症见倦怠乏力，面色苍白，食少纳呆，睡眠尚可，大小便正常。舌质紫绛，有湿郁点，苔白厚腻，脉和缓。

辅助检查：血常规示 WBC 3.0×10^9/L，RBC 2.8×10^{12}/L，Hb 100g/L，PLT 49×10^9/L。

西医诊断：急性髓系白血病 M_5b 型。

中医诊断：急髓毒病（气血亏虚，阴阳两虚，兼有湿毒）。

治法：补气养阴，温阳补血，化湿解毒。

处方：八珍汤合四草四根汤（自拟方）加减。

太子参 25g	黄芪 15g	炒白术 15g	茯苓 15g
当归 15g	炒白芍 15g	生地黄 15g	熟地黄 15g
仙鹤草 25g	旱莲草 25g	茜草根 30g	白茅根 30g
野菊花 15g	半枝莲 15g	土茯苓 15g	浮小麦 30g
炙甘草 10g	生姜 10g	大枣 10g	

14 剂，水煎服，每日 1 剂，早晚饭后 30 分钟温服。

二诊：2019 年 8 月 20 日。复查骨髓提示复发，住院化疗后来诊。倦怠乏力稍改善，仍面色苍白、食少纳呆、口干。舌质紫绛，有湿郁点，苔白厚腻，脉和缓。复查血常规示 WBC 3.2×10^9/L，RBC 3.35×10^{12}/L，Hb 105g/L，PLT 45×10^9/L。予自拟养阴八珍汤合四草四根汤加减。

太子参 25g	黄芪 15g	炒白术 15g	茯苓 15g
当归 15g	炒白芍 15g	生地黄 15g	熟地黄 15g

玄参 15g	麦冬 15g	五味子 10g	炒枣仁 15g
仙鹤草 25g	旱莲草 25g	茜草根 30g	白茅根 30g
炙甘草 10g	生姜 10g	大枣 10g	

20 剂，水煎服，每日 1 剂，早晚饭后 30 分钟温服。

三诊：2019 年 9 月 10 日。乏力明显改善，仍肢体困重，大便黏腻。舌质紫暗，有湿郁点，苔白厚腻。复查血常规示 WBC 1.3×10^9/L，RBC 3.11×10^{12}/L，Hb 79g/L，PLT 50×10^9/L。治疗以益气养血、化湿解毒为要。

太子参 25g	黄芪 15g	炒白术 15g	茯苓 15g
当归 15g	炒白芍 15g	生地黄 15g	熟地黄 15g
仙鹤草 25g	旱莲草 25g	茜草根 30g	白茅根 30g
陈皮 15g	砂仁 10g	生薏苡仁 25g	白蔻仁 15g
炙甘草 10g	生姜 10g	大枣 10g	

20 剂，水煎服，每日 1 剂，早晚饭后 30 分钟温服。

四诊：2019 年 10 月 7 日。无乏力，仍有肢体困重，大便黏腻。舌质紫暗，有湿郁点，苔白腻。复查血常规示 WBC 1.5×10^9/L，RBC 3.13×10^{12}/L，Hb 89g/L，PLT 52×10^9/L。继服原方 20 剂。

患者骨髓未缓解，未持续随诊。

【诊疗心得】基于急性髓系白血病发生与发展过程中所出现的病理特征、临床表现、证候类型，其与中医的"邪毒"病因密切相关。急性髓系白血病骨髓出现大量异常细胞增殖，可认为是邪毒损伤骨髓而导致正常细胞生长发育和成熟受抑制，毒邪败伤气血，与好血不相融，在疾病发生与进展过程中所见的"发热""血证""虚劳""积聚"等均是"毒损骨髓"所产生的病理结局。

该病例特点为化疗后病毒、药毒耗血伤阴。《医方考》曰"人之身，气血而已"，故急用八珍汤补益气血，合四草四根汤化裁。太子参、炒白术、茯苓、甘草，甘温之品也，所以补气；当归、炒白芍、熟地黄，质润之品也，所以补血。"气旺则百骸资之以生，血旺则百骸资之以养"，形体既充，则百邪去也。二诊患者乏力稍好转，但化疗后阴虚口干症状已出，故选用自拟养阴八珍汤益气养血，更护阴液。三诊患者虽乏力好转，但湿热之象越发明显，故用二诊方去滋阴药物，加用化湿解毒之陈皮、砂仁、生薏苡仁、白蔻仁。脾胃主运化水湿，故脾胃之气行则能祛湿、健脾、化痰。陈皮性温，味辛、苦，温能养脾，辛能醒脾，苦能健脾。由于陈皮主行脾胃之气，脾胃地处中焦，中焦之气通行，使三焦之气也随之涌动。三焦为决渎之官，通行水液，与湿相伴；又为脏腑之外府，上及心、肺，下及肝、肾。所以陈皮的作用可宽及所有脏腑，遍及全身之湿。李时珍说："橘皮苦能泄能燥，辛能散，温能和。其治百病，总是取其理气燥湿之功。同补药则补，同泻药则泻，同升药则升，同降药则降。"陈皮与砂仁同用，增行气调中和胃之效；白蔻仁芳香化湿，行气宽中，畅中焦之脾气；生薏苡仁味甘、淡，性寒，渗湿利水而健脾，使湿热从下焦而去。

医案整理：汪莉

医案 111：急性髓系白血病 M_5b 型 2

高某，女，58 岁。初诊：2015 年 2 月 26 日（雨水）。病案号：04061。

主诉：乏力 4 个月，加重 5 天。

现病史：患者 2014 年 10 月无明显诱因出现乏力，高热，咽痛，于大连市某医院住院，发现血象异常，经进一步检查诊断为"急性白血病 M_5b 型"。后予化疗，并行异基因淋巴细胞输注，非清髓异基因造血干细胞移植术治疗 3 次。第 3 次化疗于 2015 年 1 月 30 日结束，骨髓呈完全缓解状态。现症见倦怠乏力，间断发热，胃脘胀满，食少纳呆，口渴不欲饮，睡眠欠佳，小便短数，大便黏滞。舌质紫暗，有血瘀点，苔白厚腻，脉濡细。

辅助检查：血常规示 WBC 3.07×10^9/L，RBC 2.84×10^{12}/L，Hb 88g/L，

PLT 213×10^9/L。

西医诊断：急性髓系白血病 M_5b。

中医诊断：急髓毒病（湿毒瘀滞证）。

治法：化湿解毒。

处方：三仁汤加减。

砂仁 10g	杏仁 10g	生薏苡仁 15g	白蔻仁 10g
清半夏 10g	陈皮 15g	茅苍术 10g	厚朴 15g
茯苓 25g	生白术 15g	佩兰 10g	连翘 20g
猪苓 15g	淡竹叶 10g	生甘草 10g	

6 剂，水煎服，每日 1 剂，早晚饭后 30 分钟温服。

二诊：2015 年 3 月 3 日。服药后无发热，腹胀纳呆较前好转，大便正常，小便频。舌质紫暗，有血瘀点，苔白腻，脉濡细。继服原方 7 剂。

三诊：2015 年 3 月 10 日。第 4 次化疗结束后来诊，未再发热，乏力较前减轻，大小便正常；现心悸胸痛，夜卧不宁。舌质淡暗，有血瘀点，苔白微腻，脉濡细。拟桂甘龙牡汤温通心阳。

桂枝 15g	炙甘草 10g	煅龙骨 20g	煅牡蛎 20g
柴胡 10g	黄芩 10g	清半夏 10g	厚朴 10g
枳实 15g	薤白 15g	麦冬 25g	五味子 15g
赤芍 15g	炒白芍 25g	升麻 10g	大枣 10g

7 剂，水煎服，每日 1 剂，早晚饭后 30 分钟温服。

四诊：2015 年 3 月 17 日。心悸改善，偶有胸闷气短。舌质淡暗，有血瘀点，苔白微腻，脉濡细。继服原方 7 剂。

五诊：2015 年 5 月 20 日。患者于 5 月 18 日结束第 5 次化疗。来诊时现乏力，四肢沉重，食少纳呆，大便黏滞。舌质淡暗，有血瘀点，苔白少津，脉濡细。血常规示 WBC 3.84×10^9/L，RBC 3.11×10^{12}/L，Hb 82g/L，PLT 209×10^9/L。方用八珍汤加减。

党参 25g	茯苓 25g	炒白术 25g	炒白芍 25g

当归 15g	川芎 15g	生地黄 15g	熟地黄 15g
砂仁 15g	生薏苡仁 25g	制首乌 15g	鸡血藤 15g
酒黄精 15g	生地榆 15g	鹿角霜 15g	阿胶 15g
甘草 10g			

7 剂，水煎服，每日 1 剂，早晚饭后 30 分钟温服。

【诊疗心得】 急性白血病病变来源于骨髓，该病发生与发展过程中所出现的病理特征、临床表现、证候类型与中医的毒邪病因密切相关，毒邪致病具有暴戾性、顽固性、多发性、兼夹性（又称依附性）、火热性等特点，毒邪贯穿于急性白血病的始终。白血病多从湿、瘀、虚与毒相结合论治，同时兼顾扶正和祛邪。要辨明病变的性质属虚属实。实者多以热毒、湿毒、瘀毒为主；虚者以气虚、阴虚为主，虚中夹毒。患者来诊时间断发热，伴乏力胃胀，食少纳呆，大便黏滞，舌质紫暗，有血瘀点，苔白厚腻，脉濡细，实属湿邪阻遏气机，损伤阳气。治疗予以化湿解毒，方用三仁汤加减。

三仁汤出自吴鞠通《温病条辨》，是治疗湿温初起，邪在气分，湿重于热的常用方剂，以使湿化毒解。在此基础上，加砂仁化湿开胃，温脾止泻。《本草经疏》认为砂仁气味辛温而芬芳，香气入脾，辛能润肾，为"开脾胃之要药"。砂仁与白蔻仁合用，共畅中焦脾胃之气。四仁合用，体现了宣上、畅中、渗下三焦分消的配伍特点，气畅湿行，三焦通畅，诸症自除。清半夏、厚朴行气化湿，散结除满；陈皮、厚朴、苍术是平胃散的组成，具有燥湿运脾、行气和胃之功效；茯苓、生白术健脾利湿；猪苓、淡竹叶甘寒淡渗，加强利湿清热之功，"治湿不利小便，非其治也"；佩兰芳香化湿，醒脾开胃；连翘清热解毒，以解毒损骨髓之毒。全方共奏化湿、醒脾、解毒之功效。

患者服药 7 剂后，乏力、纳呆症状明显好转，但苔仍为白厚腻，继续化湿解毒。第 4 次化疗后，患者出现心悸、胸痛气短、夜卧不宁等症状，是化疗损伤心阳，心阳不振所致，先后用桂枝甘草龙骨牡蛎汤、枳实薤白桂枝汤、生脉饮、小柴胡汤加减治疗。其中桂甘龙牡汤、枳实薤白桂枝汤、生脉饮均为临床常用治疗心悸的经典方剂。心悸、胸痛、气短明显好转后，经第5次化疗，出现重度乏力、四肢沉重、食少纳呆等耗气伤血并且夹湿之象。故重用党参、黄芪补气生血，炒白术、茯苓健脾渗湿，并助党参、黄芪益气补脾。当归、川芎、鸡血藤是常用的活血补血药；炒白芍、熟地黄是常用的养阴补血药。患者食少纳呆、四肢沉重、大便黏滞、苔白微腻，加砂仁、生薏苡仁化湿健脾；鸡血藤、何首乌生血通脉，养血固精益肾；鹿角霜、阿胶温肾助阳，敛阴止血；生地榆凉血止血，又防补益药生热。

医案整理：李国林

医案112：急性髓系白血病（未分型）

许某，女，41岁。初诊：2020年12月1日（小雪）。病案号：22294。

主诉：诊断急性髓系白血病2个多月。

现病史：患者于2020年10月末因乏力伴鼻腔出血不止，就诊于大连市某医院，经相关检查诊断为"急性髓细胞白血病"，细胞、组织学检查及骨髓穿刺未能分型，予规范化疗，11月30日结束第1次化疗来诊。现症见倦怠乏力，时有头晕，饮食尚可，夜卧不宁，小便正常，大便黏滞。舌质淡、舌体颤，边有齿痕，无瘀点，苔白腻，脉濡缓。

既往史：甲状腺结节、乳腺结节5年；子宫肌瘤4年。

辅助检查：血常规示 WBC 3.0×10^9/L，RBC 2.26×10^{12}/L，Hb 75g/L，PLT 138×10^9/L。

西医诊断：急性髓系白血病（未分型）。

中医诊断：急髓毒病（气血阴阳俱虚）。

治法：益气养血，补阴助阳。

处方：八珍汤加减。

太子参25g	黄芪15g	炒白术15g	茯苓15g

当归 15g	炒白芍 15g	生地黄 15g	熟地黄 15g
陈皮 15g	升麻 5g	砂仁 10g	生薏苡仁 15g
制首乌 15g	鸡血藤 15g	鹿角霜 15g	炙甘草 10g
生姜 10g	大枣 10g		

7 剂，水煎服，每日 1 剂，早晚饭后 30 分钟温服。

二诊：2020 年 12 月 8 日。患者自觉乏力稍有好转，仍有头晕，夜卧不宁，大便黏滞。舌质淡，无瘀点，舌体颤，边有齿痕，苔白腻，脉象濡缓。续服原方 14 剂。

三诊：2021 年 1 月 28 日。患者于 1 月 21 日结束第 2 次化疗，骨髓完全缓解。现无乏力，时有头晕，夜卧不宁，大便不通。舌质淡，舌体颤，边有齿痕，无瘀点，苔白腻，脉濡缓。复查骨髓完全缓解，血常规示 WBC 5.5×10^9/L，RBC 3.68×10^{12}/L，Hb 108g/L，PLT 406×10^9/L。

太子参 25g	黄芪 25g	炒白术 15g	茯苓 15g
当归 15g	炒白芍 15g	生地黄 15g	熟地黄 15g
野菊花 15g	半枝莲 15g	黄芩 15g	浙贝母 15g
酒黄精 15g	鸡血藤 15g	肉苁蓉 15g	炙甘草 10g
生姜 10g	大枣 10g		

20 剂，水煎服，每日 1 剂，早晚饭后 30 分钟温服。

四诊：2021 年 3 月 7 日。大便正常，偶有口干口渴。舌质淡，舌体颤，边有齿痕，无瘀点，苔白微腻，脉濡缓。复查血常规示 WBC 15.4×10^9/L，RBC 3.91×10^{12}/L，Hb 101g/L，PLT 71×10^9/L；肝肾功能正常。前方去野菊花、半枝莲，加沙参、玉竹，再服 14 剂。

五诊：2021 年 4 月 13 日。患者 3 月 27 日结束第 3 次化疗，复查骨髓完全缓解状态。现周身乏力，偶有心悸，口干。血常规示 WBC 9.0×10^9/L，RBC 3.79×10^{12}/L，Hb 113g/L，PLT 200×10^9/L。舌质淡，舌体颤，边有齿痕，无瘀点，苔白，脉沉涩。治以益气生血，养阴生津。

| 太子参 25g | 黄芪 25g | 炒白术 15g | 茯苓 15g |

当归 15g	炒白芍 15g	生地黄 15g	熟地黄 15g
沙参 15g	麦冬 25g	炒枣仁 25g	五味子 15g
乌梅 15g	炙甘草 10g	生姜 10g	大枣 10g

7 剂，水煎服，每日 1 剂，早晚饭后 30 分钟温服。

【诊疗心得】白血病的治疗可分为化疗期、化疗间歇期、化疗后期。每一期的中医治疗原则不同、目的不同。化疗期原则上不予中药攻邪，如患者能够耐受，可给予一些扶正的方剂；化疗间歇期以补益类的方剂为主；化疗后期以中药为主提升白细胞、血小板，改善贫血，并适当加用解毒祛邪药物以维持疗效。患者首次化疗结束 3 天即来诊，完成白血病从确诊到缓解，再到恢复整个周期的中西医结合治疗过程。患病初期为气血亏虚，后因化疗等耗伤阳气，阳不化湿，湿瘀成毒，再到疾病后期，耗气伤阴，缓解期后劳复的演变过程。治疗上，遵循补气养血到化湿解毒，再到益气养阴的原则。

首诊患者化疗后耗气伤阳夹杂湿瘀不化，选用八珍汤补气生血。加砂仁、生薏苡仁温中行气，化湿醒脾；鸡血藤生血通脉；制首乌养血固精益肾；鹿角霜温肾助阳，收敛止血。经过二诊的治疗，三诊时乏力改善，骨髓完全缓解，治疗上予以解毒八珍汤加减 20 剂。化疗后期予以自拟养阴八珍汤，即八珍汤合生脉饮益气扶正、养阴生血。方中太子参与黄芪相配，益气养血，共为君药；炒白术、茯苓健脾渗湿，助太子参益气补脾，炒白芍、当归养血和营，助熟地黄滋养心肝，均为臣药；生地黄甘寒，清热凉血，养阴生津；熟地黄味甘、性平而入血分，滋阴补血，补精益髓。二地合用，既能补益，又不生热；沙参、麦冬清养肺胃。麦冬禀水精而上通于阳明，入胃生津解渴，阴得其养，清心降火；加酸枣仁、五味子、乌梅，取其润肺养阴、温中利湿、酸收敛气生津之效；加姜、枣为引，调和脾胃，以资生化气血，亦为佐使之用。

医案整理：汪莉

十一、慢性粒细胞白血病

医案 113：慢性粒细胞白血病（血热毒蕴）

杨某，女，58 岁。初诊：2018 年 3 月 22 日（春分）。病案号：08574。

主诉：诊断慢性粒细胞白血病 11 个月。

现病史：2017 年 4 月 18 日因周身倦怠乏力就诊于大连市某医院，经骨髓穿刺诊断为"慢性粒细胞白血病"，予甲磺酸伊马替尼片及中药治疗。现症见倦怠乏力，胸闷气短，睡眠欠佳，易醒，饮食正常，大小便正常。舌质紫暗，有瘀斑，苔黄腻，六脉弦滑，两寸脉短。

辅助检查：血常规示 WBC 5.81×10^9/L，NE% 70%，RBC 4.68×10^{12}/L，Hb 110g/L，PLT 301×10^9/L。

西医诊断：慢性粒细胞白血病。

中医诊断：慢髓毒病（血热毒蕴，湿瘀阻滞）。

治法：清热凉血解毒，养阴化湿祛瘀。

处方：犀角地黄汤加减。

生栀子 15g	水牛角 15g	赤芍 10g	牡丹皮 10g
金银花 15g	连翘 15g	玄参 15g	生地黄 10g
野菊花 15g	半枝莲 15g	山慈菇 10g	化橘红 10g
石菖蒲 10g	淡豆豉 10g	生甘草 10g	

7 剂，水煎服，每日 1 剂，早晚饭后 30 分钟温服。

二诊：2018 年 3 月 29 日。服药后睡眠改善，仍觉活动后乏力，余无不适。前方继服 10 剂。

三诊：2018 年 4 月 12 日。轻度仍乏力，余无不适。复查血常规示 WBC 7.91×10^9/L，RBC 4.9×10^{12}/L，Hb 126g/L，PLT 307×10^9/L。予以前方加莪术、化橘红祛瘀解毒。

生栀子 15g	水牛角 15g	赤芍 15g	牡丹皮 10g
金银花 15g	连翘 15g	玄参 15g	生地黄 10g

野菊花 15g	半枝莲 15g	山慈菇 15g	制鳖甲 15g
化橘红 10g	莪术 25g	石菖蒲 10g	淡豆豉 10g
生甘草 10g			

20 剂，水煎服，每日 1 剂，早晚饭后 30 分钟温服。

【诊疗心得】 本病的病因主要是造血器官发生病变，病变内在骨髓、外在血分。心主血脉，又主神明，今热在血分，扰动神明，故睡眠欠佳易醒；舌质紫暗，有瘀斑，苔黄腻，脉象弦滑，皆为湿毒瘀滞之征。治疗上以祛邪为基础，而达到邪去正复的目的。犀角地黄汤原方由犀角一两、生地黄八两、芍药三两、牡丹皮二两组成。唐代孙思邈在《备急千金要方》中载："治伤寒及温病应发汗而不汗之内蓄血者，及鼻衄、吐血不尽，内余瘀血，面黄、大便黑，消瘀血方。"方中犀角（用水牛角代）为君，味苦、咸，性寒，入心、肝二经，善入血分而凉血，清心肝，凉血解毒；生地黄甘苦寒，为臣，入心、肝、肾三经，以凉血滋阴生津，一助犀角清热凉血止血，解血分热，二恢复已失之阴血；赤芍、牡丹皮清热凉血、活血散瘀，故为佐药。综观全方，凉血与散血并用，虽然只有四味中药，但可使热清血宁而不耗血动血，可凉血止血而不留瘀。

金银花、连翘二药性寒，均有清热解毒、疏散风热的作用，常相须为用，然金银花疏散风热效优，连翘清心解毒力强。金银花甘寒，芳香疏散，清热解毒，散热达表，又可凉血。《本草正》载其"善于化毒"，《重庆堂随笔》载其可"清血络中火热"。连翘苦微寒，苦能清泄，寒可清热，清热解毒，疏散风热，可入心、肺经，散上焦热，又入心、小肠经，清心利尿。《珍珠囊》云："连翘之用有三：泻心经客热，一也；去上焦诸热，二也；为疮家圣药，三也。"玄参咸寒而润，咸寒入血，清热凉血，其质润滋阴、润燥生津，又味苦咸寒，能泻火解毒。《本草纲目》载："玄参滋阴降火，解斑毒，利咽喉，通小便血滞。"生地黄、玄参二者皆苦寒，苦能泄热坚阴，寒能泻火凉血，故均能清热凉血、养阴生津，但生地黄清热凉血力大，玄参泻火解毒较强，故常相须为用，治疗热毒入血、耗伤阴液等证。野菊花与半枝莲二者皆辛苦寒，辛能行散活血，苦能泄热坚阴，寒能凉血解毒。野菊花苦寒之性尤胜，善于清热解毒，入心、肝血分，破血疏肝。半枝莲归肺、肝、肾经，味辛、微苦，能清热解毒，散瘀止血定痛，《泉州本草》载其可"清热，解毒，祛风，散血，行气，利水，通络，破瘀，止痛。内服主血淋，吐血，衄血"。现代药理研究表明，野菊花能多方面调节机体的免疫功能，半枝莲可促进淋巴细胞转化。山慈菇味甘、微辛，性寒，有小毒，入肝、胃、肺经，可清热解毒，消肿散结。《药品化义》曰："橘红，辛能横行散结，苦能直行下降，为利气要药。盖治痰须理气，气利痰自愈，故用入肺脾，主一切痰病，功居诸痰药之上。"山慈菇与化橘红伍用，上下贯通，内外横行，可消一切痰饮水湿。鳖甲味咸、性微寒，入肝、肾经，走血分，滋阴潜阳，软坚散结，退热除蒸，《本草汇言》曰其为"除阴虚热疟，解劳热骨蒸之药也"。

慢髓毒是在正虚感邪、正不胜邪的情况下，邪气盘踞，逐渐发展而成。初期，邪气虽实而正气未虚，治宜祛邪解毒为主；中期，邪渐盛而正气渐衰，血液瘀积加重，治宜祛邪解毒，兼以扶正；中晚期，正气衰而邪气盛，此时需要依据病状、年龄、体质等因素决定治疗原则，正合"三因制宜"之意。

医案整理：刘通强

医案114：慢性粒细胞白血病（脾肾阳虚）

高某，男，66岁。初诊：2019年11月19日（立冬）。病案号：21037。

主诉：诊断慢性粒细胞白血病20天。

现病史：2019年10月体检时查血常规发现 WBC 11.2×10^9/L，RBC 3.34×10^{12}/L，Hb 84g/L，PLT 21×10^9/L，就诊于大连市某医院，经骨髓细胞学检查，诊断为"慢性粒细胞白血病"，予地西他滨等治疗。现症见周身皮肤散在瘀点，倦怠乏力，心悸气短，夜卧不宁，饮食尚可，小便正常，大便干燥。舌质淡红、体胖大，有齿痕、裂纹、毒瘀点，苔白腻，脉细弱。

辅助检查：血常规示 WBC 20.2×10^9/L，RBC 3.16×10^{12}/L，Hb 69g/L，PLT 40×10^9/L；心电图示房性早搏。

西医诊断：慢性粒细胞白血病。

中医诊断：慢髓毒病（脾肾阳虚，药毒伤阴）。

治法：健脾温肾，养阴解毒。

处方：八珍汤合四草四根汤（自拟方）加减。

党参 25g	黄芪 15g	炒白术 15g	茯苓 15g
当归 15g	炒白芍 15g	生地黄 15g	熟地黄 15g
仙鹤草 25g	旱莲草 25g	茜草根 30g	白茅根 30g
陈皮 15g	砂仁 10g	生薏苡仁 25g	白蔻仁 15g
紫草 10g	制首乌 15g	鸡血藤 15g	生甘草 10g
生姜 10g	大枣 10g		

7 剂，水煎服，每日 1 剂，早晚饭后 30 分钟温服。

二诊：2019 年 11 月 26 日。服药后无不适，大便正常；仍乏力心悸，夜卧不宁，皮肤散在瘀点。舌质淡红、体胖大，有齿痕、裂纹、毒瘀点，苔白腻，脉细弱。复查血常规示 WBC 9.58×10^9/L，RBC 4.2×10^{12}/L，Hb 93g/L，PLT 27×10^9/L。续服前方 14 剂。

三诊：2020 年 1 月 7 日。未按预约复诊，1 周前复查 PLT 9×10^9/L，住院输注血小板治疗。复查血常规示 WBC 8.0×10^9/L，RBC 4.47×10^{12}/L，Hb 94g/L，PLT 28×10^9/L。来诊时皮肤无出血点，睡眠改善；仍乏力心悸，鼻塞流涕。舌质淡红、体胖大，有齿痕、裂纹、毒瘀点，苔白微腻，脉细弱。

党参 25g	黄芪 15g	炒白术 15g	茯苓 15g
当归 15g	炒白芍 15g	生地黄 15g	熟地黄 15g
仙鹤草 25g	旱莲草 25g	茜草根 30g	白茅根 30g
忍冬藤 25g	虎杖 15g	紫草 10g	荷叶 10g

制首乌 15g　　　鸡血藤 15g　　　生甘草 10g　　　大枣 10g

14 剂，水煎服，每日 1 剂，早晚饭后 30 分钟温服。

四诊：2020 年 1 月 21 日。3 天前复查 PLT 8×10^9/L，再次输血小板治疗。来诊时皮肤瘀点消退，乏力、心悸较前好转，无鼻塞流涕。舌质淡红、体胖大，有齿痕、裂纹、毒瘀点，苔白，脉弱。血常规示 WBC 4.62×10^9/L，RBC 4.37×10^{12}/L，Hb 108g/L，PLT 26×10^9/L。紫癜难消，血小板重度减少，很难恢复，益气养阴，祛瘀解毒，补脾摄血。

太子参 30g　　　黄芪 25g　　　炒白术 25g　　　茯苓 25g

当归 15g　　　炒白芍 15g　　　生地黄 15g　　　熟地黄 15g

仙鹤草 25g　　　旱莲草 25g　　　茜草根 30g　　　白茅根 30g

忍冬藤 30g　　　虎杖 15g　　　紫草 15g　　　荷叶 10g

生甘草 10g　　　生姜 10g　　　大枣 10g

12 剂，水煎服，每日 1 剂，早晚饭后 30 分钟温服。

患者在我处连续口服中药治疗，予以八珍汤合四草四根汤加减用药，无新发瘀点瘀斑，红细胞、白细胞大多正常，血小板逐渐升高，维持在（35～55）$\times 10^9$/L。

【诊疗心得】慢性粒细胞白血病是骨髓造血干细胞克隆性增殖形成的恶性肿瘤，骨髓以髓系增生、外周血白细胞增多及脾脏肿大为主要特征。中医典籍中没有确切对应的中医病名，根据其临床体征，结合舌象、脉象，《中医血液病学》用"慢髓毒"作为本病的中医病名。《血证论》云："瘀血在经络脏腑之间，被气火煎熬，则为干血，气者，肾中之阳，阴虚阳亢，则其气上合心火，是以气盛即是火盛，瘀血凝滞，为火气所熏，则为干血，其证必见骨蒸痨热，肌肤甲错，皮起面屑，名为干血痨。"这与慢性粒细胞白血病的临床表现，如头晕乏力、心悸气短、面色苍白、出血等相符合。本病是在正气虚损的基础上，瘀毒内生，大多病程较长。治疗时，宜祛瘀解毒，同时不忘扶正，慢病缓治，顾护根本，遣方用药不求奇偏，但求因症施治。八珍汤中四君子汤补性平和，具有益气健脾的功效，四物汤补血养血，如此汇合了两方的主治精粹，气血双补，使机体的内部状态得到平衡。在顾护正气的基础上，辅以砂仁、生薏苡仁、白蔻仁宣气清湿，通畅三焦。经过两诊的治疗，湿象明显减轻，苔从白腻变为微腻，故三诊去掉化湿药陈皮、砂仁、生薏苡仁及白蔻仁。

这个病例的难点在于周身皮肤散在出血点反复发作，血小板很难升高，一方面骨髓粒系恶性增生致血小板减少，另一方面地西他滨亦有降低血小板的副作用，这种情况下常加入治疗紫癜的四草四根汤。原方中仙鹤草配伍旱莲草、茜草配伍紫草、白茅根配伍山豆根、芦根配伍荷叶四组药养阴补虚，凉血止血，透疹消斑；仙鹤草味微苦涩，收敛而性平，归肺、肝、脾经，为强身补虚之佳品、凉血止血之良药；旱莲草气味俱阴，入走肝、肾，善补肝肾之阴，主骨生髓，《本草从新》载其"功善益血凉血"；茜草以根入药，味苦、性寒，能清血热、走血分，兼活血行血，为治疗血热诸证之要药，《神农本草经疏》载其为"行血凉血之要药也，非苦不足以泄热"，《滇南本草》中载其"止吐血，行血，破瘀血，走经络，止筋骨疼痛"；紫草气寒，味甘、咸，质滑色紫，血之物，遇寒则凉，遇咸则降，遇滑则通，遇紫则入，善入血分，凉血消斑；白茅根味甘、性寒，入血分，能清血分之热而凉血止血，且能清热利尿，清肺胃热，《本草正义》载其"寒凉而味甚甘，能清血分之热，而不伤干燥，又不黏腻，故凉血而不虑其积瘀"；山豆根清热解毒，消肿止痛；芦根甘寒生津，主在气分，善清肺胃气分之热，生津止渴，清热而不伤胃，生津而不恋邪，《医学衷中参西录》载"其善止吐血、衄血者，以其性凉能治血热妄行，且血亦水属，其性能引水下行，自善引血下行也"。本案方中荷叶苦涩品清，归心、肝、脾经，能清暑化湿，升发清阳，散瘀止血，《医林纂要》载其"功略同于藕及莲心，而多入肝分，平热、去湿……苦涩之味，实以泻心肝而清金固水，故能祛瘀、保精、除妄热、平气血也"；再佐制首乌、鸡血藤滋阴养血，养阴解毒。气化血行，湿化毒解，顽疾可解也。

医案整理：汪莉

十二、骨髓增生异常综合征

医案115：骨髓增生异常综合征合并淋巴细胞白血病

董某，女，59岁。初诊：2017年9月6日（处暑）。病案号：07854。

主诉：诊断骨髓异常增生综合征1个月。

现病史：2017年8月因疲乏无力、低热就诊于大连市某医院，经相关检查诊断为"骨髓异常增生综合征，大颗粒淋巴细胞白血病"，暂未化疗，口服环孢素软胶囊治疗。现症见周身乏力，时有低热，反复口疮，食少纳呆，睡眠尚可，大小便正常。舌质红、体胖大，有齿痕，苔黄厚腻，脉弦数。

辅助检查：血常规示 WBC $6.3 \times 10^9/L$，RBC $2.94 \times 10^{12}/L$，Hb 107g/L，PLT $224 \times 10^9/L$。

西医诊断：骨髓增生异常综合征；大颗粒淋巴细胞白血病。

中医诊断：髓毒劳病（湿毒内蕴，气血阴亏）。

治法：清热凉血，化湿解毒，补气养阴。

处方：犀角地黄汤加减。

生栀子25g	水牛角25g	生地黄15g	牡丹皮10g
野菊花15g	半枝莲15g	胆南星10g	淡豆豉15g
当归15g	炒白芍15g	酒黄精15g	熟地黄15g
生甘草10g			

14剂，水煎服，每日1剂，早晚饭后30分钟温服。

西药处方：环孢素软胶囊，每次75mg，日2次，口服。

二诊：2017年9月20日。服药后偶有低热，口腔溃疡减轻，仍乏力。舌质红、体胖大，有齿痕，苔黄厚腻，脉弦数。血常规示 WBC $4 \times 10^9/L$，RBC $3.53 \times 10^{12}/L$，Hb 115g/L，PLT $164 \times 10^9/L$。

太子参30g	黄芪25g	炒白术15g	茯苓25g
砂仁15g	生薏苡仁25g	桂枝15g	防风15g

野菊花 15g   半枝莲 l5g   蝉蜕 10g   薄荷 10g

鹿角霜 10g   炙甘草 10g

28 剂，水煎服，每日 1 剂，早晚饭后 30 分钟温服。

三诊：2017 年 10 月 17 日。已无发热，口腔溃疡已愈，微觉倦怠乏力，活动后气短。舌质红、体胖大，有齿痕，苔黄微腻，脉弦数。复查血常规示 WBC 3.1×10^9/L，RBC 2.89×10^{12}/L，Hb 100g/L，PLT 260 $\times 10^9$/L。

党参 25g   黄芪 25g   炒白术 25g   茯苓 15g

当归 15g   炒白芍 25g   生地黄 15g   熟地黄 15g

玄参 15g   升麻 10g   砂仁 10g   木香 10g

野菊花 10g   半枝莲 10g   生甘草 10g

28 剂，水煎服，每日 1 剂，早晚饭后 30 分钟温服。

患者随诊至 2022 年已经 5 年余，再无发热，偶有乏力。2022 年 1 月 5 日血常规示 WBC 4.2×10^9/L，RBC 3.67×10^{12}/L，Hb 111g/L，PLT 166 $\times 10^9$/L。

【诊疗心得】骨髓增生异常综合征（MDS）的中医命名为"髓毒劳"。因先天禀赋不足或缺陷，后天失养，外感六淫或邪毒所伤等出现肝脾淋巴结肿大、发热、各部位出血、乏力、面色及爪甲苍白等症状。有关髓毒劳的症状，应如《素问·玉机真脏论》所述："脉细，皮寒，气少，泄利前后，饮食不入，此谓五虚。"其病机为脾肾两虚，生血乏源，病久致虚，招致六淫邪毒侵袭，外邪入里化热，灼伤津液、血络，表现为机体多种部位的出血症状，其中以邪毒内蕴为其病机关键。《普济方·虚劳门》提出："夫热劳者，由心肺实热，伤于气血，气血不和，脏腑壅滞，积热在内，不能宣通三焦。"又曰："百节酸疼，神思昏沉，多卧少起，或时盗汗，日渐羸瘦，故曰热劳。久而不痊，热毒攻注骨体，则变成骨蒸也。"此外，久病致瘀，故疾病后期还可出现痰核、瘰疬、腹中痞块等毒瘀内结之症。

本例患者为初次诊断 MDS 合并大颗粒淋巴细胞白血病，未系统化疗，乏力、发热等热毒入血症状突出，首用犀角地黄汤清热解毒、凉血散血。吴鞠通《温病条辨》云："犀角味咸，入下焦血分，以清热；地黄去积聚而补阴；芍药去恶血，生新血；丹皮泻血中伏火。"用野菊花、半枝莲、胆南星、淡豆豉解骨髓湿郁之毒、散口舌灼热疮疡。诸药合用，以达清热解毒、凉血散血之效。再诊时，热势已去，湿毒未解，加用砂仁、生薏苡仁化湿，桂枝、防风、蝉蜕、薄荷透热。玄参、升麻配伍见于玄参升麻汤，《医方集解》认为其有"清咽散斑之功效。主治热毒发斑，咽喉肿痛"。药后湿热均缓，固本补虚，故治以益气补血、化湿解毒。总的来看，全方虽曰清热，而实滋阴；虽曰益气，而实祛瘀。瘀去新生，阴滋火熄，可谓探本穷源治疗血系疾病。

医案整理：汪莉

医案 116：骨髓增生异常综合征转急性髓系白血病 M_5 型

张某，女，58 岁。初诊：2014 年 7 月 3 日（夏至）。病案号：03511。

主诉：诊断骨髓增生异常综合征 6 个月。

现病史：患者 2014 年 1 月体检发现白细胞减少，就诊于大连市某医院，经相关检查诊断为"骨髓增生异常综合征"，予沙利度胺片、达那唑胶囊、益血生胶囊等药物治疗，仍觉乏力等症状改善不明显。现症见倦怠乏力，面色萎黄，心悸气短，畏寒肢冷，食少纳呆，夜卧不宁，小便正常，大便干燥、3～4 日一行。舌质淡暗，边有齿痕，苔白微腻，脉沉细弱。

既往史：2002 年行子宫肌瘤切除术。

辅助检查：血常规示 WBC 1.47×10^9/L，RBC 2.69×10^{12}/L，Hb 73g/L，PLT 66×10^9/L。

西医诊断：骨髓增生异常综合征。

中医诊断：髓毒劳病（气虚血瘀证）。

治法：补气健脾，养血活血。

处方：八珍汤加减。

太子参 25g	茯苓 15g	炒白术 15g	炒白芍 25g
当归 15g	川芎 10g	生地黄 15g	熟地黄 15g
陈皮 15g	升麻 10g	丹参 15g	赤芍 15g
鸡血藤 15g	制首乌 15g	砂仁 10g	炙甘草 10g

7 剂，水煎服，每日 1 剂，早晚饭后 30 分钟温服。

二诊：2014 年 7 月 10 日。患者服药后乏力、心悸症状明显改善；仍有大便干燥、3～4 日一行。舌质淡暗，边有齿痕，苔白微腻，脉沉细弱。上方加瓜蒌仁、柏子仁、杏仁、桃仁、陈皮、枳实润下导滞。

太子参 25g	茯苓 25g	炒白术 25g	炒白芍 25g
当归 25g	川芎 15g	生地黄 15g	熟地黄 15g
丹参 15g	赤芍 25g	鸡血藤 15g	制首乌 15g
瓜蒌仁 15g	柏子仁 15g	杏仁 10g	桃仁 10g
陈皮 15g	枳实 15g	炙甘草 10g	

7 剂，水煎服，每日 1 剂，早晚饭后 30 分钟温服。

三诊：2014 年 7 月 17 日。患者服药后乏力、心悸症状有改善，睡眠改善，仍口苦，小便黄，大便干燥，近期加用促红细胞生成素。舌质淡暗，边有齿痕，苔白微腻，脉沉细弱。血常规示 WBC 1.43×10^9/L，RBC 2.28×10^{12}/L，Hb 60g/L，PLT 73×10^9/L。前方加用玄参，配伍生地黄清热凉血；同时患者贫血较前加重，加用仙鹤草、旱莲草以凉血止血，加酒黄精精补血。

太子参 30g	茯苓 30g	生白术 25g	生白芍 25g
当归 15g	玄参 15g	生地黄 15g	熟地黄 15g
酒黄精 15g	鸡血藤 15g	仙鹤草 15g	旱莲草 15g
瓜蒌仁 25g	柏子仁 15g	桃仁 10g	杏仁 10g
炙甘草 10g			

7 剂，水煎服，每日 1 剂，早晚饭后 30 分钟温服。

此后加减用药 2 个月，患者随后遵医嘱于他院行规范化疗，间隔 10 个月后再次来诊。诉 2015 年 8 月 3 日出院时诊断为"急性髓系白血病 M_5 型"。连续化疗配合中药治疗至 9 月 24 日，未再来诊。

【诊疗心得】 骨髓增生异常综合征（MDS）是起源于造血干细胞的一组异质性髓系克隆性疾病，特点是髓系细胞分化及发育异常，表现为无效造血、难治性血细胞减少、造血功能衰竭，高风险向急性髓系白血病（AML）转化。骨髓衰竭及并发症、AML 转化是 MDS 治疗的难点。由于 MDS 患者自然病程和预后的差异性很大，模式化治疗效果不佳，而采用中医药个体化治疗的临床优势明显。

中医学认为，骨髓增生异常综合征的病机包括"邪毒"和"虚损"两方面，即毒与劳相互交织，互为因果，合为髓毒劳病。邪毒内蕴是髓毒劳的病机关键，劳倦内伤系髓毒劳发病的根本。其治疗原则是通过益气健脾以生血，清热凉血以止血，解毒祛瘀以防变。

结合此患者的症状及舌脉表现，辨为气虚血瘀证。治以补气健脾，养血活血。由于本病纯虚无实，故临证时应以补当先。方中太子参、茯苓、炒白术、炙甘草益气健脾，当归、川芎、熟地黄、炒白芍滋阴养血，合为八珍汤；丹参、赤芍活血养血；鸡血藤、制首乌养血生血；陈皮、升麻补脾益气；砂仁化湿醒脾；甘草炙用安神止悸，调和诸药。复诊时仍有大便干燥，应该同时考虑口服沙利度胺片的不良反应，故在补气、养血、活血的基本原则不变的情况下，加用瓜蒌仁、柏子仁、杏仁、桃仁以润肠通便，兼通阳气；陈皮、枳实与甘草组成润下丸，以润下导滞，用于便秘。三诊时，患者出现了明显的热象，且血红蛋白明显下降，考虑有失血出现。故去掉具有活血作用的川芎、丹参、赤芍；太子参、茯苓加量，以加强益气健脾摄血之力；加用玄参，与生地黄配伍以清热凉血养阴；加用仙鹤草、旱莲草以清热凉血止血。

本案患者后期转为急性髓系白血病 M_5 型后病情恶化，未坚持来诊。临床中，MDS 有随时发生变证的可能，治疗难度较高，所以治法上主张个体化治疗，正所谓"知犯何逆，随证治之"。

医案整理：李国林

医案 117：巨幼细胞性贫血合并骨髓增生异常综合征

宋某，女，51 岁。初诊：2014 年 9 月 17 日（白露）。病案号：03693。

主诉：诊断巨幼细胞性贫血 26 年，合并骨髓增生异常综合征 3 个月。

现病史：1988 年因倦怠乏力发现并诊断为"巨幼细胞性贫血"，间断口服叶酸片、维生素 B_{12} 片等。2014 年 6 月因严重脱发，查血常规发现贫血，经骨髓穿刺诊断为"骨髓增生异常综合征"。未行化疗，口服益血生胶囊治疗。现症见面色萎黄，神疲乏力，畏寒脱发，反复皮疹，食少纳呆，入睡困难，大小便正常。舌质淡暗、体胖大，苔白，脉沉细。

辅助检查：血常规示 WBC 4.16×10^9/L，RBC 2.39×10^{12}/L，Hb 82g/L，PLT 105×10^9/L。

西医诊断：骨髓增生异常综合征；巨幼细胞性贫血。

中医诊断：髓毒劳病（阴阳两虚）。

治法：益气养阴，温阳补肾。

处方：八珍汤合益肾固本汤（自拟方）加减。

太子参 25g	茯苓 15g	白术 15g	炒白芍 15g
当归 15g	川芎 15g	生地黄 15g	熟地黄 15g
仙茅 15g	淫羊藿 15g	补骨脂 15g	巴戟天 15g
生甘草 10g			

6 剂，水煎服，每日 1 剂，早晚饭后 30 分钟温服。

成药处方：益血生胶囊，每次 4 粒，日 3 次，口服。

二诊：2014 年 9 月 23 日。服药后倦怠乏力减轻，仍纳呆，入睡困难。舌质淡暗、体胖大，苔白，脉沉细。血常规示 WBC 3.88×10^9/L，RBC 2.65×10^{12}/L，Hb 82g/L，PLT 101×10^9/L。

太子参25g	茯苓15g	炒白术25g	炒白芍25g
当归15g	川芎10g	生地黄15g	熟地黄15g
仙茅15g	淫羊藿15g	补骨脂15g	巴戟天15g
酒黄精15g	鸡血藤15g	炙甘草10g	

18 剂，水煎服，每日 1 剂，早晚饭后 30 分钟温服。

三诊：2014 年 10 月 14 日。服药后倦怠乏力明显减轻，纳呆改善，睡眠好转。舌质淡红、体胖大，苔白，脉象沉细。复查血常规示 WBC 3.17 × 10^9/L，RBC 2.37 × 10^{12}/L，Hb 78g/L，PLT 99 × 10^9/L；ANA（＋）。

太子参25g	茯苓15g	炒白术25g	炒白芍25g
当归15g	川芎10g	生地黄15g	熟地黄15g
仙茅15g	淫羊藿15g	酒黄精15g	鸡血藤15g
野菊花15g	半枝莲10g	生甘草10g	

14 剂，水煎服，每日 1 剂，早晚饭后 30 分钟温服。

【诊疗心得】中医学认为心主血、肝藏血、脾统血，而这些脏腑功能的充分发挥，从根本上还是要依赖肾脏命门之火温煦。本例患者是以肾阳虚衰为主的骨髓增生异常综合征，长期贫血达 26 年之久，表现为畏寒、肢冷、脱发。《难经·二十二难》提及"气主煦之，血主濡之"，气为血之帅，血为气之母。八珍汤的配伍非常具有特色，将行气寓于补气之中，在和血活血之中寓以补血，整体上能补气、补血、活血，却不会发生滞气、滞血、伤血的情况。方中四君子汤补性平和，具有益气健脾的功效；四物汤补血养血，气血双补，使机体的内部状态得到平衡。人参味甘、性温平，归脾、肺、心经，作为中药补气的第一要药，其功效繁多，可用于各种危症、重症，同时还具有补脾益肺、安神等功效；熟地黄味甘、性平，入血分，是临床常用治血虚之要药。二者配伍共为君药，共奏益气养血之功。白术、茯苓、当归、炒白芍四味药共同组成了本方的臣药。其中白术味苦甘、性温，归脾、胃经，是中药当中补气健脾之第一要药；茯苓味甘淡、性平，入心、肺、脾经，具有渗湿利水、健脾和胃、宁心安神的功效。两药合用，不仅能够发挥健脾渗湿作用，同时还可以助人参益气健脾之功。当归主治血虚诸症，味甘、性温，归心、肝、脾经；炒白芍苦酸、微寒，也具有养血、平肝等功效。二药养血和营的共同作用，更能助熟地黄滋阴血。川芎是佐药，能够活血行气，既能补血又能补气，却又不会发生滞血和滞气的情况，使全方得以气血双补。

益肾固本汤是李铁教授总结孟河医派学术传承的经验方剂，是强肾固本汤系列方剂当中温补肾阳的经验方剂之一。强肾固本汤中川续断、桑寄生、怀牛膝、盐杜仲肾四味补益肾精；配仙茅、淫羊藿、补骨脂、巴戟天温阳益肾固本；伍酒黄精、鸡血藤滋阴补肾，阴中求阳。患者经24剂八珍汤和益肾固本汤补益后，体力恢复，夜眠好转；后期用药在补益基础上予以野菊花、半枝莲祛邪解毒。

医案整理：鲁典典

医案118：骨髓增生异常综合征合并乳腺癌

姜某，女，42岁。初诊：2021年11月2日（霜降）。病案号：23477。

主诉：诊断骨髓增生异常综合征5年。

现病史：患者2016年因"倦怠乏力"就诊于大连市某医院，查血常规提示全血细胞减少，经骨髓穿刺诊断为"骨髓增生异常综合征"，予口服达那唑胶囊、沙利度胺片等治疗至今。现症见倦怠乏力，心悸时作，偶有头晕头痛，四肢瘀点，食少纳呆，睡眠尚可，大小便正常。舌质青淡、舌体颤，有小裂纹、湿郁点，苔薄白，脉细数。

既往史：2019年4月行脑膜瘤手术；2020年10月患乳腺癌，靶向治疗半年后手术切除，术后放疗33次。

辅助检查：血常规示 WBC 2.1×10^9/L，RBC 2.09×10^{12}/L，Hb 75g/L，PLT 44×10^9/L。

西医诊断：骨髓增生异常综合征；乳腺癌术后。

中医诊断：髓毒劳病（毒瘀血虚）。

治法：补气养血，化瘀解毒。

处方：八珍汤合四草四根汤（自拟方）加减。

太子参 15g	黄芪 15g	炒白术 15g	茯苓 15g
当归 15g	炒白芍 15g	生地黄 15g	熟地黄 15g
陈皮 10g	升麻 10g	制首乌 15g	鸡血藤 15g
仙鹤草 15g	旱莲草 15g	茜草根 15g	白茅根 15g
阿胶 10g	生甘草 10g		

7 剂，水煎服，每日 1 剂，早晚饭后 30 分钟温服。

西药处方：达那唑胶囊，每次 0.1g，日 2 次，口服；沙利度胺片，每次 25mg，日 2 次，口服。

二诊：2021 年 12 月 7 日。因疫情休诊 1 个月。11 月 3 日、11 月 26 日住院输红细胞、血小板及升血小板治疗。现倦怠乏力，心悸时作，偶有头晕头痛，四肢皮肤散在瘀点。舌质青淡、舌体颤，有小裂纹、湿郁点，苔薄白，脉细数。血常规示 WBC 2.1×10^9/L，RBC 3.11×10^{12}/L，Hb 82g/L，PLT 57×10^9/L。

太子参 30g	黄芪 25g	炒白术 25g	防风 10g
茯苓 15g	茯神 15g	菟丝子 15g	夜交藤 15g
陈皮 15g	升麻 10g	补骨脂 15g	巴戟天 15g
仙鹤草 25g	旱莲草 25g	茜草根 30g	白茅根 30g
荷叶 10g	阿胶 10g	炙甘草 10g	大枣 10g

14 剂，水煎服，每日 1 剂，早晚饭后 30 分钟温服。

三诊：2021 年 12 月 21 日。周身乏力，负重后皮肤新发瘀点，胸闷难寐。舌质青淡、舌体颤，有小裂纹、湿郁点及血瘀点，苔薄白，脉细数。血常规示 WBC 1.1×10^9/L，RBC 2.51×10^{12}/L，Hb 82g/L，PLT 24×10^9/L。

太子参 30g	黄芪 30g	炒白术 30g	茯苓 25g
当归 15g	炒白芍 25g	桂枝 15g	防风 15g

陈皮 15g	升麻 15g	菟丝子 15g	夜交藤 15g
补骨脂 15g	巴戟天 15g	怀牛膝 15g	烫狗脊 15g
仙鹤草 25g	旱莲草 25g	茜草根 30g	白茅根 30g
荷叶 10g	阿胶 10g	炙甘草 10g	大枣 10g

14 剂，水煎服，每日 1 剂，早晚饭后 30 分钟温服。

服药后心悸、乏力减轻，血常规偶有波动，2022 年 1 月 11 日血常规示 WBC 0.76×10^9/L，RBC 2.17×10^{12}/L，Hb 68g/L，PLT 22×10^9/L，目前持续治疗中。

【诊疗心得】骨髓增生异常综合征（MDS），中医命名为"髓毒劳"，结合本病贫血、出血、发热、肝脾肿大等临床表现，亦可归于"虚劳""血证""内伤发热""温病""积证"等范畴。

本病病位在骨髓。髓为奇恒之腑，藏于阴而象于地。《素问·评热病论》曰："邪之所凑，其气必虚。"《景岳全书·虚损》又言："虚邪之至，害必归阴。"故邪毒久客阴分，必耗伤阴血。血为气之母，血虚气亦衰，日久则正愈虚而瘀毒日盛，病势日剧。因此，正气亏虚，毒瘀互结为本病的根本病机。

骨髓增生异常综合征病机复杂，治疗难度大，治疗风险高，部分患者耐受性较差。中医治疗，当以扶正补虚贯彻始终。一方面可达到扶正祛邪的作用，以冀正盛邪退；另一方面亦可达到既病防变之效，有效减缓和控制造血功能紊乱。

以太子参伍黄芪补气养阴，陈皮、升麻升举中阳；因肝肾虚久，骨髓空虚，加入菟丝子、补骨脂、淫羊藿、巴戟天等温补肝肾；阴虚甚，可加入川续断、桑寄生、怀牛膝、盐杜仲等滋肾养髓；白细胞缺乏者，以升麻、地榆、补骨脂等中药以促进白细胞增殖；红细胞低，面色淡白或萎黄，唇舌爪甲色淡者，加制首乌、鸡血藤、补骨脂、黄芪、阿胶及二至丸等养血和血；血小板偏低，有出血倾向者，加仙鹤草、旱莲草、紫草、茜草根、白茅根、芦根、板蓝根、山豆根等凉血养阴。病情缓解后，不忘溯源求根，祛邪外出。针对 MDS 的病态造血及难治性贫血等，常选用野菊花、半枝莲、白花蛇舌草、山慈菇等以直折浊毒。

医案整理：周春友

医案 119：骨髓增生异常综合征（脾肾阳虚）

李某，男，74 岁。初诊：2019 年 6 月 6 日（芒种）。病案号：20357。

主诉：诊断骨髓增生异常综合征 10 个月。

现病史：2018 年 7 月因周身乏力在大连市某医院就诊，经相关检查诊断为"骨髓增生异常综合征"，予规范化疗 3 个周期，上次化疗时间为 2019 年 3 月 9 日。近期受凉后发热，肺 CT 提示肺炎、肺大疱，应用抗生素治疗后热退。现症见周身乏力，腰酸膝软，头目眩晕，偶有干咳，食少纳呆，睡眠尚可，大小便正常。舌质紫绛、舌尖赤，苔白厚腻，脉沉弦细。

既往史：脂肪肝 10 年。

辅助检查：血常规示 WBC 4.92×10^9/L，RBC 4.38×10^{12}/L，Hb 128g/L，PLT 194×10^9/L。

西医诊断：骨髓增生异常综合征。

中医诊断：髓毒劳病（气血亏虚，肾阳不足）。

治法：补血益气，温肾固本。

处方：香砂六君子汤合补肾固本汤（自拟方）加减。

太子参 15g	黄芪 15g	炒白术 15g	茯苓 15g
川续断 15g	桑寄生 15g	怀牛膝 15g	盐杜仲 15g
陈皮 15g	砂仁 10g	麦冬 10g	五味子 10g
炒麦芽 25g	炒谷芽 25g	酒黄精 15g	熟地黄 15g
炙甘草 10g			

7 剂，水煎服，每日 1 剂，早晚饭后 30 分钟温服。

二诊：2019 年 6 月 13 日。服药后无干咳，疲乏无力、腰酸膝软减轻。

舌质紫绛、舌尖赤，苔白厚腻，脉沉细涩。血常规示 WBC 5.22×10^9/L，RBC 4.28×10^{12}/L，Hb 132g/L，PLT 204×10^9/L。继服前方 14 剂。

三诊：2019 年 6 月 27 日。服药后周身乏力、腰酸膝软较前减轻，大便黏滞。舌质红绛，有湿郁、毒瘀点，苔白厚腻，脉沉细而滑。血常规示 WBC 4.43×10^9/L，RBC 4.58×10^{12}/L，Hb 143g/L，PLT 202×10^9/L。

党参 25g	黄芪 25g	炒谷芽 30g	茯苓 15g
川续断 15g	桑寄生 15g	怀牛膝 15g	盐杜仲 15g
砂仁 15g	杏仁 10g	生薏苡仁 15g	白蔻仁 10g
炒麦芽 30g	炒谷芽 30g	酒黄精 15g	熟地黄 15g
陈皮 15g	升麻 5g	佩兰 5g	炙甘草 10g

10 剂，水煎服，每日 1 剂，早晚饭后 30 分钟温服。

四诊至八诊略。

九诊：2020 年 8 月 13 日。患者于 7 月 15 日化疗结束，未用升白药，血象无明显变化。自觉双下肢乏力减轻，食欲改善。舌质红绛，有湿郁、毒瘀点，苔白腻，脉弦细。血常规示 WBC 5.92×10^9/L，RBC 4.66×10^{12}/L，Hb 150g/L，PLT 174×10^9/L。

党参 30g	黄芪 15g	炒白术 15g	茯苓 25g
川续断 15g	桑寄生 15g	怀牛膝 15g	盐杜仲 15g
砂仁 10g	杏仁 15g	生薏苡仁 25g	白蔻仁 15g
陈皮 10g	紫苏叶 15g	白僵蚕 10g	蝉蜕 10g
苍苍术 10g	虎杖 10g	生甘草 10g	

14 剂，水煎服，每日 1 剂，早晚饭后 30 分钟温服。

此后患者持续口服中药 2 年，随访至今，已终止化疗一年半，每月复查血常规正常，病情平稳，无明显不适。

【诊疗心得】本案系 74 岁高龄病患，反复化疗一年后，病情比较稳定。来诊时，血象已经恢复正常，但脾肺气虚、肾元不固的临床症状依然明显，根据《素问·至真要大论》"虚者补之，损者益之"之大法，平补阴阳，固肾醒脾。方中以太子参味甘、微苦，性平，可益气健脾，生津润肺，《饮片新参》述其"补脾肺元气，止汗生津，定虚悸"，黄芪味甘、性温，能补气升阳固表，二药合而为君。臣以炒白术健脾益气燥湿；佐以茯苓渗湿健脾，陈皮芳香醒脾、理气止痛，砂仁健脾和胃、理气散寒，麦冬、五味子养阴生津，炒麦芽、炒谷芽消食健脾和胃，酒黄精、熟地黄滋补肾阴。全方扶脾治本，理气和胃、散寒止痛、兼化痰湿治标，标本兼顾，同时合用补肾固本汤顾护先天肾元。

在用补肾固本汤治疗肾精不足，肝血不藏，脾失健运，化生无权的老年患者时，常以川续断、桑寄生、怀牛膝、盐杜仲补益肾精；仙茅、淫羊藿、补骨脂、巴戟天补肾阳；女贞子、旱莲草、酒黄精、菟丝子补肝养阴，填精补血；黄芪、白术、茯苓、陈皮健脾益气，化气生血。正可谓："先天不足，后天补之。"临证当随症变化，加减用之。服药3周，身体无不适，大便黏滞，脉见滑象，加三仁汤清上、畅中、渗下，使湿邪分消走泄；少量升麻升阳举陷，协助君药以升提不足之中气。《本草经疏》云："兰草辛平能散结滞，芬芳能除秽恶，则上来诸证自瘳，大都开胃除恶，清肺消痰，散郁结之圣药也。"所以加佩兰，乃取其轻清宣发之性。九诊加紫苏叶，《本草纲目》述"其味辛，入气分；其色紫，入血分……散寒气，清肺气，宽中气，安胎气，下结气，化痰气，乃治气之神药也……行气宽中，消痰利肺，和血，温中，止痛"；再入白僵蚕、蝉蜕、苍术、虎杖化湿解毒。本病正虚邪实，故选用香砂六君子汤合补肾固本汤加减，以养后天、补先天。

医案整理：周正国

医案120：骨髓增生异常综合征（气虚阳亏）

于某，女，72岁。初诊：2018年5月2日（谷雨）。病案号：10332。

主诉：诊断骨髓增生异常综合征4年。

现病史：患者2014年4月因疲乏无力就诊于大连市某医院，骨髓穿刺提示骨髓增生活跃，粒细胞、红细胞均活跃，诊断为"骨髓增生异常综合征"，予沙利度胺片等药治疗，病情相对平稳。近期输血 2 次，但仍有倦怠乏力等贫血症状反复发作。现症见周身倦怠，面色萎黄，头晕头痛，胃脘隐痛，喜温喜按，食少纳呆，夜卧不宁，小便正常，时有腹泻。舌质紫暗，有碎裂纹，中部无苔，脉芤。

辅助检查：血常规示 WBC 1.6×10^9/L，RBC 1.39×10^{12}/L，Hb 42g/L，PLT 123×10^9/L。

西医诊断：骨髓增生异常综合征。

中医诊断：髓毒劳病（脾肺气虚，肾阳亏虚）。

治法：益气健脾，温补肾阳。

处方：八珍汤合补肾固本汤（自拟方）加减。

党参25g	茯苓15g	炒白术15g	炒白芍15g
当归15g	川芎15g	生地黄15g	熟地黄15g
仙茅15g	淫羊藿15g	补骨脂15g	巴戟天15g
制首乌15g	鸡血藤15g	鹿角霜15g	阿胶15g
生甘草10g	大枣10g		

7 剂，水煎服，每日 1 剂，早晚饭后 30 分钟温服。

西药处方：沙利度胺片，每次 50mg，日 3 次，口服；建议输血治疗。

成药处方：益血生胶囊，每次 4 粒，日 3 次，口服。

二诊：2018 年 5 月 18 日。因神疲乏力，复查 Hb 40g/L。5 月 9 日住院输注红细胞2U，血红蛋白升高不明显，出院后来诊。述服药后食欲改善，头痛、胃痛减轻，仍有腹泻。舌质紫暗，有裂纹，舌中无苔，脉芤。血常规示 WBC 1.82×10^9/L，RBC 1.67×10^{12}/L，Hb 48g/L，PLT 143×10^9/L。加防风、砂仁补脾止泻。

党参25g	茯苓15g	炒白术25g	炒白芍25g
当归15g	川芎15g	生地黄15g	熟地黄15g
仙茅15g	淫羊藿15g	补骨脂15g	巴戟天15g

砂仁 10g	防风 10g	制首乌 15g	鸡血藤 15g
鹿角霜 15g	阿胶 15g	生甘草 10g	大枣 10g

7 剂，水煎服，每日 1 剂，早晚饭后 30 分钟温服。

三诊：2018 年 5 月 23 日。服药后无腹泻，乏力减轻；自觉口鼻干燥，睡眠欠佳。舌质紫暗，有裂纹，舌中无苔，脉芤。减量沙利度胺片，每次 25mg，日 1 次，口服；益血生胶囊，每次 2 粒，日 2 次，口服。续服前方 10 剂。

随访患者病情平稳，持续服药 3 个月，后调整为每日半剂，续服 2 个月后休疗。

【诊疗心得】本例患者以贫血为主，罹患血虚 4 年，久病失治，耗血过多，病后失调，生化乏源，日久累及肺、脾、肾三脏。心主血，肝藏血，心肝血虚，脾不运化而无法化生气血。用八珍汤补益脾肺，温助肾阳。方中党参与熟地黄相配，益气养血，共为君药。炒白术、茯苓健脾渗湿，助党参益气补脾；炒白芍、阿胶养血和营，助熟地黄滋养心肝，均为臣药。生地黄甘寒，清热凉血、养阴生津，可佐制仙茅、淫羊藿、鹿角霜之燥热，使温补而不伤阴；制首乌味苦、甘、涩，性温，补肝益肾，养血祛风；鸡血藤味苦、微甘，性温，活血养血，《饮片新参》述其"去瘀血，生新血，流利经脉"，以通为补、以通为用。以上诸药共为佐药。炙甘草为使，益气和中，调和诸药。强肾固本汤用川续断、桑寄生、怀牛膝、盐杜仲补益肾精；补肾固本汤用仙茅、淫羊藿、补骨脂、巴戟天温助肾阳。方中加入姜、枣为引，调和脾胃，以资生化气血，亦为佐使之用。

二诊时，患者仍神疲乏力，考虑气血不足，加大党参、炒白术用量，以加强补气健脾之力；患者久病，需徐缓图之，减少制首乌、鸡血藤、生地黄、熟地黄用量，避免虚虚实实之弊；脾胃久虚，加砂仁醒脾、防风升阳为使，引经达病所。《汤液本草》述防风为"足阳明胃、足太阴脾二经之行经药"，且能扶助正气。《日华子本草》云："（防风）治三十六般风，男子一切劳劣，补中益神，风赤眼，止泪及瘫缓，通利五脏关脉，五劳七伤，羸损盗汗，心烦体重，能安神定志，匀气脉。"三诊时，患者病情明显改善，效不更方，继续巩固治疗，西药酌情减量，病情稳定。

凡血气俱虚者，八珍汤均可主之。人之身骸，无外气血而已。气者百骸之父，血者百骸之母，不可使其失养者也。但临证者，不可拘泥于见血补血、见热清热之法，当究其病源，量体裁衣。《素问·阴阳应象大论》曰："形不足者，温之以气；精不足者，补之以味。"人体的气血阴阳互相依存，各种补法也往往配合使用：阳气虚者，温阳亦可补血；阴液亏者，滋阴亦可补血。故以补肾固本汤温肾助阳，生发髓海，临证获效不足为怪矣！正如吴崑所言："气旺则百骸资之以生，血旺则百骸资之以养。形体既充，则百邪不入，故人乐有药饵焉。"

医案整理：周正国